AF452898

HISTOIRE

DE

L'ÉTAT ET DES PROGRÈS

DE

LA CHIRURGIE MILITAIRE

EN FRANCE

PENDANT LES GUERRES DE LA RÉVOLUTION.

CET OUVRAGE SE TROUVE ÉGALEMENT :

A PARIS,

Chez Mequignon-Marvis, Libraire, rue de l'École de Médecine.

A LYON,

Chez Maire frères, Libraires, Grande-Rue-Mercière.

A STRASBOURG,

Chez Levrault, Imprimeur-Libraire.

IMPRIMERIE DE CABUCHET,

A BESANÇON.

HISTOIRE

DE

L'ÉTAT ET DES PROGRÈS

DE

LA CHIRURGIE MILITAIRE

EN FRANCE

PENDANT LES GUERRES DE LA RÉVOLUTION.

OUVRAGE couronné par la Société médicale de Paris, dans sa séance solennelle du 6 décembre 1815.

PAR M. BRIOT, *Docteur en chirurgie; Chirurgien en chef de l'hôpital civil de Besançon; Professeur de chirurgie à l'école établie à cet hôpital; Correspondant de la Société de la Faculté de médecine de Paris, de la Société médicale d'émulation; Membre de l'Académie des Sciences, Arts et Belles-Lettres de Besançon.*

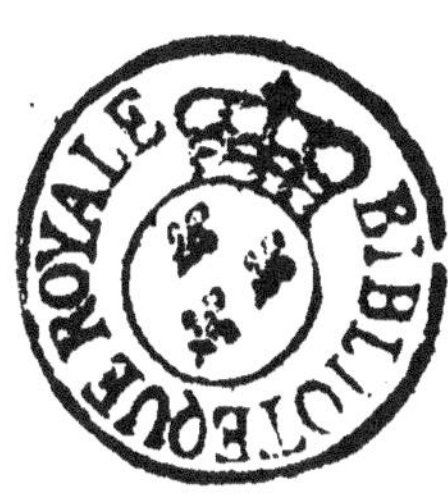

A BESANÇON,

Chez GAUTHIER, Libraire, Grande-Rue, n.° 87.

1817.

PRÉFACE.

*L*A *Société médicale de Paris avait donné pour sujet du prix qu'elle se proposait d'accorder en* 1811, *à décider* quels sont les avantages que la chirurgie théorique et pratique doit retirer des opérations faites aux armées pendant les guerres de la révolution. *Une question d'un aussi grand intérêt, en même tems qu'elle était un honorable appel aux chirurgiens militaires, cette classe intéressante qui a rendu de si grands services dans les guerres que la France a soutenues pendant un quart de siècle contre l'Europe, exigeait pour sa solution une réunion de matériaux difficiles à rassembler dans le court espace de tems que la Société avait fixé. Néanmoins je cherchai à me rappeler et à mettre par ordre ce que j'avais fait, et sur-tout ce que j'avais vu faire aux armées pendant les dix années que j'y avais passées. Mon Mémoire fut le seul distingué : la Société me décerna une médaille d'encouragement, remit la même question au concours pour l'année* 1815, *et me donna* vj

des éloges et sur-tout des conseils qui ont été pour moi un nouveau motif de chercher à remplir son vœu.

Je travaillai de nouveau; je consultai mes chefs et mes collégues; je cherchai à savoir tout ce qui avait été fait de marquant par les chirurgiens militaires. Quelque tems après avoir envoyé mon travail, je reçus du secrétaire-général de la Société médicale la lettre suivante :

» M., j'ai l'honneur de vous prévenir que la Société médicale, dans sa séance solennelle de rentrée qui a eu lieu le 6 de ce mois, a accordé le prix au Mémoire portant n.° 3, et ayant pour épigraphe : Les circonstances qui contribuent le plus à la destruction des hommes sont aussi celles qui font découvrir et développent le plus de moyens propres à leur conservation. *La commission dont je faisais partie, et qui était chargée de l'examen des Mémoires, n'a eu qu'un avis sur votre travail, et c'est à l'unanimité que vous avez obtenu le prix proposé par la Société. Permettez-moi d'être le premier à vous féliciter de votre succès, et de me réjouir de l'avantage que j'ai d'être l'organe de la Société médicale pour remplir une fonction aussi agréable que celle que je*

remplis auprès de vous. Il a été arrêté que votre Mémoire ferait partie du 8.e volume des Annales de la Société médicale , etc. »

Malgré ce succès aussi flatteur qu'il était peu espéré , j'ai voulu revoir mon travail avant de le livrer à l'impression ; et de cette révision est résulté de ma part un jugement beaucoup plus sévère que celui qu'en avait porté la Société médicale. D'un autre côté , j'ai prié son secrétaire-général , M. Breschet , de vouloir me communiquer toutes les observations qui avaient été faites sur mon ouvrage , et me faire en quelque sorte connaître l'opinion individuelle des différens membres de la commission qui l'avait examiné. Il a répondu à mes désirs avec une complaisance dont je ne puis assez lui témoigner ma reconnaissance , et qui m'a mis à même de faire à mon travail des corrections et des additions dont on pourra apprécier l'importance en comparant l'ouvrage que je livre au public avec celui qui a été couronné par la Société médicale , et qui est inséré dans le 8.e volume de ses Annales.

Sans doute j'aurais désiré pouvoir développer entièrement le tableau de la chirurgie des armées , rendre ce travail dépositaire de tout ce qu'ont fait de grand , de mémorable les chirurgiens militaires, signaler les services importans qu'ils ont rendus à la science et à l'humanité pendant cette guerre sans exemple, où, comme le dit M. Biron, on a vu souvent, sur divers points de l'Europe près de deux millions d'hommes sous les armes se combattre avec acharnement. Mais était-il au pouvoir d'un individu de savoir ce qui se passait et sur des champs de bataille quelquefois si éloignés, et dans cent hôpitaux, théâtres des hauts faits des chirurgiens militaires? Sans croire donc être parvenu à élever à la gloire de la chirurgie militaire française un monument digne d'elle, le suffrage de la Société m'encourage à offrir à mes anciens collégues le souvenir de ce qu'ils ont fait, et à ceux qui viendront après nous, un moyen d'applanir la route qu'ils auront à suivre.

Cet ouvrage serait peut-être moins indigne de leur être offert si j'avais pu me permettre d'employer à en soigner le style un tems que je dois et que je consacre à l'enseignement des élèves, au service journalier d'un grand hôpital, ainsi qu'aux malades qui m'honorent de leur confiance. Je fais, sans regrets, le sacrifice de mon amour-propre à des considérations de cette importance.

HISTOIRE

DE L'ÉTAT ET DES PROGRÈS

DE LA CHIRURGIE MILITAIRE

EN FRANCE

PENDANT LES GUERRES DE LA RÉVOLUTION.

> Les circonstances qui contribuent le plus à la destruction des hommes, sont aussi celles qui font découvrir et développent plus de moyens propres à leur conservation.
>
> PAGE DERNIÈRE DE CET OUVRAGE.

LA proposition faite par la société médicale d'émulation de déterminer les avantages que la chirurgie théorique et pratique doit retirer des observations et des opérations faites aux armées dans les dernières campagnes, est un bel hommage rendu par la chirurgie civile à la chirurgie militaire : il la justifie des reproches que lui ont adressés par fois l'ignorance, le mensonge ou l'ingratitude. Sans doute les chirurgiens militaires s'empresseront de répondre à cet appel flatteur ; et l'art se trouvera enrichi de faits et d'observations qui., sans cette espèce de provocation, n'auraient peut-être jamais vu le jour. Certes, il est beau de voir une société se mettre en quelque sorte à la place du gouvernement, demander à chaque chirurgien ce qu'il a fait ou appris d'intéressant pour l'art et pour l'humanité ; et l'inviter à déposer dans son sein des richesses dont les malheurs de son pays ont fait les fonds.

Si, comme l'a dit Rousseau, le génie consiste à faire de grandes choses avec de petits moyens, on peut dire que jamais la chirurgie n'en a montré davantage que dans les dernières guerres. Manquant souvent des objets les plus indispensables, le chirurgien militaire savait, sur le champ de bataille, changer en moyens de guérison tout ce qui se présentait à lui : il avait bientôt converti le premier morceau de linge qui tombait sous sa main en charpie, en bandes, en compresses : un simple bistouri lui servait à faire toute espèce d'incision et presque d'opération. L'indicateur lui suffisait pour découvrir, quelquefois pour extraire les balles, les esquilles, les portions d'armes, de vêtemens et autres corps étrangers. La pince à pansement remplaçait exclusivement celui-ci lorsque le cas l'exigeait. Le pouce d'un aide intelligent tenait lieu de garrot ou de tourniquet. Le doigt appliqué sur un vaisseau qui fournissait une hémorragie la suspendait jusqu'à ce que le chirurgien lui eut opposé une sûre barrière au moyen d'un fil. De simples bandes, artistement disposées et placées, remplissaient quelquefois plusieurs indications en même tems. L'eau était le seul topique avec lequel on lavait, fomentait, et conduisait souvent à une entière guérison des plaies même assez graves, et en peu de tems. Aidé de son génie seul, le chirurgien militaire voyait et jugeait en même tems d'un coup d'œil quel était, au milieu d'un grand nombre de blessés, celui qui réclamait les secours les plus prompts, le genre de secours le plus approprié à son état, et comment il pouvait se les procurer. A défaut de charpie et de linge, il se servait de mousse, d'herbes, de feuilles : à défaut de viande ordinaire, il employait celle du cheval pour faire du bouillon, qu'à défaut de sel il salait avec la poudre à canon. Il faisait la chirurgie comme le soldat français faisait la guerre : il voyait ce qu'il avait à faire comme le général jugeait des dispositions à prendre. Le chirurgien militaire était audacieux, adroit et heureux dans ses opérations comme le soldat dans l'exécution des ordres qu'il avait reçus : et la plus belle époque de la gloire et des hauts faits militaires en France aura été aussi celle de la gloire et des hauts faits de la chirurgie.

Si la chirurgie militaire a, sur le champ de bataille, un caractère qui lui est propre, celui de préférer toujours les moyens les plus simples ; de faire promptement, et sans appareil, les opérations indispensables ; de partager l'ardeur et le courage qui conduisent nos soldats à la victoire, elle conserve également ce caractère de simplicité dans les hôpitaux où les militaires sont consécutivement traités de leurs blessures. En effet, n'est-ce pas la chirurgie militaire qui a donné le grand et utile exemple du bannissement presque absolu des onguens, des emplâtres, des spiritueux appliqués tant sur les plaies récentes que sur celles qui sont en suppuration ? N'est-ce pas elle qui a consacré l'usage presque universel de l'eau simple ou légèrement alkoolisée, selon les circonstances, et a su, par son moyen, entretenir les plaies dans cette salutaire propreté qui a toujours la plus utile influence sur leur guérison, et éloigner les inconvéniens qui résultaient jadis de l'usage des spiritueux, des baumes, et autres moyens décorés des noms les moins mérités ? N'est-ce pas la chirurgie militaire qui a banni ces nombreux et imposans arsenaux dont la vue devait jadis faire plus de mal à ceux pour qui on y avait recours, qu'on ne leur en fait aujourd'hui par l'opération même ? Le chirurgien militaire ne s'occupait pas, n'avait pas le tems de s'occuper de théorie ; mais, en échange, comme il pratiquait beaucoup, il avait de nombreuses occasions de comparer les effets des moyens qu'il employait ; et constamment il observait que les succès étaient le résultat des moyens les plus simples.

La chirurgie militaire est bien plus circonscrite que la chirurgie civile. Le chirurgien militaire n'a pas à méditer sur un aussi grand nombre d'infirmités que le chirurgien civil : il a rarement à s'occuper des modificat ons qu'apportent à ces infirmités les circonstances d'âge, de sexe, de climat, d'état, etc. Il peut par conséquent s'y appliquer davantage ; et c'est sans contredit une des causes qui ont porté si rapidement la chirurgie militaire au haut degré de perfection auquel je crois qu'elle est parvenue. Presque tous les individus auxquels le chirurgien militaire est appelé à donner des soins, sont des jeunes gens choisis, qui ne sont affectés d'aucun vice, de l'âge de vingt à trente-cinq ans. Les principales considérations auxquelles il doit avoir égard sont celles de la jeunesse et de la force du sujet, du genre de vie qu'il a mené, des fatigues qu'il peut avoir essuyées, de l'état d'épuisement dans lequel peuvent l'avoir jeté l'intempérie de la saison, l'insalubrité des camps ou des cantonnemens, des hôpitaux ; la pénurie ou la mauvaise qualité des alimens ; l'exposition continuelle à l'action de l'air, du froid, du chaud, de la pluie, des vents ; les marches et les veilles forcées ; les affections pénibles ; quelquefois le découragement dans lequel jetent des revers, des batailles perdues, des retraites précipitées, l'état de captivité, etc. etc.

Dans la chirurgie civile, on peut et l'on doit le plus souvent choisir la saison la plus favorable, le lieu le plus commode, les circonstances les plus avantageuses pour pratiquer une opération. Dans la chirurgie militaire, il n'est point de tems, il n'est point de lieu, il n'est point de circonstances favorables ; tout est de nécessité ; tout est commandé par l'état du malade, et par l'ensemble des circonstances où il se trouve, qui influent plus ou moins sur la détermination du chirurgien, et sur le choix des moyens. C'est dans tel moment et de telle manière qu'il doit agir. A l'endroit même où le soldat reçoit le coup fatal, il doit trouver le secours auquel il a droit; il faut l'appliquer sur-le-champ; tout délai lui deviendrait funeste; et l'opérateur doit là, et dans le moment même, faire tourner à l'avantage du malade tout ce qui est à sa disposition.

Plusieurs circonstances ont dû contribuer à donner à la chirurgie militaire, en France, un caractère particulier que n'a pas dû avoir la chirurgie militaire étrangère. L'académie de chirurgie, en perfectionnant toutes les branches de la science, avait porté la plus salutaire réforme sur les onguens, les emplâtres, les instrumens, les sutures, et les nombreux moyens sous lesquels l'art gémissait. Elle avait annoncé que c'était en le simplifiant qu'on en avancerait davantage les progrès et le perfectionnement. Elle avait commencé à rendre la chirurgie plus humaine. Desault communiquait à ses nombreux élèves un enthousiasme pour cette belle science, que ceux-ci s'empressaient à répandre et à populariser. La révolution qui électrisait tous les esprits, avait nécessairement le même effet sur ceux qui se livraient ou se destinaient à la chirurgie. La guerre, allumée de toute part, appelait de toute part des chirurgiens. Ceux-ci portèrent par conséquent aux armées l'enthousiasme de leur état qui, joint à celui de la liberté qu'on leur promettait et qu'ils croyaient servir, produit toujours les plus grands résultats. Est-il étonnant, après cela, que la chirurgie militaire, qui avait pour chefs les Heurteloup, les Lombard, les Noël, les Percy, les Larrey, se soit signalée, et qu'elle ait surpassé, comme elle paraît destinée à surpasser toujours, celle de toutes les autres nations ?

Mais si, le plus souvent, la chirurgie a été dignement exercée aux armées ; si, le plus souvent, elle a porté d'utiles secours aux malheureux qui les réclamaient ; je sais aussi que, par fois, elle a été exercée par des mains malhabiles, par des hommes qui ont ajouté l'effet de leur ignorance aux plaies qu'ils étaient appelés à guérir.... Mais aussi pourquoi, dans ces tems où l'on avait si besoin de gens instruits dans l'art de guérir, brisait-on, en France, d'une main impie et homicide, les autels consacrés au culte de la médecine? Pourquoi dispersait-on les membres de cette société savante qui, par d'intéressans travaux, a si rapidement perfectionné plusieurs branches de la médecine? Pourquoi dissolvait-on cette illustre académie à laquelle la chirurgie française doit son éclat et sa gloire? Pourquoi jetait-on dans les fers cet homme immortel dont le génie attirait à ses leçons un si grand nombre d'étrangers même, et les rendait ainsi tributaires de la France? Était-ce le moment où l'humanité réclamait le plus impérieusement les secours d'un art conservateur, qu'il fallait choisir, pour renverser tous les établissemens qui lui étaient le plus directement consacrés? Était-ce enfin lorsqu'un million de combattans, armés pour défendre la France, avait incessamment besoin des secours de notre art, qu'il fallait mettre plus d'importance et d'activité à l'en priver?.... Mais effaçons de notre mémoire de trop pénibles souvenirs : rappelons ce que nous avons pu faire de bien, en oubliant qu'on nous a ôté les moyens de faire mieux.

Ce serait sans doute à l'homme qui, tout en débutant dans la carrière chirurgicale militaire, a su dicter et faire suivre les meilleurs préceptes ; qui s'est vu, très-jeune encore, environné de la plus haute considération ; qui se présentait au milieu des camps, des armées, des hôpitaux, le front couvert de couronnes académiques ; qui savait et connaissait tout ce qui avait été su et connu avant lui ; qui joignait à ces connaissances le génie qui trouve ce qu'il faut faire dans les cas qui n'ont pas été prévus ; à l'homme qui a toujours dirigé les travaux, les conceptions mêmes de la plupart des chirurgiens militaires ; qui a constamment entretenu avec eux une correspondance dans laquelle les conseils utiles ne le cédaient qu'aux témoignages d'amitié ; que tous consultaient ; à qui tous faisaient part et des difficultés qu'ils rencontraient, et des succès qu'ils obtenaient, et des fautes qu'ils croyaient avoir commises : ce serait, dis-je, à cet homme, le père, le guide et l'honneur de la chirurgie militaire, de daigner se présenter encore une fois dans l'arène, avec sa moisson de travaux et de gloire, pour emporter une couronne qui ne peut plus avoir de prix pour lui puisqu'elle ne pourrait lui être disputée. Ce serait à lui de dire : voilà quel était l'état de la chirurgie militaire : voici les progrès qu'elle nous doit.

Faisons aussi des vœux pour que son illustre collégue qui, dès le commencement de la guerre a accompagné nos armées par-tout où nos succès les ont conduites ; qui a parcouru avec elles trois parties du globe, et en a rapporté dans celle qu'il habite, le fruit de ses observations et de son génie ; qui s'est trouvé dans le plus grand nombre d'affaires, et a pratiqué le plus d'opérations délicates et importantes ; qui a su trouver le moyen de porter à nos braves des secours aussi prompts que le mal qui les frappait, etc. etc. Faisons, dis-je, des vœux pour qu'il continue ses *Mémoires* ; et la chirurgie militaire lui devra le plus beau monument dont elle puisse s'honorer.

En essayant de traiter ce sujet, je ne me dissimule point ses difficultés. Pour l'aborder avec avantage, il faudrait connaître tout ce qui a été fait de marquant en chirurgie pendant vingt-cinq années de guerres. Il faudrait avoir à sa disposition les archives du conseil de santé ; pouvoir compulser la correspondance des chirurgiens en chef des armées qui sont restés dépositaires des observations que leurs collégues jugeaient dignes d'attention : il faudrait pouvoir interroger ces nombreuses victimes de la guerre qui conservent, tant à l'hôtel des invalides que dans une partie de l'Europe, un reste de vie qu'elles doivent aux progrès de la chirurgie. Il faudrait en quelque sorte savoir ce que chaque chirurgien militaire a fait, même ce à quoi il a pensé dans les différentes circonstances dans lesquelles il s'est trouvé. Dans l'impossibilité de me procurer ces ressources indispensables à celui qui voudra essayer de remplir le vœu de la société, c'est moins dans l'espérance d'obtenir et sur-tout de mériter la couronne qu'elle promet au vainqueur dans la lice qu'elle ouvre aux chirurgiens militaires, que j'entreprends ce travail, que pour lui rendre compte de ma pratique aux armées pendant les dix années que j'y ai passées. Heureux si, dans ce compte, il se trouve quelques idées, quelques observations qui méritent son attention et ses suffrages.

La chirurgie militaire a obtenu, pendant les dernières guerres, des succès qu'il peut être bon de rappeler aux détracteurs de cet art salutaire, comme il est bon d'en faire connaître les sources. Ne pouvant révoquer en doute ces succès, et convaincu qu'il périssait moins de monde dans nos guerres que dans celles des anciens, on en a attribué la principale cause à la différence des armes, et à la rareté des mêlées dans les batailles des modernes : mais cette explication est évidemment insuffisante. Nos armes offensives sont plus meurtrières que celles des anciens ; elles portent la destruction dans un plus vaste champ. Toutes les catapultes d'une armée romaine ne pouvaient emporter autant de monde qu'un canon chargé à mitraille (1). Quelle est donc la raison de cette perte de monde incomparablement plus petite ? Il est agréable d'entendre la réponse à cette question de la bouche d'un militaire ami des sciences et des arts. » Je la trouve, dit le capitaine Dreuve, dans nos progrès dans l'art de la chirurgie. On voit avec surprise, en lisant Homère, que ses héros meurent de légères blessures ; et on est tenté d'avoir une idée peu avantageuse du jugement de ce poëte, que les commentateurs représentent comme ayant des connaissances universelles, et dont les poëmes sont, disent-

---

(1) Vrayement, dit Amb. Paré, quand j'oy parler des machines desquelles les anciens usaient, fust pour assaillir les hommes en combat et rencontre ,... il me semble que j'oy parler de petits jouets d'enfans au regard de celles-ci qui, pour parler à la vérité, surpassent en figure et cruauté les choses que l'on sauroit penser les plus cruelles.

ils, un modèle de philosophie naturelle. Le divin Machaon, et son frère le docteur Podalire, n'étaient que de francs ignorans. Avec nos chirurgiens, il n'y a presque pas de blessures mortelles, lorsqu'elles n'affectent ni la tête ni le cœur. J'ai reçu moi-même six blessures dont la moindre aurait suffi pour envoyer Ajax Télamon aux Champs-Élysées. Je connais trois lieutenans-colonels du régiment dans lequel j'ai servi, qui avaient été percés de part en part par une balle, et qui non-seulement n'étaient pas morts, mais dont un avait été guéri d'un dépôt par la balle qui le creva dans son passage. Ce cas extraordinaire pourrait donner aux chirurgiens l'idée d'une nouvelle manière d'opérer ; et si j'étais attaqué de la même maladie, je ne serais pas surpris de voir un chirurgien déposer sur ma table une épée bien pointue et une paire de pistolets, et me donner ensuite poliment le choix des armes comme instrument de l'opération. » (*Essai hist. et polit. sur les Anglo-américains.*)

Quoique la chirurgie militaire puisse embrasser et embrasse jusqu'à un certain point la généralité des maladies vulgairement appelées chirurgicales ; cependant elle se borne le plus ordinairement à un certain ordre d'affections qui doivent par conséquent faire plus particulièrement l'objet de ce travail. C'est de ces affections que nous allons traiter, en commençant par les plus simples, les plus communes ; et en nous bornant, autant que nous pourrons, à celles dont nous croirons que la chirurgie militaire a perfectionné le traitement.

PLAIES SIMPLES.

C'est principalement des grandes plaies simples, avec ou sans perte de substance, faites par armes blanches, ainsi que des plaies d'armes à feu que s'occupe la chirurgie militaire. Relativement aux premières, la thérapeutique la plus rationnelle était posée avant le commencement des guerres actuelles. On avait enfin reconnu qu'il suffisait de nétoyer une plaie simple et récente, d'en rapprocher les bords, et de les maintenir en contact pendant tout le tems que la nature était oc--cupée à en opérer la réunion; de la garantir du contact de l'air. On avait reconnu que les plaies tendaient d'elles-mêmes à guérir; qu'il suffisait de favoriser le travail de la nature, ou simplement de ne pas s'y opposer; que tous les baumes, tous les onguens, tous les prétendus vulnéraires, les spiritueux étaient plus ou moins nuisibles, et faisaient souvent dégénérer les plaies les plus simples : que le topique que la bienfaisante nature avait placé le plus à notre portée, et nous fournissait le plus abondamment, l'eau, était aussi le plus convenable, le vulnéraire par excellence. Les chirurgiens militaires bien imbus de ces principes; appuyés sur les notions les plus précises en anatomie, et sur-tout en miologie dont la connaissance est si approfondie; appréciant les avantages d'une situation convenable, de l'immobilité de la partie lésée, et des véritables moyens de réunion, n'ont eu qu'à mettre en pratique ces préceptes; et ils l'ont fait avec autant de sagacité que de talens. Aussi le succès a-t-il été généralement le résultat de l'usage des moyens indiqués par la nature même, et employés par l'adresse et le génie. Nombre de fois j'ai guéri ou vu guérir

en très-peu de tems des blessures assez profondes au crâne, au visage, à différentes parties
du corps, par un simple bandage unissant,
aidé de la position convenable, et même sans
employer la charpie ; moyen bannal, mis en
usage pour toute espèce de plaies et par tout
le monde, qui, dans le cas de plaie simple
qu'on doit réunir, a l'inconvénient de s'inter-
poser dans la plaie, de la gêner, de s'y coller,
d'être difficile à enlever, de retarder, quelquefois d'empêcher la réunion.

Observation I.^{cre} Lorsque j'étais attaché à
l'ambulance légère près de Mayence, on m'a-
mena un militaire qui, dans une charge de
cavalerie, venait de recevoir trois coups de
sabre sur la tête. Deux pénétraient non-seulement jusqu'au crâne, mais intéressaient assez
profondément sa substance. Ces plaies, dont
la moindre avait deux pouces de longueur,
affectaient différentes directions. Je préparai
aussitôt une longue bande, plus six morceaux
de linge de quatorze à quinze pouces de long
sur deux à trois de large : je pratiquai des
boutonnières aux uns, des languettes aux autres.
Je plaçai successivement chacun de ces morceaux de linge ainsi préparés dans une direction opposée à celle des plaies. Je les fixai

par quelques tours de bande ; je passai les languettes dans les boutonnières, tirai les unes et les autres en sens inverse, et en fixai solidement les extrémités avec la bande. J'en fis autant pour chaque plaie ; et je guéris en quelques jours des blessures qui paraissaient exiger plusieurs semaines de soins et de pansemens.

OBS. 11.ᵉ Le même jour on m'amena un autre militaire qui venait de recevoir un coup de sabre sur la partie latérale gauche de la tête. Un lambeau assez considérable qui comprenait le muscle temporal et le lobe de l'oreille était en partie séparé du pariétal et du temporal. La portion cartilagineuse du conduit auditif était entièrement divisée. Je coupai et rasai les cheveux, rapprochai le lambeau qui arrêta l'hémorragie. Je remplis de charpie douce tout le conduit auditif pour mettre mieux en rapport les parties divisées du lobe. Je plaçai en travers une bandelette agglutinative au-dessus de l'oreille dont je garnis de charpie tout le contour, pour empêcher le bandage de comprimer l'oreille. Quinze jours suffirent pour guérir le malade et le rendre à son corps.

Ces succès ne me sont point particuliers :

j'en ai vu obtenir de semblables à mes confrères.

Mais, parmi les plaies simples, il en est de
très-étendues qui ne sont pas susceptibles
d'être maintenues par un bandage, lequel est
toujours d'autant plus exposé à se déplacer
que le malade est obligé de marcher ou d'être
transporté quelquefois assez loin. D'ailleurs la
partie blessée souvent ne se prête pas à l'application de ces bandages qui, pour remplir
l'indication qu'on se propose, ont besoin d'être
un peu serrés. Le chirurgien militaire n'a pas
toujours à sa disposition des bandelettes agglutinatives; et alors il ne peut recourir qu'aux
sutures, moyen dont les inconvéniens ne
peuvent être mis en parallèle avec les avantages qu'il procure. Pourquoi, dans une énorme
plaie simple ou à lambeaux, le chirurgien
répugnerait-il de placer quelques points de
suture, lorsqu'il aurait la certitude que le
bandage unissant est incapable de maintenir
les lèvres de la plaie en contact; ou lorsqu'il
craindrait que le mouvement, une attitude
contrariée ne vinssent s'opposer à l'effet unissant du bandage le plus méthodiquement appliqué? Et si ces sutures devenaient inutiles
ou nuisibles, ne serait-il pas tems, ne serait-
il pas facile de les supprimer?

Il devrait en quelque sorte suffire, pour réconcilier les chirurgiens avec les sutures, de rappeler la belle et savante observation de Laperonie. Un homme reçoit un coup de sabre qui divise les tégumens, les muscles, l'humérus dans sa totalité. Le bras ne tenait plus qu'à un lambeau de chairs dans lequel les vaisseaux et les principaux nerfs étaient compris. Dans un cas aussi embarrassant, Laperonie se décide à pratiquer plusieurs points de suture qui pénètrent profondément jusques près de l'os, et à rapprocher et maintenir les parties divisées : bien décidé, si l'évènement ne répondait pas à son attente, à achever cette espèce d'amputation en coupant simplement le lambeau de chairs. Mais le succès répondit à son espoir : la plaie se réunit, se cicatrisa, l'humérus se consolida; et le malade dut la conservation de son bras à l'art et au génie.

Il faut ne s'être pas trouvé dans les champs de Marengo, d'Austerlitz, de Friedland et autres; il faut ne pas avoir idée de l'énormité des plaies qui résultent des charges de cavalerie pour regarder les sutures comme inutiles, comme dangereuses. Pour moi qui m'y suis rencontré, et en qui l'effroi que m'inspirait la vue de ces plaies qui pourfendaient en quelque sorte des malheureux, ne le cédait qu'à la recherche des moyens de leur être utile, et de leur épargner quelques momens de souffrance; le premier et l'unique qui se présentait à moi, dans ces cas presque désespérés, était quelques points de suture. Et si la gravité même de ces plaies n'a pas toujours permis que ce moyen fut suivi de succès, j'en ai obtenu assez pour me faire dire, et poser le précepte, que les sutures sont souvent utiles, quelquefois indispensables dans les plaies très-étendues faites par armes blanches; qu'elles abrégent toujours singulièrement la cure lorsqu'elle peut s'obtenir; qu'elles seules la procurent quelquefois. On a lieu d'être étonné que le même zèle qui porte le chirurgien militaire sur le champ de bataille, où il se trouve souvent confondu avec les combattans, ne lui inspire pas de pratiquer des sutures, comme il lui inspire d'amputer un membre après sa blessure. Ici l'indication est encore plus pressante, plus positive, puisque dans le cas de plaie très-étendue, et dont les bords sont peu susceptibles d'être maintenus en contact par un bandage, ou par des agglutinatifs, ces bords se dessèchent et perdent la disposition à se réunir, si l'on diffère cette réunion ; et que les sutures abrégent la guérison, préviennent les accidens, conservent des membres, et opèrent quelquefois des cures aussi promptes que surprenantes ; tandis qu'il est toujours tems d'amputer, que quelquefois on peut le faire hors de propos, et qu'en dernier résultat, un membre amputé n'est pas un membre guéri.

Qu'aurait-on, en effet, dans ces cas, à redouter de quelques points et même d'un assez grand nombre de points de suture pratiqués méthodiquement, et avec les connaissances qu'exigent un cas important et une opération délicate ? N'est-on pas toujours maître de les supprimer à volonté en coupant le fil d'un coup de ciseaux ? N'a-t-on donc aucun moyen de prévenir et de combattre les accidens qu'on peut leur attribuer ? Et peuvent-ils jamais être comparés à ceux d'une plaie qui exige de pareils moyens ?

Obs. 1.ere Un grenadier est blessé d'un coup de sabre qui partage demi-circulairement le deltoïde, et intéresse profondément une partie du triceps brachial du côté droit. L'articulation était respectée. Le lendemain seulement le malade est conduit à l'hôpital. La plaie était effrayante : la rétraction des parties muscu-

laires divisées faisait du lambeau une masse
charnue de forme ronde, et laissait voir une
large plaie couverte de sang desséché et coagulé dont les noirs caillots étaient d'une grosseur prodigieuse. On enlève les caillots, on
lave exactement la plaie ; on place le membre
dans la situation favorable au rapprochement ;
mais le lambeau ne se prête point. On essaie
de le maintenir au moyen de bandelettes
agglutinatives, et d'une bande roulée à deux
globes dont le centre est placé sur la partie
latérale externe du col du côté opposé, tandis
que les chefs qui croisaient de haut en bas
sur le lambeau maintenaient l'un et contrai-
gnaient l'autre à s'affaisser. Le sang qui donna,
détacha bientôt les bandelettes, et exigea la
levée de l'appareil. Cependant le lambeau était
un peu diminué, s'était allongé, mais il va-
cillait à droite et à gauche suivant les inflexions
du malade. Les mêmes moyens furent de
nouveau employés avec aussi peu de succès ;
et à la nouvelle levée de l'appareil, les chairs
furent trouvées pâles, le lambeau toujours
vacillant, et aussi peu disposé à la réunion.
Alors le professeur Lombard n'hésita pas à le
fixer par plusieurs points de suture qui déterminèrent dans toute l'étendue de la plaie ce

gonflement inflammatoire nécessaire à la réunion qui eut lieu et fut rapide.

» Que ceux, dit l'auteur de cette observation, à qui la suture n'aurait pas paru un moyen indispensable dans cette circonstance, veuillent bien nous faire part des moyens conciliateurs qu'ils auraient employés pour l'éviter! Importait-il ou non de prévenir la suppuration du lambeau très-disposé déjà à la flétrissure? Ne serait-il pas résulté infailliblement de cette longue suppuration une perte de substance et une cicatrice difforme et vicieuse qui aurait privé pour toujours le malade de la faculté de lever le bras? »

Obs. 11.ᵉ Soult reçoit un coup de sabre qui, après avoir coupé la peau et la protubérance externe de l'occipital, divise les muscles extenseurs de la tête jusqu'à la sixième vertèbre cervicale dont l'apophise épineuse est elle-même coupée : il en résulte un lambeau énorme renversé sur les épaules. Le menton est appuyé sur la poitrine. M. Larrey fait plusieurs points de suture, applique un bandage unissant, et rend en peu de tems le blessé à son corps. (*Mémoires, tom.* 2, *page* 290.)

Il n'est pas jusqu'aux plaies d'armes à feu

qui n'exigent quelquefois la suture, comme on peut en acquérir la preuve par une observation du même auteur, trop importante pour ne pas mériter une place dans un ouvrage qui a pour but de faire connaître l'état et les progrès de la chirurgie militaire. L'aide-de-camp du général Verdier est atteint d'un coup de pistolet qui lui emporte toute la joue gauche depuis la commissure des lèvres jusqu'au masséter; en sorte que les deux arcades alvéolaires, la langue et une portion de ce muscle furent mis à découvert. Les bords de la plaie étaient renversés et noirâtres ; de vives douleurs se faisaient ressentir. M. Larrey se hâte de rafraîchir les lambeaux et de régulariser la plaie pour en mettre les bords en contact parfait : il les fixe par plusieurs points de suture soutenus d'un bandage approprié. Le traitement ne dura que dix-sept jours, et le malade guérit avec peu de difformité. Ce fut également par douze points de suture que le même praticien rapporte avoir guéri très-promptement, et avec une légère difformité, le colonel Jeannin, aujourd'hui maréchal de camp, qui avait eu la machoire inférieure brisée, et toutes les parties molles de la joue tellement désorganisées par un biscayen qu'il en était méconnaissable. (*Id. tom.* 2 , *pag.* 80.) Une autre fois, on le vit pratiquer avec un égal succès `onze points de suture sur le sieur Gardel qui avait la moitié inférieure du nez transversalement divisée, ainsi que les deux points correspondans des joues, de la lèvre supérieure, et les deux os maxillaires jusqu'au palais ; en sorte que cette portion du nez ne tenait au lambeau de la lèvre supérieure que par une petite portion de la sous-cloison et de l'aile de la narine gauche ; ce qui donnait à la face un aspect horrible. (*Id. tom.* 3 , *pag.* 258.)

Ces observations , auxquelles il me serait facile d'en ajouter d'autres tirées de ma propre pratique , tendent donc à démontrer la nécessité des sutures tant dans les plaies récentes que dans celles qui datent de quelques jours , lorsque leur étendue , leur direction , leur profondeur ne les rendent pas susceptibles d'être réunies par les moyens ordinaires : et c'est ici un précepte qui , trop négligé , en général , par les auteurs modernes , ne pouvait peut-être être posé que par les chirurgiens militaires , bien plus exposés que les autres à voir et à traiter le genre de plaies dont il est ici question.

Quoique les plaies simples demandent, en général, à être réunies le plus promptement possible, j'ai remarqué qu'il résultait quelquefois des accidens de l'exécution trop stricte de ce précepte. C'est sur-tout lorsqu'une plaie simple a lieu dans le voisinage d'une articulation, qu'elle intéresse des parties d'un tissu serré, et qu'il s'est écoulé depuis l'instant de la blessure un tems qui a permis un commencement de symptômes inflammatoires, qu'il est important de ménager les efforts de réunion. Pour peu qu'on emploie de forces, et qu'on violente les parties pour en obtenir le rapprochement, on voit les symptômes inflammatoires acquérir promptement un haut degré d'intensité, des dépôts se former, et se manifester une série d'accidens graves qui ne se terminent pas toujours à l'avantage du malade.

On amena à l'hôpital de Plaisance, dont le service chirurgical m'était confié, un soldat qui avait reçu la veille un coup de sabre sur la partie latérale externe du genou droit. Ce soldat avait fait plus d'une lieue à pied. La plaie présentait un écartement assez considérable. Le chirurgien de garde employa, pour obtenir la réunion, une position convenable, et des bandelettes agglutinatives qu'il espéra mieux assujettir par un bandage un peu serré. Le malade éprouva, pendant toute la nuit, les douleurs les plus vives qui ne cédèrent ni à la suppression des moyens de réunion, ni aux saignées, à la diète, aux cataplasmes que j'y suppléai. Des dépôts énormes se formèrent, pénétrèrent dans l'articulation qui d'abord n'avait pas été ouverte : une libre issue donnée au pus ne diminua qu'incomplètement les accidens qui ne se terminèrent qu'avec les jours du malade. On trouve un cas semblable dans le précis des observations de chirurgie faites à l'hôpital de Lyon, par M. Cartier.

On paraît encore, dans le moment actuel, hésiter de se prononcer sur la question de savoir, si deux parties entièrement séparées sont susceptibles de se réunir : et le conte de Garangeot, auquel on pourrait joindre celui, plus plaisant encore, rapporté par Van Helmont (1), ainsi que la fausse application que

____

(1) Van Helmont rapporte qu'un particulier de Bruxelles ayant perdu le nez dans un combat, acheta celui d'un pauvre homme qui, pour quelque argent, eut le courage de se faire mutiler. Le nez reprit à merveille, grâce à la dextérité du chirurgien. Mais le pauvre homme qui l'avait vendu étant venu à mourir, les glaces du trépas

l'on fait de l'opération de la greffe dans les végétaux, semblent annoncer que l'on pencherait volontiers pour l'affirmative. Quoique les faits négatifs ne puissent pas décider la question, je crois pouvoir rapporter le suivant dans l'observation duquel je me suis appliqué à ne rien omettre de ce qui pouvait contribuer a le rendre concluant. Le 2 janvier 1794, on m'amena, près de Mayence, un soldat qui, dans une charge, venait de recevoir sur la tête un coup de sabre qui, porté un peu obliquement, avait entièrement enlevé, avec une partie assez large des tégumens, de l'aponévrose du muscle occipito-frontal, une portion de la bosse pariétale gauche de la largeur d'une pièce de quinze sous. En coupant les cheveux autour de la plaie pour la panser, je trouvai le lambeau enlevé pendant à des cheveux qui tenaient à la queue. Aussitôt l'idée me vint de réappliquer le lambeau. Je coupai un peu les cheveux tant autour de la plaie qu'autour du lambeau que

---

s'étendirent jusque sur le nez du bruxellois : il se réfroidit, cessa de végéter, et tomba peu de tems après en putréfaction. Van Helmont assure que beaucoup de personnes furent témoins, à Bruxelles, de ce fâcheux accident.

j'appliquai de mon mieux, après l'avoir lavé ainsi que la plaie. Je trouvai dans les cheveux du lambeau, dont je nouai quelques mêches en forme d'étoile aux autres cheveux, le moyen qui me parut le meilleur de fixer ce lambeau à la partie dont il avait été enlevé. Je plaçai quelques compresses que je fixai solidement, sans néanmoins trop comprimer la partie, et j'envoyai le malade à l'hospice le plus voisin, en lui remettant pour le chirurgien en chef une note par laquelle je le prévenais de la nature de la blessure, du moyen que j'avais employé, et du désir que j'avais d'en connaître le résultat. Deux jours après, j'allai voir le malade que mon confrère avait gardé dans son hospice ; et nous acquimes ensemble la certitude que, quelque précaution que l'on prenne pour réunir au corps une partie qui en est entièrement séparée ; quelle attention que l'on ait pour mettre en contact les tissus de même nature, pour y entretenir la chaleur, et prévenir le contact de l'air ; quel peu de tems qu'il se soit écoulé entre la blessure et le pansement ; des parties entièrement divisées perdent très-promptement la chaleur, le mouvement et la vie, et ne sont point susceptibles de se réunir.

SECTION OU RUPTURE

DU TENDON D'ACHILLE.

C'EST dans les cas de section ou de rupture du tendon d'Achille, qui ont tant exercé le génie de Petit et de Monro, que l'on peut acquérir la preuve de la supériorité des moyens simples sur les moyens compliqués. Dans ce cas, comme dans tous autres, le point essentiel consiste à déterminer, d'après la connaissance du mal, la véritable indication à remplir; et alors on est étonné de trouver sous sa main les meilleurs moyens de satisfaire à cette in-dication. Depuis plus de quinze ans, j'ai pensé qu'on pouvait parfaitement remédier à la section ou à la rupture du tendon d'Achille avec une simple bande de la longueur d'une aune; et plusieurs cures obtenues par ce seul moyen m'ont prouvé que je ne m'en étais pas exagéré les avantages. Voici de quelle manière je la prépare et l'emploie.

Je pratique à un pouce de l'une des extrémités de cette petite bande de linge neuf ou peu usé une boutonnière assez grande pour y faire entrer le pied ; et je fends par le milieu l'autre extrémité jusqu'à un pied environ de la boutonnière. Alors je passe le pied malade dans l'ouverture de ma bande dont je ramène le plein derriere le talon ; j'en fais passer le centre derrière la jambe ; je maintiens ainsi le pied étendu sur la jambe en élevant même un peu le calcaneum : je fléchis la jambe sur la cuisse, et je fixe sur la partie inférieure de celle-ci ma bande en passant l'une en dehors, l'autre en dedans les bandelettes qui la terminent, et les assujettissant autour de la cuisse par une boucle ou un nœud. Ainsi, par cette seule bande, j'étends le pied, j'élève le calcaneum sans exercer aucune action sur les jumeaux, et je fléchis la jambe sur la cuisse. Le malade a la facilité de changer lui-même à volonté, autant qu'on peut le lui permettre, la situation de l'extrémité malade en serrant ou desserrant simplement le nœud ou la boucle. Si l'on aperçoit quelque disposition au déplacement latéral de l'un des fragmens du tendon divisé, on le prévient en plaçant sur ses côtés deux petites compresses épaisses qui remplissent le vide qui existe sur les côtés du tendon, et que l'on maintient par quelques tours d'une petite bande.

C'est par ce moyen que j'ai guéri et mis dans le cas de marcher, vingt jours après son accident, le nommé Lem....., quartier-maître de gendarmerie, qui se rompit, il y a quatre ans, le tendon d'Achille en dansant dans une réunion de plus de quarante personnes (1). C'est le même moyen que j'avais employé quelques mois auparavant sur un jeune culti-vateur qui avait reçu un coup de faulx qui avait entièrement divisé ce tendon. La guérison se fit attendre plus long-tems chez ce dernier, parce qu'il n'entra à l'hôpital que plusieurs jours après son accident, et parce qu'il espé-rait trouver dans cet accident même le moyen

____

(1) Pourquoi faut-il que j'aie donné mes soins à cet homme qui, après avoir acquis dix mille livres de rente dans la place de quartier-maître, ne m'a pas remercié, et que je n'aie pu les pro-diguer à mon frère, conseiller d'état à une cour étrangère, qui s'est aussi rompu le tendon d'Achille, et qui, après avoir gardé le lit et souffert bien long-tems, est resté estropié ?...

de se soustraire à la conscription. C'est par des motifs différens, mais qui ont eu également l'effet de retarder sa guérison, que la gouvernante de M. N... qui s'était coupé incomplètement le tendon d'Achille, et qui a été traitée de la même manière, n'a marché facilement que six semaines après son accident.

Je pense que la comparaison facile à faire de mon procédé avec celui de Petit, celui que Monro employa sur lui-même, et qui ne le guérit qu'après cinq mois, ne peut être défavorable à celui que je propose.

Je n'ignore pas que quelques praticiens mettent assez peu d'importance à réunir par première intention les bouts divisés du tendon d'Achille. Molinelli, Petit de Lyon, et M. Filleau prétendent que le rapprochement des deux bouts du tendon coupé n'est pas nécessaire ; que, dans ce cas, comme dans les plaies des os, la nature remplit l'espace intermédiaire par une substance en tout semblable à celle du tendon, et qu'après peu de tems la contraction des muscles et les mouvemens du membre s'exécutent avec la même facilité qu'auparavant. En conséquence ils conseillent de ne pas chercher à réunir les bouts du tendon divisé ; mais bien de placer le pied

dans un état moyen entre la flexion et l'extension, et d'attendre ainsi la guérison de la
plaie. Eh ! parce que les os fracturés se con-
solident lors même qu'on n'a pas placé les
fragmens dans un contact immédiat, et parce
que les parties fracturées mal réduites conservent quelques mouvemens, a-t-on jamais
conseillé de ne pas mettre ces fragmens aussi
en rapport que possible? La guérison n'en
est-elle pas toujours et plus prompte et plus
solide? Les accidens n'en sont-ils pas plus
rares? Sans doute on guérit aussi avec le
tems les plaies des muscles lors même qu'on
ne les réunit pas immédiatement ; mais je ne
pense pas qu'aucun praticien néglige pour
cela d'opérer cette réunion toutes les fois
qu'elle est possible. Lorsqu'on tient long-tems,
comme on faisait au tems de J. L. Petit,
de Monro, le pied dans une forte extension,
on a lieu de s'attendre à une gêne plus ou
moins grande dans les mouvemens du pied.
Mais lorsque, par un procédé qui n'a rien
que de méthodique et de conforme à l'indication qu'on se propose, on obtient aussi
promptement que possible la réunion du tendon divisé, il n'en résulte, comme j'ai eu
occasion de le remarquer, aucune gêne dans

les mouvemens. Et Petit de Lyon prouve que telle a été au moins une fois son opinion, lorsqu'il a soumis à la suture le tendon de l'indicateur de la main droite coupé dans une plaie située sur le dos de la main (*discours sur les mal. obs. à l'Hôtel-Dieu de Lyon.*). Il me paraît difficile d'accorder le conseil de suturer le tendon de l'indicateur coupé avec celui de laisser un certain écartement entre les bords du tendon d'Achille divisé.

PLAIES D'ARMES A FEU.

On serait tenté de croire que l'académie de chirurgie prévoyait la longue et sanglante guerre que la France allait soutenir, lorsqu'elle proposa pour sujet du prix de 1789, *de restreindre le nombre des instrumens imaginés pour extraire les corps étrangers des plaies d'armes à feu ; d'apprécier ceux dont*

*l'utilité est indispensable, et de poser les pré-
ceptes de théorie et de pratique qui doivent
diriger dans leur usage.* Une pareille question
ne pouvait être offerte plus à propos à la
discussion. C'est elle qui a dirigé vers cette
importante partie de la chirurgie les travaux
des chirurgiens militaires. C'est à elle que nous
devons le savant ouvrage du professeur Percy,
qui eut en même tems le double honneur
d'emporter la palme académique, et de servir
de guide à tous les chirurgiens militaires. Ce
sont les principes consignés dans cet ouvrage
qui les ont constamment dirigés. C'est à eux
en grande partie que doivent être rapportés
et leurs succès, et l'honorable réputation dont
jouissaient chez les ennemis mêmes les chirurgiens français. Quel autre ouvrage pourrait
aussi bien faire voir l'état où était alors la
chirurgie des plaies d'armes à feu, pour les
parties qui y sont traitées.

Effet de l'explosion du salpêtre, les plaies
d'armes à feu présentent à l'observateur une
série d'événemens heureux qui étonnent, d'accidens terribles qui effrayent (1). Tantôt fort

____

(1) Mais contre l'artillerie, dit encore Paré,
rien ne servent les paroles et incantations, rien

graves en apparence , elles ne sont suivies d'aucun accident ; le corps vulnérant ayant respecté des parties dont la direction de la blessure semblait annoncer la lésion. D'autrefois légères au premier coup-d'œil , elles s'accompagnent d'accidens aussi prompts que terribles. Tantôt le corps vulnérant n'a lésé que des parties molles d'une faible importance , n'a laissé dans son trajet aucun corps étranger. D'autrefois les chairs sont déchirées , les os contus , entamés , fracassés au loin ; les grandes cavités ouvertes , les viscères qui entretiennent la vie traversés , frappés de commotion , désorganisés , le corps étranger perdu dans nos parties y est accompagné d'autres corps qu'il a entraînés dans sa course. Tantôt le corps vulnérant a fait une plaie extérieure sans avoir pénétré dans le corps , et sans y être resté comme on pourrait le croire en ne voyant qu'une seule plaie. D'autrefois il a occasionné

---

le laurier victorieux , rien le veau - marin , rien chose quelconque , pas mesme une muraille opposée espaisse de dix pieds.... Mais l'artillerie , qui est le complément de tout mal , en grondant frappe , et en frappant gronde , envoyant aussitôt la balle mortelle dans l'estomach que le son , et le bruit dedans l'oreille.

une violente commotion, une désorganisation intérieure, a donné la mort même, sans avoir laissé au dehors de signes de la plus légère lésion. Quelquefois il a traversé une assez longue étendue de parties, sans que l'individu atteint soit instruit de sa blessure autrement que par l'écoulement d'un peu de sang; ou parce que ses voisins l'ont averti qu'il était blessé. D'autrefois le soldat frappé éprouve à l'instant du coup une émotion qui jette dans une agitation plus ou moins violente le système nerveux; la circulation est rallentie vers la circonférence et aux extrémités, tandis qu'il se passe à la région précordiale et au centre épigastrique une scène tumultueuse annoncée par les palpitations, la pâleur de la peau, le froid des extrémités, la concentration et la faiblesse du pouls, les vomissemens. Rarement accompagnées d'hémorragies à l'instant de la blessure, les plaies d'armes à feu en sont plus souvent compliquées subitement le troisième ou le quatrième jour, quelquefois même beaucoup plus tard, et lorsqu'on s'y attend le moins. Mais quelques variées que soient ces plaies, elles ne présentent pas moins toutes des caractères généraux qui sont l'attrition plus ou moins violente des parties soumises à l'action du

projectile, la perte de substance, la désorganisation, et l'escharre qui occupe toute la
surface divisée; escharre dont l'épaisseur est
proportionnée à la grosseur du corps vulnérant, à la force d'impulsion dont il jouissait,
au moment où il a exercé son action des—
tructive. Enfin de toutes les lésions auxquelles
nos organes sont exposés, celles produites par
les armes à feu offrent le plus de particularités,
le plus d'accidens; de ces accidens que les
premiers praticiens attribuaient au poison, à
la brûlure, à la malignité; et ce sont ces
particularités et ces accidens qui les ont rendues
l'objet de traités spéciaux.

Ces particularités se sont reproduites trop
souvent pendant nos guerres actuelles, pour
que le chirurgien militaire qui y a donné une
médiocre attention ne les ait pas observées un
grand nombre de fois, et pour qu'il n'ait pas
remarqué la différence qu'apportent aux plaies
d'armes à feu, en général, et à leurs accidens,
les divers corps lancés par la poudre à canon,
la distance d'où ils étaient lancés, la partie du
corps blessée, la profondeur à laquelle le corps
vulnérant a pénétré, l'ébranlement plus ou
moins violent qu'il a produit, la disposition
et l'état actuel du sujet. Il y a, en effet, de

la différence dans l'aspect, dans le traitement comme dans le résultat de deux plaies sem—blables dont l'une est faite à l'ouverture et l'autre à la fin d'une longue campagne, et même d'une bataille.

Une balle qui traverse la peau ou des parties musculaires même dans une assez grande étendue, qui ne laisse dans son trajet aucun corps étranger, produit une plaie qui peut être regardée comme simple malgré la con—tusion, l'escharre et la perte de substance qui l'accompagnent ; une inflammation et une fièvre locale légère surviennent dans les trois ou quatre premiers jours ; la suppuration s'établit, entraîne les escharres, diminue ensuite ; les parties s'affaissent, se rapprochent, s'unissent ; un traitement facile, un mois, ou six semaines au plus suffisent pour la guérir.

La balle a-t-elle pénétré dans les chairs ; a-t-elle entraîné avec elle et laissé dans la plaie des portions de vêtemens ? Ce sont des recherches à faire, des précautions à prendre pour faire ces recherches, des moyens parti—culiers à employer pour extraire ces corps étrangers dont la présence peut être une cause d'accidens. Le traitement devient plus difficile, plus compliqué, plus long.

Le projectile a-t-il atteint et fracassé un membre? Longue série d'accidens à redouter, de précautions à prendre, d'incisions à faire, de dépôts à ouvrir, de pansemens à renouveler. Heureux encore quand, dans ces cas, après beaucoup de soins et de peines, on parvient à conserver à l'État un individu quelquefois estropié.

Une balle a-t-elle traversé l'une des grandes cavités, ou est-elle perdue dans son intérieur; a-t-elle blessé les organes qui y sont renfermés? C'est alors que la chirurgie est pour ainsi dire toute expectante ; ou plutôt c'est alors qu'elle observe, qu'elle épie ce que la nature tente pour le soulagement et la conservation du malade; et l'on pourrait citer plus d'un cas de cette espèce dont la terminaison heureuse n'a pas été moins le résultat du talent, de l'adresse, de l'audace et de l'ensemble des qualités qu'on peut désirer dans un chirurgien, que de la nature même.

De grandes blessures sont-elles produites par des boulets, des grenades, des éclats d'obuses, de bombes, par des pierres lancées par ces corps; comme elles se compliquent promptement de douleurs violentes, de tiraillemens, de mouvemens convulsifs, de la présence de corps étrangers, etc. ; alors on pratique promptement toute espèce d'opérations jugées nécessaires, telles qu'incisions profondes, débridemens, ablation de chairs attrites, extraction de corps étrangers, résection d'os, amputation : enfin on cherche à ramener par tous les moyens la plaie au plus grand état de simplicité possible ; et quelquefois, par cette pratique hardie, on voit les accidens se calmer, et le malade renaître à cet état d'espérance qui a toujours la plus heureuse influence sur l'issue de la maladie.

De fortes contusions sont-elles l'accident le plus grave de la percussion de ces corps lancés par la poudre à canon ; la partie frappée est-elle dans un état de stupeur, d'engourdissement : alors on cherche à ranimer dans la partie la sensibilité, à prévenir l'engorgement susceptible de devenir quelquefois très-considérable ; et, pour cela, on emploie les lotions d'eau froide, quelquefois salée, quelquefois aiguisée d'eau-de-vie, de vinaigre, de sel ammoniac. A l'intérieur, on donne les boissons acidules, antispasmodiques, cordiales. Des symptômes inflammatoires se manifestent-ils ; on passe aux émolliens, aux sédatifs. On ouvre très-rarement les tumeurs qui résultent de pareilles contusions, et seulement dans les cas où il existe un épanchement considérable de sang ou de matières, parce qu'on en espère la résolution ; parce qu'on redoute d'exposer au contact de l'air, et surtout des gaz délétères dont l'atmosphère des hôpitaux est si souvent surchargée, des parties, dont la vitalité est déjà très-affaiblie ; enfin parce que l'expérience a fait connaître que des suppurations très-abondantes, et souvent la gangrène, succèdent à l'ouverture de ces tumeurs. Lorsque néanmoins les signes de la conversion de la tumeur en pus se manifestent, des toniques maturatifs favorisent cette conversion ; et une ouverture plutôt petite que grande donne issue au produit de la contusion. Telle est la pratique que j'ai vu suivre généralement aux armées.

CONTUSIONS.

Les chirurgiens militaires ont observé que les effets des contusions violentes sont plus graves encore, et la gangrène plus promptement déterminée, lorsque la partie frappée est recouverte d'aponévroses telles que la partie

externe de la cuisse, de la jambe, de l'avant-
bras ; et cela probablement parce que ces
aponévroses ne pouvant se prêter au-dévelop-
pement des parties contuses, les serrent, les
compriment, les étouffent, et ajoutent ainsi à
l'effet de la contusion. La mortification qui
résulte de ces contusions est aussi et plus
prompte et plus grave chez les individus qui
abondent en tissu cellulaire graisseux, et lorsque la température est humide et chaude.
M. Larrey a vu, en Égypte, la gangrène
traumatique survenir promptement, et se développer avec tant de rapidité dans un moment
où régnait la fièvre jaune, que les blessés
succombaient quelquefois à cette gangrène dans
les six premières heures qui suivaient leur
blessure ; et il ne veut pas que, dans ces cas,
on attende, d'après le conseil des auteurs,
que la gangrène soit bornée, parce qu'elle se
propage ou par continuité de parties ou par
absorption. Mais il conseille au contraire de
pratiquer promptement l'amputation comme
seul moyen de sauver le malade ; et il appuie
ce précepte d'une série d'observations qui ne
permettent guère d'en contester la vérité. En
effet, dans ces cas, la gangrène occasionnée
par une cause externe ne peut point se pro-

pager de la même manière que si elle était le produit d'une cause interne qui continue d'agir même après l'ablation de la partie affectée.

Quelquefois, à la suite d'une violente contusion, on a vu survenir dans les parties frappées une tension et une rigidité telles qu'elles masquaient l'état de ces parties, et empêchaient même de reconnaître des fractures. MM. Delpech et Ribes ont observé un artilleur sur la jambe duquel une bombe était tombée dans la tranchée du siége de Roses. Le malade ne fut conduit à l'hôpital que le troisième jour. L'engorgement était général et considérable ; il avait donné au membre une telle consistence que chacun douta de l'existence d'une fracture. Le malade mourut de la gangrène, et à l'ouverture du cadavre on remarqua que les os étaient brisés, et les muscles entièrement désorganisés. Convenait-il, dans ce cas, de pratiquer de profondes incisions dans la jambe dans l'intention de procurer l'évacuation des liquides, d'opérer de la détente, d'extraire les esquilles, de prévenir la désorganisation des parties ? On doit croire que non, puisque des praticiens du mérite de MM. Ribes et Delpech ne les ont pas jugées convenables , et que l'expérience en a fait reconnaître l'insuffisance.

Je ne ferai pas l'honneur à la chirurgie militaire moderne d'avoir fait connaître la vraie cause de la mort des individus que l'on trouvait sans vie étendus sur le champ de bataille , ne présentant aucune marque de lésion extérieure ; espèce de mort que, comme l'on sait , on attribuait au prétendu vent du boulet, assez fort pour interrompre subitement et pour toujours la respiration. On savait depuis long-tems , Laurent Joubert et sur-tout Levacher l'avaient bien démontré, que l'air ébranlé par le boulet ou par tout autre corps mu rapide-ment ne pouvait nullement donner la mort; que , dans ce cas , celle-ci était uniquement l'effet d'une véritable pression sur la tête, la poitrine ou le ventre , qui , sans laisser de contusion apparente, en occasionnait néanmoins une réelle , comme l'atteste l'état des parties , et était assez violente pour donner subitement la mort. En effet, ne voyons-nous pas tous les jours des fractures , des accidens très-graves , la mort même occasionnés par des corps qui n'ont laissé aucune marque exté-rieure ? Je connais un militaire réformé, qui a une rupture transversale du muscle sterno-pubien gauche, occasionnée par un boulet qui n'a fait qu'effleurer l'abdomen sans déchirer les tégumens. Il est survenu à ce militaire une hernie ventrale considérable qui nécessite l'emploi d'une ceinture. Il m'a dit avoir failli de succomber dans le tems de sa blessure aux effets de la commotion du tube intestinal, dont on ne parvint à rétablir les fonctions qu'au moyen des ventouses, des vésicatoires, des linimens et lavemens stimulans et du moxa plusieurs fois répété.

GONFLEMENT.

Le gonflement, ce symptôme essentiellement attaché à toutes les blessures faites par armes à feu, varie suivant l'espèce et la sensibilité des parties lésées, l'intensité de cette lésion, le tempérament du sujet, et suivant le caractère des accidens dominans qui sont le résultat du coup. En effet, l'essence et les accidens du gonflement sont loin d'être les mêmes, si une partie d'une contexture dense et serrée est principalement affectée, ou si c'est une peau molle chargée de tissu cellulaire et de graisse; si le gonflement est le produit d'une extravasation de liquides ou d'air ; s'il dépend de l'irritation occasionnée par la présence de corps étrangers ; ou seulement de l'augmentation d'action et de sensibilité dans la partie atteinte ; si un os a été frappé fortement sans cependant être rompu, et si les accidens de la commotion prédominent, il ne peut pas plus être de même nature qu'une maladie donnée peut être la même chez deux individus de tempérament opposé. Et cependant nous n'exprimons ces différentes espèces de gonflement, ces différens états d'une partie, états bien différens sans doute, que par un seul mot auquel à peine daignons-nous quelquefois ajouter une épithète, comme autrefois on désignait sous le nom générique de tumeurs des maladies essentiellement différentes. Il est néanmoins très-essentiel de distinguer les nombreuses espèces de gonflement qui peuvent survenir à la suite des plaies d'armes à feu, car c'est en grande partie d'elles que se déduit le choix des moyens curatifs.

En effet, le gonflement est-il dû à l'extravasation de quelques liquides, il a lieu en même tems que le liquide s'épanche, se forme rapidement, augmente souvent à vue d'œil, s'étend aux parties les moins résistantes ; on sent la fluctuation. Est-il violent? La tension de la partie est considérable, de larges échimoses, des taches noirâtres se manifestent; le malade éprouve dans la partie de la pesanteur, des angoisses, des inquiétudes; la gangrène survient aisément. Léger, les symptômes sont moins violens; la tumeur moins volumineuse diminue insensiblement, jaunit, se dissipe à la longue sous l'influence des résolutifs : c'est le gonflement qu'Hyppocrate disait être nécessaire dans les plaies contuses, et dont, ajoute-t-il, l'absence est préjudiciable : et cette remarque est particulièrement applicable aux plaies d'armes à feu.

Le gonflement est-il le produit de la commotion? Il n'affecte pas seulement la partie blessée, mais s'étend à tout ce qui a éprouvé l'effet de l'ébranlement. Ce gonflement ne paraît pas dans le moment de la blessure, mais bien vingt-quatre ou trente-six heures après. Le membre s'arrondit dans tout son contour; des taches livides se montrent après plusieurs jours; la peau se flétrit, se couvre d'une sueur froide : un pouls faible et petit annonce la lenteur de la circulation et l'approche de la mort ou locale ou générale.

Le gonflement est-il inflammatoire? Alors

produit de la forte irritation de la partie, on le voit s'accompagner de chaleur vive, de douleurs lancinantes et pulsatives, de fièvre locale ou générale qui indiquent l'usage de la saignée, des topiques émolliens et sédatifs; et on le voit diminuer à mesure que l'époque de la suppuration, par laquelle il se termine ordinairement, approche.

Je ne m'étendrai pas davantage sur ce symptôme des plaies d'armes à feu. Il est évident, d'après ce que je viens de dire, que le gonflement n'est point un état uniforme, n'est point constamment de même nature ; qu'il devrait y avoir pour le rendre dans notre langue différentes expressions qui indiquassent chacune de ses variétés, comme il y a en chirurgie différens moyens à opposer aux différentes espèces : et je ne m'éloignerai peut-être pas de la vérité en ajoutant que c'est parce qu'on n'a pas assez étudié ce phénomène, qu'on n'en a pas assez déterminé la nature, les espèces, les époques, etc., qu'on a été si long-tems vacillant et indécis sur le véritable traitement des plaies d'armes à feu.

COMMOTION.

La commotion qui a lieu dans toutes parties frappées fortement, devient souvent une des plus graves complications des plaies d'armes à feu. J'ai remarqué qu'elle était plus forte lorsque le corps était debout, et sur-tout lorsque la percussion avait lieu aux extrémités inférieures. Alors les muscles tendus résistent davantage, et éprouvent davantage aussi l'effet de l'ébranlement ; et il y a de la différence dans le résultat de la percussion d'un muscle selon que ce muscle se trouve dans un état de tension ou de relâchement. Les effets de la commotion dépendent essentiellement de l'organe blessé, et de la force avec laquelle il l'a été. Ils s'étendent à toute l'économie animale quand la partie frappée, telle que le cerveau, la moelle épinière, le cœur, les poumons, remplissent des fonctions essentielles à la vie. Se porte-t-elle sur les artères ; elle détruit leurs battemens sans cependant intercepter le cours de la circulation, comme j'ai eu occasion de l'observer. Elle relâche, affaisse et remplit de sang le système capillaire et veineux. Aux organes digestifs , elle est suivie de la réjection des alimens et des boissons , de la constipation , du météorisme. Au foie , elle produit la jaunisse , des dépôts , la constipation. Cette première est moins grave lorsqu'elle succède promptement au coup, que lorsqu'elle n'arrive que consécutivement , comme Ledran l'avait déjà remarqué. Aux reins , elle supprime les urines ; elle relâche. et paralyse les sphincters de la vessie et du rectum ; enfin elle frappe la partie d'étonnement et de stupeur ; y suspend momentanément ou y détruit pour toujours la sensibilité , la contractilité , le cours des liquides , produit toujours plus ou moins de pâleur et de réfroidissement , dispose à la gangrène. La commotion n'affecte-t-elle que des parties peu importantes à la vie ? elle n'a que des effets locaux moins appercevables et moins dangereux : enfin quand elle est faible , l'action de la vie la détruit.

Dans le traitement de cette complication , l'une des plus funestes des plaies d'armes à feu , on était très-réservé sur l'emploi de la saignée ; mais on recourait assez promptement à l'émétique. L'application de l'eau froide salée ou vinaigrée , de la neige , de la glace , les fomentations aromatiques , les lavemens stimulans ; à l'intérieur le vin chaud sucré , les potions confortantes étaient les moyens que l'on opposait avec le plus de succès aux accidens de la commotion.

STUPEUR.

La commotion conduit à la stupeur , qui est en raison de l'impulsion du corps vulnérant , de la résistance du corps vulnéré , et peut-être de la faiblesse morale du sujet. Ce funeste symptôme s'annonce par la tuméfaction de la partie blessée à laquelle se joignent la pâleur , le froid et la flaccidité des chairs. Un sang noir et bourbeux découle lentement de la plaie. Le malade éprouve plutôt un engourdissement , et de la pesanteur que des douleurs réelles dans la partie frappée ; ses sens s'affaiblissent ; sa raison paraît s'obscurcir. S'il ne succombe pas promptement, son ventre se tend , devient douloureux , des vomissemens ont lieu , et annoncent, non pas comme on l'a dit, une disposition inflammatoire de l'estomac et des intestins , mais bien l'effet nerveux de la blessure sur les organes épigastriques. Quelques

malades éprouvent une constipation opiniâtre ;
les urines ne se sécrétent point. D'autres chez
lesquels l'action stupéfiante du coup s'est portée
sur les sphincters sont atteints de dévoiement,
d'incontinence d'urines. Un malaise, des inquiétudes, une soif ardente inextinguible se
font ressentir ; le hoquet survient, est bientôt
suivi du délire qui précède et annonce une
mort certaine.

La stupeur exclut toute espèce d'incisions,
d'opérations : car quels bons effets pourrait-on
espérer de moyens qui agiraient précisément
dans le sens du mal ? Il n'y a point de douleurs à calmer, d'inflammation à modérer ; il
n'est pas question de rechercher les corps
étrangers. Il faut ranimer la chaleur prête à
s'éteindre, stimuler les organes engourdis,
rappeler promptement la sensibilité même en
provoquant la douleur. Encore moins doit-il
être question d'amputation. La stupeur une
fois en cause, dit un chirurgien militaire,
l'heure où l'on ampute amène bientôt la dernière du mutilé, et c'est, ajoute-t-il, ce dont
j'ai été convaincu à l'affaire de Corback. Dans
le grand nombre de blessés qu'on amena à
l'ambulance se trouvèrent deux soldats anglais,
l'un ayant une cuisse, l'autre une jambe fra-

cassées par un boulet. L'amputation fut de suite ordonnée par les chirurgiens majors ; et j'avoue que j'étais plus en état d'opérer que de saisir la contre-indication annoncée par la stupeur. Je fis l'opération. Les blessés ne furent point émus, ne jetèrent aucun cri, ne poussèrent aucun sanglot. J'entendis vanter à côté de moi le stoïcisme anglais. Les moignons fournirent peu de sang. Les malades restèrent dans l'indolence, et ne tardèrent pas à mourir. Un instant après, on amène un français qui a la cuisse fracassée ; les mêmes chirurgiens ordonnent la même opération que j'exécute. Le français est aussi insensible que les anglais. On voit que son silence n'a rien de contraint; son visage est pâle, ses yeux sont immobiles. Il éprouve quelques mouvemens involontaires et meurt aussitôt. Je reconnus alors que cet anéantissement de la sensibilité était un produit de la commotion, et qu'en opérant ainsi, le malade n'avait pas le tems de se rasseoir, et devait succomber au surcroît d'atteinte qu'on lui portait. J'ai trouvé parmi nos historiens les mêmes résultats de la même conduite ; et je ne connais pas d'amputation dont puissent se féliciter ceux qui les ont entreprises en pareille circonstance. (*Dufouart. Analyse des pluies d'armes à feu.*)

La commotion et la stupeur sont le genre
d'accident auquel donnent le moins d'attention les jeunes chirurgiens. Presque entièrement
occupés des dégats extérieurs, ils ne voient
que les plaies, les hémorragies, les fractures :
le zèle précipite les secours ; ils s'imaginent
avoir rempli la tâche la plus pressante quand,
par des opérations décisives, ou par des pansemens accoutumés, ils ont procédé à la ré-
paration des désordres apparens. Je reconnais
avoir mérité ces reproches, que j'adresse ici à
mes jeunes confrères, dans un tems où je n'avais
pas l'expérience que donnent le tems, l'observation, les fautes que l'on commet, les revers
que l'on éprouve. Pendant une attaque assez
vive que faisait sur le lac des quatre cantons
en Suisse la division du général Lecourbe
dont j'étais chirurgien major, on m'apporta
un canonnier qui venait d'être atteint d'un
boulet qui lui avait fracassé et emporté un
tiers de la cuisse droite. Pressé par les blessés
qui m'arrivaient de toute part, et moi-même
au milieu des combattans, je ne vis que le
dégat extérieur, la perte énorme de substance,
des chairs, des vaisseaux, des nerfs déchirés,
le fémur brisé, un membre qui ne tenait
plus qu'à quelques parties aponévrotiques et

entamées ; sans examiner l'ensemble de l'individu, je décidai et pratiquai aussitôt l'amputation. Mais je n'eus pas sitôt fait la section
circulaire de la peau qu'à sa molesse, à son
insensibilité, à l'absence entière de douleur,
je reconnus mon erreur. Le malade était aussi
indifférent à l'opération que s'il n'eût pas été
question de lui : les muscles ne se contractaient
point : on aurait pu se dispenser de lier les
artères ; un sang noir en découlait comme
des veines. Au milieu d'une opération, il n'est
plus tems de discuter ; il faut avoir le courage de continuer ce qu'on n'aurait pas dû
commencer, et ce qui doit être inutile ; comme
on donne des espérances et l'on promet encore
la guérison au malheureux que quelques instans
séparent à peine du tombeau.

HÉMORRAGIE.

QUOIQUE l'hémorragie soit assez rarement un
accident primitif des plaies d'armes à feu, néanmoins je placerai ici ce que j'ai à dire
relativement à cette complication des plaies
dont on n'a pas encore épuisé le chapitre.

Si, dans les cas les plus ordinaires, une

légère hémorragie cède à la compression que le chirurgien le moins habile exerce le plus souvent sans connaître seulement la nature du vaisseau qui la fournit ; dans d'autres circonstances, cet accident exige les connaissances les plus profondes, les plus précises en anatomie, une dextérité peu ordinaire, et un courage à toute épreuve. Je ne croirai pas être désavoué par les véritables chirurgiens, en disant que pour mettre à découvert, isoler et lier un vaisseau situé profondément, dans des parties altérées par la blessure même, et dont l'ouverture fournit une hémorragie grave, il faut plus de talens, plus de sang-froid que pour pratiquer l'opération de la cataracte ou celle de la lithotomie qui, aux yeux du vulgaire, passent pour les opérations les plus difficiles, puisque dans ces deux cas, tout est connu et mathématiquement calculé. Cependant la compression extérieure, telle qu'on l'exerce communément, n'ayant souvent aucun effet sur le vaisseau même, empêche bien la perte du sang, mais non pas toujours sa sortie hors du vaisseau, sortie qui est mortelle si elle se fait dans une des grandes cavités, ou occasionne une infiltration, un épanchement considérable, la dissection du tissu cellulaire et des muscles si elle se fait au dehors ; d'où résultent un gonflement plus ou moins considérable de la partie, la fièvre, des dépôts et autres accidens qui ne se terminent pas toujours à l'avantage du malade, comme j'ai eu des occasions assez récentes de le constater.

J'ai aussi remarqué que l'effusion du sang était plus difficile à suspendre lorsque le vaisseau était simplement ouvert que lorsqu'il était entièrement divisé ; et nombre de fois j'ai arrêté une hémorragie par un moyen qui paraissait devoir plutôt l'augmenter, c'est-à-dire par l'agrandissement de la plaie et par l'entière section du vaisseau ouvert. Par cette opération je me proposais de favoriser la rétraction du vaisseau dans les chairs, de l'exposer au contact de l'air, de provoquer la contraction de ses fibres tant longitudinales que circulaires, et l'inflammation adhésive de ses parois. Et en cas de continuation de l'hémorragie, j'avais toujours la ressource de comprimer plus immédiatement ou de lier le vaisseau. Il y a longtems que cette idée m'est venue en voyant ce qui arriva à M. Jussi, habile chirurgien, dans un cas d'hémorragie occasionnée par l'ouverture de l'artère tibiale antérieure. Cet opérateur n'ayant pu parvenir à arrêter l'hémorragie par la compression, se décida à faire une incision et à mettre l'artère à découvert à son passage entre le jambier antérieur et l'extenseur commun des orteils, pour en faire la ligature. Mais lorsque cette incision fut faite, envain chercha—t—il le vaisseau, celui-ci ne fournit plus de sang, et la ligature ne put en être faite. On se contenta de panser la plaie assez mollement, et l'on plaça un tourniquet de précaution dont on n'eut pas besoin; l'hémorragie ne reparut plus.

La même chose m'arriva, il y a quelques années, en opérant en présence de MM. Vertel, Thomassin et Jannin D. M. et d'un nombreux concours d'élèves, un anévrisme énorme de l'artère poplitée dont était affecté un étudiant en théologie. L'ancien procédé avait été jugé préférable. Après avoir fait sur la tumeur une incision d'environ sept pouces de longueur, avoir ouvert le sac anévrismal, et en avoir enlevé plusieurs livres de caillots, ou plutôt de sang carnifié, je fis cesser la compression exercée sur l'artère crurale pour mieux reconnaître l'ouverture de l'artère, et placer les ligatures; mais je ne fus pas peu surpris de ne point voir couler de sang. Toutes mes recherches n'eurent d'autre résultat que celui de me faire reconnaître une extrême désorganisation des parties malades, l'entière destruction du tiers supérieur du péroné, l'usure d'une partie de l'extrémité supérieure postérieure du tibia, mais aucune effusion de sang qui exigeat le placement d'une seule ligature. Le pansement fut à-peu-près le même que dans le cas précédent ; je plaçai aussi sur la cuisse un tourniquet dont on n'eut pas besoin ; et mon opération ne fut autre chose que l'ouverture d'un énorme dépôt, et l'extraction de plusieurs livres de sang carnifié. Dans la suite du traitement il ne s'est jamais manifesté d'hémorragie. Le malade me fut enlevé un mois après l'opération, par un élève entre les mains de qui il mourut bientôt, et qui m'ôta jusqu'à la satisfaction de connaître l'état des parties malades.

Un sergent qui venait, dans une affaire particulière, d'avoir eu le poignet droit coupé me fut amené à l'hôpital de Plaisance dont, après la bataille de Marengo, j'ai dirigé long-tems le service chirurgical. La plaie était exposée à l'air ; aucune hémorragie n'avait lieu. L'extrémité du radius et du cubitus dépassait

de beaucoup les chairs et sur-tout la peau.
Bien persuadé qu'il faudrait attendre longue-
ment leur exfoliation, je me déterminai de suite
à disséquer les chairs autour des deux os,
je les fis relever au moyen d'une compresse
fendue, et pratiquai la section de l'extrémité
des os avec une petite scie. Aucune hémorragie n'eut lieu. Je rapprochai d'avant en
arrière les lambeaux que venait de me donner
la section de l'os; et le malade touchait à sa
guérison lorsque, le sixième jour de sa blessure, il fut attaqué du tétanos dont il mourut
le troisième jour.

C'est peut-être autant parce que les vaisseaux sont totalement coupés, et en contact
avec l'air extérieur, lorsqu'un membre entier
est enlevé par un boulet, que l'hémorragie
n'a pas lieu, que parce qu'ils sont contus,
déchirés, et frappés de commotion par le
corps vulnérant : et peut-être en est-il des
plaies des artères comme de celles des nerfs
qui sont accompagnées d'accidens plus graves
lorsque ceux-ci sont piqués, irrités, coupés
incomplètement, que lorsqu'ils se trouvent
entièrement divisés; et je n'ai aucun doute
que quelquefois la section entière des artères
ne soit un moyen d'arrêter l'hémorragie,

comme celle des nerfs fait cesser les accidens qui dépendent de leur lésion. Ce n'est pas sans raison que dans l'opération de l'anévrisme faux quelques modernes ont renouvelé le précepte de faire l'entière section de l'artère, après l'avoir liée au-dessus et au-dessous de son ouverture, pour faire cesser plus sûrement l'hémorragie, et sur-tout pour prévenir les hémorragies secondaires.

J'ai remarqué que les sujets les plus vigoureux n'étaient pas ceux qui éprouvaient les hémorragies les plus abondantes ni les plus fréquentes à la suite des blessures ; qu'ils avaient même rarement des hémorragies secondaires, tandis que les sujets débiles en éprouvent de fréquentes et souvent de mortelles. En effet, chez les premiers, les vaisseaux ouverts se rétractent, se crispent, s'enfoncent dans les chairs en raison de la force de l'individu, de son irritabilité ; tandis que chez les seconds, les vaisseaux ouverts restent béants au niveau de la plaie, ne se crispent point, et laissent couler lentement du sang jusqu'à ce qu'un moyen efficace vienne l'arrêter. On peut remarquer la différence qu'il y a entre l'hémorragie qui a lieu lorsqu'on fait une opération pour une maladie aiguë ou pour une affection chronique. Dans le premier cas, l'hémorragie est ordinairement facilement et sûrement arrêtée, tandis que dans le second (en supposant l'emploi des mêmes moyens), une hémorragie consécutive arrive aisément ; parce que l'inflammation adhésive qui doit unir et cicatriser les lèvres de l'artère avant d'unir et de cicatriser les lèvres de la plaie, a lieu promptement dans le premier cas ; mais dans le second, elle ne se fait pas, ou est lente dans sa marche. Aussi l'indication à remplir dans les hémorragies consiste-t-elle moins à mettre les parois de l'artère dans un contact immédiat, qu'à provoquer leur inflammation, à la rendre suffisante pour gonfler et agglutiner les tuniques artérielles : et les ligatures n'opèrent leur effet qu'en agissant ainsi ; car si cette inflammation, cette agglutination n'avaient pas lieu, l'hémorragie reparaîtrait après la chûte de la ligature. Les styptiques n'arrêtent les hémorragies qu'en enflammant les lèvres des vaisseaux, et en opérant une adhésion entre elles ; l'eau froide, la neige, la glace, le vinaigre, en les resserrant, les crispant : c'est aussi pour cela qu'on doit rarement chercher à arrêter une hémorragie active, spontanée, que la nature arrête presque toujours seule, comme elle arrêtait

celle du sergent qui avait le poignet coupé ;
tandis qu'il est instant et souvent difficile
d'arrêter une hémorragie passive, comme on
le voit dans les fièvres ataxiques, dans le
scorbut, qui s'opposent à l'inflammation adhésive des lèvres de l'artère. C'est aussi pourquoi
les moyens internes d'arrêter les hémorragies
sont nécessairement et essentiellement dif—
férens ; tantôt il convient de recourir à la
saignée, au repos, aux adoucissans; d'autrefois
il faut employer le bon vin, le quinquina,
l'opium, le camphre, et tous les moyens
capables de ranimer l'énergie des vaisseaux
éteinte ou considérablement diminuée.

Il reste sans doute encore des choses à
vérifier, des expériences à faire, des essais
à tenter relativement aux hémorragies chez
différens individus, dans différens états, et
sur les différens vaisseaux. Il serait utile de
savoir positivement pourquoi il n'y a pas
d'hémorragie dans les plaies d'armes à feu,
et dans celles par arrachement ; comment
les hémorragies spontanées s'arrêtent ; pourquoi les vaisseaux se refusent quelquefois à
l'inflammation qui devrait en réunir les parois,
comme quelquefois le réseau vasculaire se re—
fuse au développement nécessaire à la formation

du cal ; si le serrement et le broyement de
l'extrémité d'une artère coupée entre les
branches d'une pince, en la mettant dans le
même état où elle serait à la suite de sa contusion ou de son déchirement, n'arrêterait
pas aussi efficacement une hémorragie qu'une
ligature ; enfin, quel est le véritable état des
artères à la suite des différens moyens qu'on
emploie pour arrêter l'hémorragie qui résulte
de leur ouverture. J'ai quelquefois constaté
l'existence de l'inflammation, et suivi les
progrès de ce mode de cicatrisation des artères, en disséquant le moignon de différens
individus morts plus ou moins de tems après
avoir subi l'amputation ; et j'ai trouvé l'extrémité de l'artère coupée toujours plus ou moins
enflammée, et ses parois plus ou moins fortement unies et dans une plus ou moins
grande étendue. L'illustre Scarpa dit avoir
observé les commencemens de cette inflammation adhésive sur une assez grande étendue
d'artère fémorale qui, huit jours auparavant,
avait été lésée par un coup de feu. Il trouva
les tuniques propres de l'artère épaissies dans
ce point, l'externe était d'un rouge foncé,
couverte d'une couche de limphe concrescible,
et au-dessous de cette couche muqueuse, la

surface interne de l'artère semblait convertie en une substance pulpeuse, veloutée, fort vasculaire, et disposée à contracter adhérence avec elle-même, si, par le moyen d'une compression méthodique, les parois de l'artère eussent été rapprochées et maintenues dans un contact immédiat, comme on le fait pour obtenir la réunion des plaies simples. (*Réf. et obser. sur l'anévrisme.*)

Le spasme, l'érétisme, le tressaillement musculaire, et en général tous les symptômes nerveux qui ont quelquefois lieu chez certains individus affectés de plaies d'armes à feu, comme chez d'autres qui subissent des opérations graves, opèrent sur le système artériel une constriction, un resserrement qui suspendent la circulation dans la partie et ne permettent pas l'effusion du sang. Trop souvent alors, lorsque le malade est pansé, qu'il est placé dans son lit, le spasme cesse, les mouvemens vitaux se rétablissent du centre à la circonférence, une hémorragie souvent dangereuse, toujours inquiétante, a lieu et nécessite la levée de l'appareil, et l'emploi de moyens suffisans pour l'arrêter. On voit même, par l'effet de cette contraction tonique de toutes les masses musculaires, les principaux

troncs artériels des membres tellement com-
primés par les parties environnantes qu'il devient difficile de les saisir et de les lier. Le D.
Gaultier , chirurgien major du 3.ᵉ régiment
des tirailleurs de la garde, a vu un malade à
qui on amputait un avant-bras, et qui éprouva
un resserrement spasmodique de tout le moignon
porté à un degré si considérable que le sang
ne sortit point par l'extrémité des artères
coupées. La suppression absolue de la compression exercée sur la brachiale, les frictions
faites avec la main sur le trajet de cette
artère, et les mouvemens imprimés au membre
ne suffisaient point pour rétablir le cours du
sang. Ce ne fut qu'au bout d'un grand quart
d'heure que le malade étant un peu remis de
l'état forcé de contention dans lequel on l'avait
tenu en réprimant ses cris et étouffant ses
plaintes, le spasme cessa, et alors les artères
n'étant plus comprimées , le jet du sang les
fit apercevoir et en facilita la ligature. Peu de
jours auparavant, il avait vu la même cause
suivie d'effets plus marqués encore , je veux
dire de la suspension complète du cours du
sang dans l'artère brachiale. (*Jour. génér. de
méd. tom.* 47 , *pag.* 240.)

Une dame d'Auxonne, à qui je faisais l'ex-

tirpation d'un cancer énorme et ancien ,
éprouva aux premières incisions une douleur
qu'elle manifesta sur-tout par une contraction
épouvantable et simultanée de tous les muscles
de son corps. Six hommes forts eurent beaucoup de peine à la contenir, et je fus un
instant obligé de discontinuer l'opération. Cette
horrible contraction ne dura pas plus de deux
minutes. Dès-lors la malade cessa de manifester
de la sensibilité ; elle parut l'avoir épuisée
toute entière dans ce court espace de tems ;
elle ne fit plus aucun mouvement et ne proféra
aucune plainte. L'opération terminée, la plaie
ne saignait point : elle fut laissée un instant
exposée à l'air pendant qu'on s'occupait à
ranimer la malade : le sang ne donna point.
L'appareil appliqué, la malade placée dans
un lit parut indifférente à tout, ne parla
pas , mais manifesta le désir de reposer ; ce
qu'on lui permit. J'étais avec mes confrères
présens à l'opération , dans une chambre
voisine de celle de la malade, lorsqu'on vint
nous dire qu'elle mourait. Nous courûmes
aussitôt auprès d'elle , nous lui donnâmes les
soins les plus empressés et les plus inutiles :
elle avait fermé les yeux pour la dernière
fois. D'officieux confrères qui croyaient qu'à

la suite d'une opération grave , on ne pouvait mourir que d'hémorragie , dirent que j'avais ouvert de gros vaisseaux , que je n'avais pu arrêter le sang , que j'avais tué la malade. Hélas ! j'aurais bien désiré qu'elle eût pu perdre beaucoup de sang !

Si , pendant les dernières guerres , les chirurgiens militaires n'ont pas imaginé des moyens nouveaux pour suspendre et arrêter les hémorragies , parce qu'il paraît avoir été donné à notre Paré de fixer à cet égard les limites de l'art ; on peut dire qu'ils ont su tirer le plus grand parti de ceux qui étaient connus , et choisir parmi ceux qui ont véritablement de la valeur. Rarement , dans les plaies d'armes à feu , les voyait-on recourir à la compression : ils savaient que l'engorgement et l'inflammation plus ou moins considérable qui accompagnent ordinairement ces plaies , ne permettent pas qu'on les comprime au degré nécessaire pour suspendre l'hémorragie , en mettant en contact les parois du vaisseau ouvert. Dans les cas de commotion , de stupeur de la partie frappée, ce moyen leur répugnait également ; une partie stupéfiée ne leur paraissait pouvoir être comprimée en aucun sens et d'aucune manière. Rarement aussi plaçaient-ils la compression seulement sur le trajet de l'artère ouverte : outre que les circonstances favorables à ce mode de compression sont fort rares, ils craignaient que, par le transport, par les voyages souvent forcés, par les mouvemens volontaires ou involontaites du malade, la compression ne vint à se déranger ; et ils ne voulaient pas abandonner sa vie à un moyen aussi fragile et aussi précaire. Une hémorragie même grave ne les déconcertait jamais : la suspendre par l'application du doigt sur l'ouverture du vaisseau, mettre celui-ci à découvert et le lier était pour eux chose facile et habituelle. L'artère ouverte était-elle située profondément ; devenait-il difficile ou même impossible de l'entourer d'une ligature ; la cautérisation en était faite promptement. Jamais ni sur le champ de bataille ni dans les hôpitaux de première ligne, je n'ai employé ni vu employer le garot ou le tourniquet pour suspendre le cours du sang pendant une amputation. Les élèves très-exercés à l'arrêter par la compression, s'en acquittaient toujours au gré de l'opérateur. Il est vrai que celui-ci, opérant ordinairement des individus jeunes, souvent robustes et jouissant d'une bonne santé avant leur blessure, était et devait être moins économe de sang que s'il eût opéré des sujets affaiblis par de longues maladies.

Si, après avoir fait connaître cette manière générale des chirurgiens français pendant nos dernières guerres, nous rappelons que J. L. Petit et Pouteau, rejetant toute espèce de ligature, recommandaient encore la compression, après l'amputation des membres, pour arrêter l'hémorragie (1); que Fabre conseillait d'envelopper le moignon d'une coiffe imperméable ou d'une vessie dans laquelle s'épancherait une petite quantité de sang qui, bientôt coagulé, mettrait obstacle à une hémorragie plus considérable (2); et si, après avoir fait ce rapprochement, nous disons que c'est de nos jours qu'Abernety a opéré avec succès la ligature de la carotide interne; que Hall, plus heureux que Desault et le professeur Pelletan, a su lier l'artère axillaire et guérir son malade; que MM. Dupuytren, Bouchet, Delaporte ont placé avec un égal succès une ligature sur l'artère iliaque externe; que M. Larrey, après avoir amputé le bras, dans

______

(1) Mélanges de chirurgie et Œuvres posthumes.
(2) Recherches sur les vrais principes de l'art de guérir.

l'article au général Fugières, coupa transversalement les pectoraux pour mettre à découvert
et lier la sous-clavière rétractée, et eut le
bonheur de conserver à son pays cet honorable défenseur ; on ne pourra se refuser
d'admirer ces actes d'une chirurgie vraiment
transcendante, et de reconnaître dans les
chirurgiens modernes des talens et une audace
dont l'heureux assemblage doit reculer les
bornes de la mort même.

FIÈVRE.

Pourquoi appelle-t-on du nom de fièvre
un état qui tantôt est marqué par une irritation fixée sur les tuniques des vaisseaux,
d'autrefois a son siége dans les organes digestifs;
tantôt sur le système muqueux ; tantôt dépend
d'une atonie des organes moteurs ; tantôt tient
à une cause qui agit sur les nerfs, d'autrefois
dépend d'un principe contagieux (*Pinel*)?
Comment se fait-il qu'on donne le même nom
à un état qui tantôt est un moyen que la
nature emploie pour atténuer, pour expulser
un principe qui l'oppresse (*Sthaël, Sydenham,
Baglivi*), et qui quelquefois tue promptement

celui qui l'éprouve ? un état que modifient singulièrement les différentes circonstances d'âge, de tempérament, de saison, de climat ; qui est quelquefois brusque et rapide dans sa marche, s'accompagne de symptômes menaçans, se termine de mille manières différentes ; d'autrefois lent dans ses périodes, indécis et irrégulier dans sa marche et ses retours, ne cède qu'à un moyen empirique ? un état qui est tantôt une maladie et tantôt un remède ; que le médecin cherche quelquefois à prévenir, à calmer, à guérir, et quelquefois à exciter, etc ? Quoi qu'il en soit, cet état a été trop souvent observé aux armées, soit comme affection essentielle, soit comme complication de blessures pour n'avoir pas été observé par les chirurgiens militaires, et pour qu'ils n'en aient pas fait un sujet de leurs méditations.

En nous bornant à l'état fébrile qui accompagne les plaies et que l'on appelle fièvre traumatique, ils ont vu que quelquefois cet état survenait assez promptement après la blessure, et qu'il devait en être considéré comme le produit ; que d'autres fois il ne se manifestait qu'avec la suppuration : qu'il était loin d'avoir un caractère et une marche uniformes, mais qu'il variait essentiellement suivant l'état de force ou de faiblesse des individus, suivant les saisons, les climats, et sur-tout la nature des maladies régnantes. A l'ouverture des campagnes, chez les officiers, les sous-officiers, en général mieux nourris, mieux habillés et moins épuisés, la fièvre devait avoir un caractère plus inflammatoire, et se rapprocher davantage de celle que l'on voit accompagner les accidens de plaies d'armes à feu qui arrivent dans nos villes ou nos campagnes ; tandis qu'elle devait avoir et qu'elle avait en effet un caractère différent au milieu et sur-tout à la fin des campagnes, chez nos soldats dont la constitution était dégradée par les fatigues et le mauvais régime, dont les forces vitales étaient altérées, épuisées pendant la bataille. Les dispositions morbifiques de ces individus aggravaient les accidens auxquels plusieurs succombaient.

Une fièvre particulière que l'on a vu attaquer les blessés pendant leur séjour à l'hôpital, qui survenait principalement lorsque le malade approchait de sa guérison, était la fièvre nosocomiale qui imprimait à la plaie un caractère délétère particulier connu sous le nom de pourriture d'hôpital. La réunion des causes qui la produisent la rendait souvent endémique. Alors on voyait les malades perdre l'appétit ; la bouche devenait pâteuse, la langue blanche, quelquefois sèche et noire : ils éprouvaient de la chaleur à l'intérieur, de l'altération, de la sécheresse à la peau, de la rougeur au visage : les forces diminuaient ; le pouls était petit, concentré, légèrement accéléré vers le déclin du jour : la plaie se desséchait, devenait pâle, quelquefois d'un gris cendré ; enfin cette fièvre, qui avait en général une marche lente et chronique, était plus ou moins réglée, quelquefois continue et quelquefois remittente, mais toujours de même nature, essentiellement adynamique, quoique accompagnée souvent de symptômes nerveux particuliers.

En Égypte, les plaies d'armes à feu se compliquaient quelquefois de la fièvre jaune ; observation que M. le D. Gilbert, médecin en chef de l'armée de Saint-Domingue, avait déjà eu occasion de faire en Amérique. Sur six cents blessés que donna le siége du Caire, deux cent soixante, dit M. Larrey, succombèrent promptement à cette funeste complication. En Égypte comme en Amérique, cette fièvre attaquait de préférence les individus blessés à la tête, à la poitrine, au ventre, aux articulations. Elle se manifestait par de légers frissons, les yeux étaient abattus, la conjonctive paraissait jaune, le visage cuivré, le pouls lent et serré; l'hypocondre droit devenait douloureux, la plaie se desséchait; la chaleur était vive et générale, la soif ardente, la céphalalgie violente et quelquefois accompagnée de délire, de phrénésie, d'opression, de soupirs. Quelquefois une hémorragie nasale, un vomissement bilieux, une diarrhée faisait avorter la maladie ou en diminuait l'intensité. D'autrefois la maladie persistait; alors la fièvre devenait plus intense, et s'accompagnait d'exacerbation vers le soir; la soif augmentait, la langue devenait sèche, les yeux étaient rouges, les urines rares et enflammées, le ventre se tuméfiait et devenait douloureux; le malade, privé de sommeil, s'agitait, poussait des cris lugubres; la plaie se gangrenait, et la mort survenait quelquefois dans le court espace de douze heures, plus communément dans le cours de deux à trois jours. D'autrefois les accidens moins violens se prolongeaient, et lorsque le malade arrivait à la fin du deuxième septénaire, la maladie se jugeait par les urines, les selles ou les sueurs.

A l'ouverture des cadavres, on trouvait les

parties molles qui avoisinaient la plaie, gan-
grénées et répandant une odeur infecte, une
sérosité roussâtre dans le bas-ventre, le foie
et la rate engorgés, une bile noire, épaisse
et rare dans la vésicule, des points gangreneux
sur diverses parties du corps.

Les causes assignées a cette complication
des plaies par les chirurgiens qui l'ont observée,
étaient l'encombrement des malades dans des
salles situées au rez-de-chaussée ; la situation
du camp dans des lieux bas et humides, après
la retraite du Nil; le passage subit de la
chaleur brûlante du jour à l'humidité des nuits;
une atmosphère chaude et humide; la fatigue ;
la pénurie de bons alimens, de boissons res-
taurantes, de moyens de se couvrir pendant
la nuit.

Lorsque le début de cette fièvre présentait
des signes inflammatoires, avec ictère, vomissement et délire, on employait avec avantage
les ventouses scarifiées à la nuque et sur les
hypocondres, l'eau de tamarin nitrée et édul-
corée, les émulsions camphrées, nitrées et
anodines. Si ces moyens opéraient une détente
dans les vingt-quatre premières heures, on
avait lieu d'espérer la guérison; on en continuait l'usage, et on leur unissait les toniques.

Si les symptômes ne diminuaient pas, l'issue de la maladie était ordinairement funeste.

Lorsque la maladie débutait par des symptômes ataxiques, les émétiques dissipaient le spasme, et préparaient l'action des toniques et des antiseptiques, tels que le kina, le camphre, l'opium, la liqueur d'Hoffmann, le bon vin, le café. Le garou et la moutarde pilés avec le vinaigre, appliqués sur les hypocondres, produisaient de bien meilleurs effets que les cantarides.

DOCTRINE DES INCISIONS.

Après avoir énuméré et décrit les symptômes qui accompagnent communément les plaies d'armes à feu, une des questions les plus importantes relatives au traitement de ces plaies qui se présente à traiter, est sans contredit celle qui concerne les incisions; et il était, je crois, réservé à la chirurgie militaire moderne de la résoudre. Autrefois, et il n'y a pas bien long-tems encore, il était de précepte d'inciser sans distinction toutes ces espèces de plaies : celles qui nécessitent indispensablement cette opération étaient confondues avec celles où elle est pour le moins abusive, et celles aussi où elle est préjudiciable. Cette opinion me paraît être un reste de celle que l'on avait ancien-nement, que les corps vulnérans étaient em-poisonnés, et qu'il fallait promptement faire saigner ces plaies, et en changer la forme ; comme actuellement, d'après une doctrine mieux fondée, on donne le conseil de cauté-riser promptement les plaies véritablement envenimées. Il appartenait à l'homme qui a été pendant un demi-siècle à la tête des armées, ou de l'un des principaux hôpitaux militaires de France, et qui a su tourner au profit de la science et à l'utilité publique toutes les occasions qu'il a eues, sinon de résoudre, du moins d'éclairer cette grande question.

» Si la confiance des chirurgiens a été trompée à l'égard des incisions, dit Lombard, et s'ils sont restés long-tems dans une erreur fâcheuse, c'est qu'ils respectaient les anciens dogmes de l'art. Dès qu'ils ont été plus éclairés par les observations multipliées, ils ont bien vu que plusieurs de ces plaies ne nécessitaient jamais les incisions ; et dès ce moment, ils ont abandonné les antiques préceptes. Ce qui a fixé plus particulièrement leur attention, c'est que, parmi eux, il s'est trouvé des chirurgiens non moins habiles qui avaient des principes tout opposés : ils n'en incisaient et n'en dilataient aucunes, quoique souvent certaines d'elles demandassent à l'être. En suivant une conduite aussi peu conforme à la raison, on ne saurait démêler les cas où les incisions paraissent obligatoires d'avec ceux où il est à propos de s'en abstenir ; et l'art ne doit en faire usage que dans les cas obligatoires. »

Ces cas sont, d'après les principes de l'auteur, principes avoués par la plus constante observation, 1.º les plaies de toutes les parties d'une contexture dense et serrée, telles que les aponévroses, les tendons, les capsules et les ligamens : ainsi celles de toutes les parties qui recouvrent le crâne, de la partie postérieure du col, celles qui affectent la partie postérieure de la colonne vertébrale, l'épaule, l'avant-bras, la main ; celles de l'aponévrose abdominale, des lombes, de la face externe de la cuisse, de la jambe, du pied ; celles des parties capsulaires ligamenteuses des articulations ; toutes ces plaies, pour peu qu'elles soient profondes, lors même qu'aucun os n'est intéressé, qu'elles ne sont compliquées d'aucun corps étranger, demandent à être incisées, débridées, pour prévenir, diminuer la tension, le gonflement, l'étranglement, les violentes douleurs, la formation de dépôts, et autres accidens graves qui sont constamment le résultat des plaies contuses et déchirées de ces parties.

2.º Les plaies longues, étroites, droites ou irrégulières, telles que celles qui seraient faites par une balle qui parcourerait, en ligne droite ou courbe, un long trajet; parce que le gonflement qui survient empêche la libre sortie du pus, des escharres, et qu'en agrandissant les deux extrémités de la plaie, les escharres se détachent et sortent plus librement; le pus ne séjourne et ne fuse pas dans les interstices des muscles, et que ces incisions donnent au centre de la plaie le tems et la facilité de guérir avant le rétrécissement des orifices.

3.º Toutes les plaies qui, sans intéresser des parties d'une contexture dense et serrée, recèlent un ou plusieurs corps étrangers qui, devant être extraits, ne peuvent l'être par les plaies, veulent également être incisées et agrandies pour faciliter la recherche et l'extraction de ces corps.

4.º Les incisions sont indispensables dans toutes les plaies d'armes à feu accompagnées de fracture ; parce qu'elles seules peuvent faciliter et permettre les recherches et l'extraction des esquilles et autres corps étrangers ; extraction qui a toujours un résultat si avantageux sur les suites de la fracture , et sans laquelle on n'a point de guérison à attendre; à moins que de vastes dépôts ne viennent, au grand préjudice du malade , et en compromettant son existence, opérer ce qu'il eût été bien plus facile et moins dangereux de faire dans le principe.

5.° Les incisions deviennent nécessaires lorsqu'une plaie d'arme à feu, à quel endroit qu'elle ait lieu , ntéresse un vaisseau d'un assez gros diamètre pour fournir ou primitivement ou consécutivement une hémorragie grave, pour la suspension de laquelle la compression ou les styptiques soient inutiles ou inapplicables ; parce que ces incisions sont le seul moyen de mettre le vaisseau à découvert et d'en faciliter la ligature.

6.° Elles sont encore nécessaires consécutivement, lorsqu'elles ont été négligées dans le principe et qu'il survient un étranglement inflammatoire ; parce qu'alors elles lèvent et dissipent cet étranglement par la destruction des brides qui le formaient ; et par l'ouverture plus grande qu'elles procurent, elles donnent lieu à un dégorgement plus facile.

7.° Enfin elles peuvent encore convenir dans le cas d'épanchement et d'amas considérable de sang et d'humeurs ; parce qu'en donnant issue à ce sang et à ces humeurs, elles préviennent les dangers de leur séjour et les longueurs de la résolution.

Les incisions sont au contraire contre-indiquées, 1.° lorsque la plaie n'intéresse que la peau, le tissu cellulaire, des parties purement charnues, qu'elle est large, peu profonde, qu'elle n'est compliquée ni d'hémorragie, ni de la présence de corps étrangers ; parce que, dans ces cas qui se rapprochent beaucoup des plaies contuses ordinaires, elles feraient souffrir inutilement le malade. 2.° Elles sont contre-indiquées lorsque la partie frappée est privée de vitalité ; parce qu'elles sont impuissantes pour redonner la vie à une partie qui en est ou qui va en être privée. 3.° Lorsque la partie est froide et stupéfiée ; parce qu'alors il faut la ranimer, la réchauffer, la réveiller, y rappeler la chaleur et la vie prêtes à s'éteindre. 4.° Lorsqu'il y a commotion dans la partie lésée ; parce que ce n'est pas en affaiblissant une partie, qu'on peut remédier à cet accident qui exige au contraire des stimulans appropriés au degré de commotion. 5.º Elles sont encore contre-indiquées, lorsqu'après avoir négligé ou différé de les employer, l'inflammation est survenue; parce qu'alors elles troubleraient le travail de la nature, et occasionneraient des accidens plus graves que ceux que l'on chercherait à prévenir. 6.º Elles sont, en général, contre-indiquées, parce qu'il n'est pas prouvé qu'il soit bien utile, comme on l'a dit, de changer la forme d'une plaie; parce qu'il n'est point vrai qu'elles accélèrent la chute des escharres; parce que la perte de sang qu'elles occasionnent n'est pas toujours indifférente chez des individus souvent exténués de fatigues, de besoin, quelquefois gorgés d'alimens : parce qu'en ouvrant la peau et les graisses, elles peuvent favoriser le gonflement et la saillie des muscles sous-jacents : parce que les accidens que l'on se propose de prévenir par ces incisions peuvent ne pas arriver; qu'il est tems seulement de les prévenir lorsqu'ils sont annoncés par leurs signes précurseurs, ou de les combattre quand ils ont lieu; que ce n'est qu'après plusieurs jours que ces accidens se manifestent, et parce qu'il est quelquefois d'autres moyens, des moyens plus doux de les prévenir ou de les combattre.

Une plaie faite par une balle qui a traversé nos parties a beaucoup de ressemblance avec une plaie qui serait faite par un fer pointu et chaud que l'on passerait rapidement dans une partie du corps. Eh bien, je le demande; quel est le chirurgien qui, appelé dans un cas semblable, croirait indispensable d'inciser, de faire saigner cette plaie, et d'en changer la forme? Ne s'appliquerait-il pas, au contraire, à prévenir, à calmer les accidens inflammatoires qui pourraient en résulter par le repos le plus absolu de la partie blessée, par les saignées, par l'application de cataplasmes émolliens, par la diète, etc.? Et s'il s'avisait de vouloir l'inciser, le malade ne serait-il pas en droit de lui dire, » ne me croyez-vous pas assez malade? Croyez-vous indispensable de rendre mes plaies encore plus grandes, et d'ajouter de nouvelles douleurs à celles que j'éprouve? »

Ce n'est pas parce qu'une plaie a été faite par un corps lancé par la poudre à canon qu'elle demande à être incisée, mais bien parce que les accidens qui résultent nécessairement de l'irritation, de l'inflammation des parties d'une contexture dense et serrée, telles que les aponévroses, les capsules, les ligamens,

les gaines tendineuses, etc. peuvent être prévenus par l'incision et le débridement de ces
parties; par la saignée locale qui résulte de
ces incisions; par le passage plus libre qu'elles
fournissent aux sucs arrêtés, aux escharres, et
au pus qui doivent s'écouler; parce que les
plaies d'armes à feu sont, de toutes, celles
qui recèlent le plus souvent des corps étrangers
dont la présence réclame toujours des incisions;
parce que ces plaies sont souvent compliquées
de fracture, que ces fractures sont toujours
avec esquilles, et que ces esquilles sont, de
tous les corps étrangers, ceux dont la présence
nuit le plus à une plaie.

Nous disons que l'on doit inciser et dilater
les plaies d'armes à feu qui intéressent les
capsules, les aponévroses, les ligamens, etc.,
et, en général, les parties d'une contexture
dense et serrée, comme dans l'opération de la
hernie, on doit le plus souvent inciser l'anneau
inguinal, l'arcade crurale, parce que les parties
herniées, enflammées et tuméfiées, se trouvent
serrées et étranglées sous cet anneau ou sous
cette arcade. Dans cette opération, on ne
craint pas quelquefois, après avoir incisé les
parties extérieures, le sac herniaire, de faire
sortir hors de l'anneau ou de l'arcade une

plus grande quantité d'intestins pour distribuer, pour répartir dans cette plus grande portion d'intestins les matières renfermées dans la partie herniée ; comme dans le cas de plaie à une aponévrose, lorsque cette aponévrose serre, étrangle ou menace d'étrangler les parties sous-jacentes, on ne craint pas de les inciser, on doit même les inciser, pour que ces parties sous-jacentes, se trouvant sous une plus grande ouverture, ne soient plus exposées aux accidens de l'étranglement. Sans doute, on pourrait aussi objecter à tous les opérateurs de hernies qu'en incisant l'anneau inguinal ou l'arcade crurale, ils augmentent la disposition à la hernie. Mais je n'ai pas connaissance que cette objection leur ait été faite. Serait-ce parce qu'il n'y a que les vrais, que les grands chirurgiens qui pratiquent l'opération de la hernie ; tandis que les chirurgiens les plus vulgaires se croient autorisés à avoir une opinion sur les causes des accidens des plaies d'armés à feu, et le traitement tant prophylactique que thérapeutique dé ces accidens.

Lorsque les incisions conviennent, il faut qu'elles soient faites conformément aux règles du principe qui en établit la nécessité. Il ne suffit pas d'inciser légèrement, comme cela se pratique quelquefois, l'orifice des plaies : ces incisions doivent s'étendre à la plus grande partie de leur trajet; et dans les cas de fracture, elles doivent être très-amples et donner toute facilité pour détacher et extraire toutes les esquilles ou au moins le plus grand nombre, et fournir un très-libre écoulement au pus et aux escharres. Lorsque le trajet de la plaie est sinueux et irrégulier, les incisions doivent le redresser. Toujours elles doivent avoir pour objet de prévenir l'étranglement, et de fournir une libre issue à tout ce qui doit sortir. Dans les plaies des parties aponévrotiques, il faut mettre à l'aise les parties sous-jacentes, ce que l'on ne ferait point par de simples incisions en long; mais il faut inciser en tous sens, en forme d'étoile, comme disait Paré ; il faut couper toutes les brides qui peuvent se rencontrer et même des tendons qui se trouveraient en partie divisés, comme J. L. Petit nous en a donné l'exemple. Au crâne, à la partie postérieure du col, le long de la colonne vertébrale, à la partie externe de l'avant-bras, de la cuisse, de la jambe, les incisions doivent être amples; tandis qu'elles veulent être faites avec beaucoup de ménagement, et seulement à l'angle supérieur de

la plaie pour les lésions des parois abdominales avec issue des parties contenues.

EXTRACTION DES CORPS ÉTRANGERS.

DE tout tems les chirurgiens, et sur-tout
les chirurgiens militaires ont été prononcés
sur la nécessité d'extraire les corps étrangers
restés dans les plaies ; et la chirurgie moderne
n'a eu à cet égard qu'à suivre, et a suivi,
en effet, les préceptes déjà posés depuis
long-tems. Néanmoins jamais elle ne s'est
écarté des règles d'une sévère prudence, et
l'on n'a eu à blâmer ni une pusillanimité qui
n'ose rien entreptendre et confie tout à la
nature, ni une témérité qui veut tout oser et
ne doute jamais du succès. Il n'y avait aucun
chirurgien militaire qui ne sut parfaitement
que tout corps étranger nuit toujours plus ou
moins à la guérison d'une plaie ; que sa pré-
sénce change le rythme habituel des forces
vitales des tissus avec lesquels il est en contact,
y produit une fluxion, une augmentation de
sensibilité, gêne le mouvement des parties,
entretient une suppuration qui épuise le malade, des fistules qui ne peuvent céder qu'à
l'évulsion de ce corps, des abscès qui, à la

vérité, l'opèrent quelquefois ; mais dont les ravages achèvent souvent le malheureux effet de son long séjour. Ils savaient que lors même que le corps étranger occupe une place où il semble n'avoir pas de grands inconvéniens, par sa disposition à se déplacer, il peut, avec le tems en occasionner ; que quoique ordinairement rond, il a souvent perdu cette forme, et présente des pointes, des aspérités, des tranchans capables de faire beaucoup de mal ; que cette évulsion avait toujours le meilleur effet sur le moral du blessé et sur l'état de la plaie ; qu'il fallait tout tenter pour l'opérer, lorsque ce corps étranger était accessible et comprimait un nerf ou un vaisseau sanguin ou lymphatique, occasionnait la paralysie, interceptait la circulation, occasionnait des engorgemens dans les parties sous-jacentes, donnait lieu à des douleurs, à des convulsions, au tétanos ; lorsqu'enclavé entre des tendons, des ligamens, des os, il occasionnait des divulsions douloureuses, des spasmes, le délire. Enfin les chirurgiens militaires tentaient l'extraction de ces corps toutes les fois qu'ils les sentaient, et en connaissaient la position, lorsque les manœuvres nécessaires à cette extraction ne pouvaient pas avoir de suites plus fâcheuses que le séjour même de ces corps.

Mais aussi ces chirurgiens militaires savaient qu'il est un terme où l'art prescrit de s'arrêter; que souvent des corps étrangers sont restés dans différentes parties du corps, non-seulement sans occasionner d'accidens, mais même sans retarder la guérison des plaies; que nombre d'individus en ont porté et en portent encore, sans en éprouver, sans en avoir jamais éprouvé d'inconvéniens. Ils savaient que la nature qui tend toujours à se débarrasser de tout ce qui lui est à charge, opère quelquefois seule la sortie de ces corps; que souvent lorsqu'on n'a pu les extraire, ou lorsqu'on a négligé de le faire dans les premiers momens, il survient une salutaire suppuration qui relâche, affaisse ces parties, brise les cellules qui emprisonnaient ces corps, les enduit, ainsi que le trajet qu'ils ont à parcourir, d'une couche glissante favorable à leur éjection, et amène seule aux bords de la plaie ceux que des tâtonnemens réitérés n'avaient pu même ébranler. Ils avaient quelquefois remarqué que lorsque ces corps étaient logés dans des canaux revêtus de membranes muqueuses, la sécrétion du mucus devenait plus abondante et facilitait leur glissement; ou que le mouvement tonique de ces conduits les amenait à leur orifice extérieur.

Ils en avaient vus expulsés de l'œsophage, de l'estomac, de la trachée artère par le vomissement, la toux ou l'expectoration. Ils savaient que souvent les tentatives sont inutiles ; qu'elles peuvent occasionner des accidens graves, tels que douleurs, inflammation, gonflement, hémorragie, convulsions, tétanos, la mort même : que l'évulsion des corps étrangers doit être entièrement confiée à la nature lorsque ces corps sont perdus dans le cerveau, dans la poitrine, dans le ventre, etc. ; lorsqu'ils ne sont pas accessibles à nos instrumens, et que les recherches nécessaires pour s'assurer de leur véritable situation pourraient ou coûter la vie au malade, ou occasionner des accidens aussi graves que ceux que faisait craindre leur séjour. Ils savaient enfin qu'il fallait nécessairement confier à la nature leur expulsion lorsque quelques jours s'étant écoulés depuis la blessure, il s'était déjà développé dans les parties lésées de l'inflammation et du gonflement, accidens auxquels ne ferait qu'ajouter toute manœuvre opérée dans l'intention de rechercher et d'extraire ces corps. Enfin tous connaissaient et suivaient ponctuellement le célèbre précepte de Bolal : *quod si inveneris, educas ; at si non, sinito.*

Le trait suivant fait connaître leur génie et leur audace, ainsi que le succès qui résulte ordinairement d'une telle union. Il est puisé dans les Mémoires de M. Larrey qui, de tous les ouvrages modernes, est celui qui en offre le plus de semblables. Un soldat reçoit un coup de feu ; la balle traverse le coronal à sa partie moyenne près des sinus, se porte en arrière entre le crâne et la dure-mère, marche le long du sinus longitudinal supérieur jusqu'à l'occiput où elle s'arrête. Cependant les accidens de la compression ont lieu sans qu'on puisse reconnaître le siége de la balle. Le malade rapporte la douleur au point diamétralement opposé à celui de son entrée. M. Larrey introduit une soude de gomme élastique dans le trou du coronal, lui fait parcourir le trajet de la balle, et la reconnaît à sa résistance et à ses inégalités. Il fait une contre-ouverture par l'application d'une large couronne de trépan, découvre la balle, l'extrait, et guérit son malade.

Fournier portait depuis six semaines un fragment de baïonnette d'environ trois centimètres dans le fond du gosier du côté gauche, sous les piliers du voile du palais. La présence de ce corps étranger qu'on avait en vain cherché à extraire causait la perte totale de la parole. Le même chirurgien le sent au fond de l'arrière bouche, incise son enveloppe avec le pharyngotome, le met à découvert, l'enlève et rend immédiatement la parole au malade. Il paraît que ce corps étranger comprimait le nerf laryngé de la huitième paire, essentiel à l'organe de la parole.

Un capitaine de voltigeurs reçoit à la bataille de Friedland, un coup de feu à la partie moyenne antérieure de la cuisse : la balle reste. Une incision prudemment ménagée ne peut la faire découvrir. Le blessé fait quatre-vingts lieues d'évacuation en évacuation sans souffrir beaucoup. Alors des douleurs violentes, un gonflement considérable, l'engourdissement de la jambe se manifestent. M. Peaulet fait recouvrir la cuisse d'un large cataplasme, et le lendemain porte dans le trajet de la plaie une sonde qui lui fait découvrir un corps étranger, et lui sert à diriger la lame d'un bistouri pour agrandir ce trajet; il extrait avec une curette la balle qui était située sur le nerf crural qu'elle comprimait. Le malade se trouve aussitôt allégé d'un poids énorme : les douleurs, le gonflement diminuent, le membre recouvre ses mouvemens; quelques jours sufisent pour guérir le malade et le rendre à son corps. (*Jour. génér. de méd. tom.* 32 , *p.* 418.)

Le capitaine C.... portait depuis cinq ans une balle dans l'intérieur du tibia qui avait été fracturé. Depuis ce tems, la plaie n'avait pu guérir. Plusieurs fois on avait inutilement tenté de l'extraire. M. Thomassin applique une large couronne de trépan sur le cal gros et inégal du tibia , met la balle à découvert , l'ébranle, l'extrait, et guérit ensuite aisément une plaie qui se compliquait assez souvent d'accidens graves.

Un lieutenant reçut au blocus de Besançon un coup de feu dont la balle traversa l'omo-plate droite, et alla s'arrêter entre deux côtes où on la sentait solidement enclavée. Le ma-lade éprouvait de l'oppression et souffrait beaucoup. Après une longue et profonde in-cision, je cassai avec de fortes pinces d'acier de petites parcelles de l'omoplate pour en agrandir le trou ; je portai le bec d'une spatule derrière la balle, et appuyant sur celle-ci en même tems que je prescrivais au malade de faire une longue inspiration pour écarter les côtes, je parvins à la dégager, et en opérai aisément l'évulsion.

Je viens d'en dire assez pour prouver que les chirurgiens militaires étaient imbus des véritables principes relativement aux incisions dans les plaies d'armes à feu et à l'extraction des corps étrangers. Ils savaient aussi, ces chirurgiens militaires, que le moment le plus favorable à ces incisions, à ces extractions, et en général à toute espèce d'opération, était celui qui se rapprochait le plus de l'instant de la blessure. Alors, leur avait dit leur illustre chef, l'étonnement du blessé, l'engourdissement de la partie, l'état encore naturel des chairs font que le chirurgien les pratique avec plus de facilité, et que le malade les supporte avec moins de peines : et Guillemeau avait ajouté qu'ayant encore le cœur enflé d'honneur, il se refuse moins aux opérations nécessaires ; tandis que si elles sont retardées, le sentiment qui s'éveille, le gonflement qui survient, l'inflammation qui se développe, les rendent bientôt aussi laborieuses pour l'un que pour l'autre. (*Manuel du chir. d'armée.*)

SÉTON.

Un point de pratique sur lequel la chirurgie moderne a évidemment fait des progrès, c'est

relativement à la suppression du séton qu'autrefois on passait dans le trajet des plaies faites
par les balles. Lamartinière qui venait de
quitter le sceptre de la chirurgie militaire qu'il
avait tenu long-tems avec distinction, donnait
encore, dans son Mémoire sur les plaies
d'armes a feu, publié peu de tems avant le
commencement de nos dernières guerres, le
conseil de l'employer. Un assez bon nombre
d'anciens chirurgiens était asservi à cette fau-
tive pratique qu'à mon étonnement, je trouve
encore conseillée dans l'ouvrage élémentaire de
chirurgie qui mérite davantage d'être le guide
des élèves. (*Nouv. princip. de chirurgie de
Legouas.*) Le séton a été trop généralement
rejeté par les praticiens modernes pour que
je croie devoir rapporter ici les motifs de son
abandon. Je ne veux pas dire néanmoins que
l'usage en ait été entièrement proscrit. On a
su réprimer l'abus qu'on en faisait, tout en le
conservant pour quelques cas rares dans lesquels il peut être utile.

Un capitaine fortement musclé reçut au
siége de Kell un coup de feu à la partie
moyenne interne de la jambe droite. La balle,
après avoir traversé la plus grande partie du
mollet, s'était arrêtée derrière le péroné d'où

je la retirai aisément par une incision. A l'inspection des vêtemens du blessé, je reconnus que la balle avait entraîné avec elle une portion du pantalon et du cuir qui le garnissait. Les tentatives ordinaires par la plaie que je venais de faire pour trouver et extraire ces corps étrangers étant inutiles, aussi bien que quelques injections que je jugeai à propos de pousser d'une ouverture à l'autre dans la même intention ; je passai une légère mèche de linge éfilé dans la plaie avec l'intention de la diriger de dedans en dehors. Le cinquième jour de son introduction, en tirant la mèche dans la même direction, je vis paraître au bord de la plaie externe les portions de vêtemens restés dans son intérieur ; j'en fis l'extraction, et après m'être assuré qu'il n'en restait plus, je supprimai le séton, et conduisis rapidement la plaie à une guérison qui aurait été au moins retardée par l'omission du séton.

En prenant le service chirurgical de l'hôpital français à Lucerne en Suisse, je trouvai, parmi les blessés confiés à mes soins, un sergent d'infanterie qui avait reçu quatre mois auparavant un coup de feu dont la balle avait traversé d'avant en arrière la cuisse droite près de sa partie supérieure. La suppuration était abondante, fluide, peu élaborée; les chairs étaient molles, flasques et pâles : la plaie traversait encore tout le membre. Je présumai qu'il était resté quelques corps étrangers que je cherchai inutilement tant avec le doigt qu'avec une sonde boutonnée, et dont inutilement je provoquai la sortie par des injections. Je plaçai alors une compresse un peu épaisse à la partie supérieure et interne de la cuisse, pour essayer de rapprocher et opérer la réunion des parois de la plaie. Je mis le malade affaibli à un régime tonique et res—taurant; mais ce traitement continué pendant trois semaines n'eut d'autre effet que celui de diminuer légèrement la suppuration, de rap-procher les parois de la plaie sans les disposer davantage à l'agglutination, et sans produire la légère inflammation qui la prépare et l'opère. Alors je me déterminai à supprimer la com-pression que j'exerçais sur le trajet de la plaie, et à passer dans cette plaie un séton fait de linge un peu gros et enduit d'une pommade excitante. Ce moyen eut tout l'effet désiré : il produisit d'abord de l'irritation dans tout le trajet de la plaie, rendit la suppuration plus élaborée, les chairs plus denses et plus rouges. Lorsque je crus avoir obtenu une irritation suffisante, je supprimai le séton, plaçai une compresse épaisse sur tout le trajet de la plaie qui s'agglutina et marcha rapidement vers la cicatrisation.

Je ne prétends pas dire que l'on n'aurait pu guérir ces deux malades sans le séton ; mais je suis convaincu que son usage a accéléré la guérison ; et je crois faire connaître par-là le genre d'utilité dont il peut être.

On a pu remarquer dans ces deux observations que j'ai placé une compresse épaisse sur le trajet des plaies. J'ai eu nombre de fois occasion de remarquer l'utilité de ce moyen. Lorsque les escharres sont détachées, que la suppuration commence à être moins abondante, je regarde la compression sur le trajet de la plaie comme très-efficace, en ce qu'elle tend à en rapprocher et réunir les bords. Si on la néglige, et si l'on se contente de faire sur le membre un bandage circulaire, ce bandage a quelquefois l'inconvénient de comprimer plus le membre dans le sens de l'entrée de la balle à sa sortie que dans le sens opposé ; ce qui tient nécessairement écartés les bords de la plaie et en retarde au moins la guérison. Il en est de ces cas comme des plaies simples qui guérissent très-promptement lorsqu'on les réunit; lentement au contraire, mais néanmoins guérissent, lorsqu'on en néglige la réunion. On conçoit que ce conseil ne peut s'adresser aux praticiens instruits, encore moins aux juges de ce travail.

D'après ce que nous avons dit plus haut relativement aux symptômes primitifs des plaies d'armes à feu, on a vu que ces symptômes n'étaient et ne pouvaient être uniformes chez les différens individus et dans les différentes circonstances dans lesquelles ils pouvaient se rencontrer; qu'à la suite de blessures semblables en apparence, tel, jeune, robuste et d'une constitution athlétique devait éprouver des accidens inflammatoires, et voulait sur-tout être saigné; que tel autre qui ressentait les effets d'une turgescence humorale voulait être évacué; que celui chez lequel se manifestaient les effets d'un ébranlement et d'une commotion sympathique des organes gastriques ou autres, voulait être stimulé, réveillé; que celui chez lequel se montraient des symptômes ataxiques, demandait à être traité par des applications et des moyens stimulans, et des toniques; que celui qui, par sa constitution était disposé aux engorgemens lymphatiques réclamait des moyens capables de les prévenir, de les combattre ; que chez tel se formaient des dépôts qu'il fallait ouvrir , et dont la guérison était suivie d'autres qu'il fallait ouvrir encore. Enfin la guerre actuelle a dû , je crois , rendre manifeste que ce n'est point , comme paraissait le penser Leroi (*du pronostic dans les maladies aiguës*), telle ou telle plaie , telle ou telle fracture , qui occasionne telle ou telle fièvre , tels ou tels accidens ; mais que cette fièvre , ces accidens ont leur cause , leur source dans l'individu blessé qu'il faut étudier , connaître et traiter rationnellement, dans le climat , la saison , les maladies régnantes qui ont toujours une influence majeure sur le caractère de la fievre et les évènemens de la blessure.

Si l'on juge d'après ces principes le conseil donné par l'auteur de la *Clinique chirurgicale des plaies d'armes à feu,* qui consiste à administrer indistinctement à tous les blessés un vomitif le lendemain de l'accident, conseil qui se trouve répété mot à mot dans la *Nosographie chirurgicale ,* ouvrage le plus généralement répandu et qui mérite le mieux de l'être; il est difficile d'être toujours de l'opinion de ces auteurs , et j'avoue que si quelquefois je me suis conformé à leur précepte , je m'en suis souvent écarté. Il est sans doute des circonstances qui exigent l'emploi des évacuans dans le principe comme dans les différentes périodes des plaies ; mais on ne doit tirer leur indication que de ces circonstances mêmes qui sont trop connues pour que je les rapporte ici, et s'en dispenser religieusement si elles n'ont pas lieu, et si au contraire il s'en manifeste qui en contre-indiquent l'emploi, ce qui arrive. Le véritable praticien tâchera toujours de distinguer ces circonstances, et de se conformer aux indications qu'elles lui présenteront. Craignons que nos neveux ne nous reprochent d'avoir prodigué les vomitifs avec autant et peut-être plus de motifs que nous reprochons à nos pères d'avoir prodigué la saignée. Heureux si dans le parallèle qu'ils feront des fautes de nos pères et des nôtres, nous leur paraissons les moins coupables !

Ce n'est pas pour combattre l'effet de je ne sais quel état saburral des premières voies, dont on ne cesse de parler sans en prouver l'existence, que je pense que l'on doit quelquefois administrer l'émétique dans le principe des plaies d'armes à feu, mais bien pour réveiller, ranimer l'action des organes. Il agit comme stimulant des organes digestifs frappés de commotion ou par l'effet du coup ou par la chute qui en a été la suite. De cette commotion résulte la diminution ou la cessation des fonctions de ces organes ; et ce dérangement dans ces fonctions donne lieu aux nausées, à la perte d'appétit, à l'ictère, et à une série de symptômes qu'on a regardés comme indiquant l'état saburral des premières voies. Il est vrai que, dans cette circonstance, on ne s'est trompé que dans l'explication que l'on a donnée de ce que l'on observait, et non dans le choix du moyen par lequel on devait combattre ces symptômes. En effet, ne les remarque-t-on pas également, ces symptômes, chez les individus qui ont été abondamment évacués et purgés peu de tems avant leur blessure, et chez lesquels on peut le moins admettre un état saburral ?

Essayons maintenant de faire connaître quelle a été, pendant les dernières guerres, la conduite des chirurgiens militaires dans le traitement des plaies, lorsqu'elles intéressaient certaines parties du corps, ou certains organes ; et d'abord commençons par celles de la tête.

PLAIES DE LA TÊTE.

A L'ÉPOQUE à laquelle ont commencé les dernières guerres, Dense à Dublin, John Bell à Édimbourg, Abernety à Londres, mais sur-tout Desault à Paris et Lombard à Strasbourg, commençaient à s'écarter, relativement aux plaies de la tête et aux fractures du crâne, des préceptes qu'avaient posés Fabrice de Hilden, Pott, Quesnai et sur-tout la célèbre Académie de chirurgie. Le plus souvent, et presque toujours, les chirurgiens militaires, imbus de la belle et séduisante doctrine de Desault, ont mis ses préceptes en pratique, et presque toujours ils ont eu à s'en applaudir. Il n'est aucun chirurgien militaire qui n'ait vu par centaine des cas de plaies avec fracture au crâne, et qui n'ait constaté que, non-seulement ces fractures n'exigent pas par elles-mêmes l'application du trépan, comme on l'enseignait, il y a vingt-cinq ans, mais même que, le plus communément, elles étaient suivies de moins d'accidens et guérissaient mieux sans ce moyen que lorsqu'on l'employait. Il n'en est aucun qui n'ait constaté par nombre d'observations qu'une légère pression exercée sur le cerveau par un enfoncement au crâne, par quelques esquilles détachées, par un épanchement, ne dérange pas nécessairement les fonctions de cet organe ; que la nature seule, ou légèrement aidée, remédie souvent mieux que nous à ces causes de compression. Ils avaient reconnu que les accidens que l'on attribuait à la compression, persistaient souvent après qu'on avait enlevé toute compression, ce qui leur prouvait qu'on avait regardé comme produits par elle des accidens qui lui étaient totalement étrangers. Enfin tous avaient vu nombre de fractures du crâne suivies de la mort, lors même qu'il n'existait aucune compression sur le cerveau, ou que l'on avait, dès le principe de la maladie, enlevé toutes les causes de compression. Rien ne serait plus fastidieux que le détail que je pourrais placer ici des nombreux cas de fractures du crâne que j'ai eu occasion d'observer aux armées, et dont j'ai tenu note ; mais rien aussi ne serait plus confirmatif des avantages de la pratique moderne. Je me contenterai de rapporter les suivans.

Le nommé Jeannin reçut au siége de Kell un éclat de bombe sur la bosse frontale gauche qui l'étourdit, le renversa, et lui fit perdre beaucoup de sang par le nez et les oreilles. On l'amena au grand hôpital de Strasbourg où je fus chargé de lui donner des soins. La plaie laissait à découvert une partie du coronal et y faisait apercevoir une fente dirigée du bord de cet os au sphénoïde et au pariétal gauche. Il s'écoulait un peu de sang à travers cette fente. La tête rasée fut recouverte d'un large cataplasme. Le malade fut saigné et mis à la diète la plus sévère. Il était toujours dans un état d'insensibilité et d'assoupissement qui commença à céder à d'abondantes évacuations que procura une boisson émétisée administrée quelques jours consécutifs. Le huitième jour il avait recouvré en grande partie ses facultés intellectuelles et physiques. Cependant la plaie ne guérissait pas ; des bourgeons charnus recouvraient entièrement la portion d'os qui avait été mise à découvert par la plaie. Le malade n'éprouvait que quelques assoupissemens passagers , une douleur médiocre à l'endroit de la plaie et un peu de surdité ; mais il se plaignait par-dessus tout de la modicité des vivres qu'on lui permettait. De tems à autre je lui administrai une boisson légèrement émétisée dans l'intention de favoriser l'absorption de l'épanchement que me paraissaient annoncer la disposition à l'assoupissement et la surdité. Six semaines après la blessure , je fis l'extraction d'une portion assez considérable des deux lames du coronal. Depuis ce moment le malade alla de mieux en mieux : la plaie se cicatrisa assez rapidement, et le malade guérit conservant une espèce de fontanelle qui sans doute aura diminué avec le tems.

Un soldat avait été atteint d'une balle au front : il éprouvait de la douleur à la partie blessée , un peu d'assoupissement , et était paralysé de l'extrémité inférieure du côté droit. L'inspection du crâne, favorisée par une incision cruciale, fit reconnaître une petite fracture en étoile avec un léger enfoncement près de la bosse coronale gauche. Aussitôt on décida, contre mon avis, d'appliquer le trépan. L'opération faite , on trouva que la lame externe seule du coronal était fracturée et enfoncée nulle lésion apparente n'existait même à la dure-mère. Les accidens continuèrent pendant quelques jours, mais cédèrent à une saignée de pied, à l'émétique, à quelques lavemens stimulans. Le malade guérit ; et l'on s'obstina à faire les honneurs de cette cure à l'opération du trépan.

Au combat de Pultuska en Pologne, le voltigeur Malva est blessé par une bayonnette qui est démontée et lancée par un boulet. Cette bayonnette pénètre à la tempe droite à deux doigts de l'orbite un peu en haut, est dirigée d'avant en arrière de haut en bas, et traverse le sinus maxillaire du côté opposé où elle sort de la longueur de cinq pouces. A son entrée, elle pénètre jusqu'à la douille. Le blessé et deux de ses camarades font d'inutiles efforts pour extraire ce corps. Sur le champ de bataille, et au lieu même où Malva est blessé, M. Fardeau, chirurgien major, réitère inutilement les mêmes tentatives. Un soldat qui l'aidait et qui se croit plus fort, fait asseoir le malade sur la neige, lui met un pied sur la tête, et, des deux mains, dégage et extrait la bayonnette. Une hémorragie considérable a lieu. Le blessé pour la première fois se trouve mal. M. Fardeau, qui le croit mort ou mourant, le laisse pour donner ses soins à d'autres blessés. Malva revient à lui, se trouve soulagé : on le panse : il se rend tant à pied qu'a cheval ou en charettes à Varsovie éloigné de vingt lieues du champ de bataille. Après trois mois, M. Fardeau le trouve guéri avec perte de l'œil droit dont la pupille était immobile et fort dilatée. (*Jour. gén. de méd. tom.* 35 *, p.* 387.)

Il y a relativement aux plaies de tête que l'on traite ordinairement dans la pratique civile, et à celles que l'on voit le plus fréquemment et presque exclusivement chez les militaires une distinction à laquelle on ne me paraît pas attacher l'importance qu'elle mérite. C'est que les plaies de tête que l'on traite aux armées et dans les hôpitaux militaires sont ou l'effet de coups de sabre, ou le résultat de coups portés par des corps lancés par la poudre; tandis que le plus communément celles qui se présentent dans la pratique civile sont le ré-sultat de chutes faites sur la tête. Chez ceux-ci, c'est la tête qui frappe contre un corps ordinairement solide et résistant, tandis que, chez les premiers, c'est la tête qui est frappée. Chez les premiers, la tête frappe presque toujours perpendiculairement, ce qui lui fait ressentir tout l'effet du coup ; tandis que chez les derniers elle est souvent frappée de côté, en biais, qu'elle cède jusqu'à un certain point, ce qui fait nécessairement perdre au coup une partie de son effet. C'est sans doute pour ces différentes raisons que les symptômes sont bien différens chez les uns et chez les autres : c'est ce qui rend si graves les chutes sur la tête, qu'elles soient ou non accompagnées de fractures ; tandis que l'on guérit tous les jours des plaies avec fractures énormes et lésion du cerveau, quand elles sont le résultat de coups portés sur la tête.

Si l'explication que donne M. le professeur Richerand des dépôts qui surviennent si fréquemment au foie à la suite des plaies de tête était véritable, cet accident ne devrait point avoir lieu, ou du moins devrait être, en général, très-rare chez les militaires chez qui, comme je viens de le dire, les coups à la tête ne sont pas communément le résultat de chutes faites sur cette partie, mais au contraire de coups qui y ont été portés. Cependant je trouve dans le recueil de mes observations faites aux armées que, sur sept militaires morts à la suite de plaies de tête à l'hôpital de la République à Strasbourg, pendant les mois de janvier et de février 1794, six portaient des dépôts au foie.

D'un autre côté j'ai quelques observations desquelles il résulte que ce n'est pas seulement à la suite de plaies de tête que surviennent les dépôts au foie. Je viens de donner des soins à un cultivateur de Roche près de Besançon qui, pendant le blocus de cette ville par les Autrichiens, avait reçu un coup de feu dont la balle avait pénétré dans le pied au-dessous de la malléole externe, et avait fracturé plusieurs os du tarse et du métatarse. De profondes incisions, la section même du tendon d'un des muscles péronniers faites dans l'intention de connaître l'étendue du dégat, d'extraire la balle et les esquilles, ne purent favoriser que l'extraction de quelques-unes de ces dernières. Une phlyctène formée vers l'articulation du premier os du métatarse avec la première phalange du gros orteil, et ouverte le cinquième jour, laissa apercevoir et extraire la balle qui avait traversé de dehors en dedans et d'arrière en avant le pied dans presque toute sa longueur. Cependant le malade avait beaucoup de fièvre qui ne paraissait pas dépendre seulement de la blessure; son teint était jaunâtre, l'épigastre tendu, le ventre serré ; et malgré tous mes soins, il succomba à l'augmentation de ces accidens le douzième jour de sa blessure. A l'ouverture du cadavre que je fis en présence de plusieurs élèves, outre de nombreuses adhérences assez légères du foie au diaphragme, je trouvai la vésicule vide de bile, le foie pâle par endroit, d'un rouge foncé et même noir à d'autres endroits, et un amas de matière purulente peu liée à la partie postérieure de sa substance.

Mon excellent collègue et ami le D. Boban, chirurgien major du premier régiment d'ar—tillerie à cheval, m'a dit qu'étant à Véronne, deux canonniers de son régiment reçurent dans le mois de février 1809, le même jour et au même pansement, de violents coups de pied de cheval sur la partie antérieure de la jambe. Ils ne tombèrent pas, et furent conduits de suite à l'hôpital militaire français de cette ville. Ils n'avaient tous deux que de fortes contusions qui n'annonçaient rien de bien grave. Mais, le huitième jour, la jaunisse se déclara chez ces malades. Tous deux eurent le ventre tendu et douloureux, éprouvèrent de la constipation, et succombèrent l'un le treizième et l'autre le quatorzième jour de la blessure. M. Boban assista à l'ouverture des cadavres qui fut faite en présence et par les soins de MM. Latour, médecin, et Maugras, chirurgien major de l'hôpital. Le premier avait un dépôt considérable dans l'intérieur du foie, et chez lui l'ictère avait été plus foncé. Le foie de l'autre présentait des ulcérations à sa face convexe, et dans sa substance plusieurs petits dépôts isolés. L'examen de la poitrine fit de plus reconnaître chez celui-ci un dépôt considérable dans le lobe droit du poumon. Il ne régnait à cette époque à l'hôpital aucune maladie qui ait pu influer sur le sort de ces deux militaires.

M. Larrey rapporte qu'à l'ouverture du général Cafarelli, mort par suite d'une amputation du bras gauche nécessitée par une fracture très-compliquée de l'articulation du coude, il trouva un dépôt purulent dans la substance du foie, et un autre très-considérable au poumon gauche avec épanchement dans la poitrine. (*Tom.* 1.er, *pag.* 307.) Et M. Curtet, chirurgien de l'hôpital militaire de Bruxelles, rapporte plusieurs observations d'abscès au foie trouvés dans les cadavres de militaires morts à la suite de plaies graves à diverses régions. (*Actes de la Société de méd. de Bruxelles.*)

Je n'essairai pas d'expliquer ici la théorie de la formation de ces dépôts : je craindrais

de n'être pas plus heureux que l'ont été
Bertrandi, Pouteau, David et Desault lui-
même; et il y aurait de ma part plus que de
la témérité à vouloir entreprendre une chose
à laquelle ils ont échoué. Je ne me permet-
trai que deux mots à cet égard. Peut-être ne
survient-il pas plus souvent des dépôts au foie
à la suite des plaies de tête qu'à la suite de
plaies à toutes autres parties ; et cela paraît
devoir être ainsi d'après l'explication même
qu'en donne M. le professeur Richerand ; puisque le foie, viscère lourd, mal appuyé, mal
soutenu, peut éprouver un ébranlement, un
déchirement dans sa substance ou dans ses ligamens indépendamment de toute lésion à la
tête. Peut-être dans un assez grand nombre
de blessures, le centre épigastrique éprouve-
t-il un état particulier qui n'est pas encore
suffisamment connu, qui dispose le foie à un
état inflammatoire, lequel est promptement
suivi d'abcès. On sait qu'à la suite de certaines
affections, de certaines blessures, d'une saignée
même, on sent un resserrement spasmodique
à l'épigastre à la suite duquel l'estomac rejète
tout ce qu'il contient, quelquefois la jaunisse
survient, etc. etc.

La pratique que l'on a généralement suivie

aux armées dans les plaies de tête consistait à employer suivant l'indication, les émolliens ou les résolutifs dans les plaies simples accompagnées de contusion ; à prescrire quelques saignées et quelques infusions légèrement stimulantes et vulnéraires dans les cas de commotion peu grave. Dans les commotions plus intenses, on provoquait des secousses à l'aide de l'émétique, on purgeait avec les drastiques, on appliquait un plus ou moins grand nombre de sangsues à la tête ou au cou, on plaçait un large vésicatoire sur la tête. Soupçonnait-on un épanchement ; après les saignées, on avait recours aux révulsifs appliqués sur la partie, ainsi qu'aux moyens qu'on présumait capables d'opérer ou de favoriser l'absorption des fluides épanchés. Les symptômes annonçaient-ils l'inflammation du cerveau, des méninges ; les saignées copieuses, les sangsues réitérées, les moyens dérivatifs, les lotions ou cataplasmes froids ou tièdes étaient alors mis en usage. Y avait-il fracture simple sans enfoncement ; cette particularité n'apportait aucune modification au traitement indiqué par les autres symptômes. L'enfoncement des parties fracturées avait-il lieu ; on cherchait à relever celles-ci et à les replacer, si on attribuait à cet enfoncement les accidens qui existaient. N'en paraissait-il point ; on laissait quelquefois à la nature le soin de relever elle-même ces pièces enfoncées. Éprouvait-on de l'impossibilité à les replacer ; se manifestait-il des accidens qu'on pût raisonnablement attribuer à la compression du cerveau ou des méninges par ces pièces enfoncées ; on avait alors recours au trépan ; mais dans les cas mêmes où ce moyen paraissait convenir le mieux, je n'ai pas vu qu'il fut suivi des avantages qu'on en espérait. Enfin l'on n'était point rassuré sur les craintes de voir survenir des accidens consécutifs tant que quelques signes annonçaient que le malade n'était point entièrement rétabli.

En général, si on a été assez réservé sur l'emploi du trépan dans la dernière guerre, on a été néanmoins plus hardi dans son usage qu'on ne l'était autrefois. En effet, on défendait de l'appliquer sur les sinus frontaux à raison de la profondeur indéterminée de ces cavités, et des fistules aériennes que l'on croyait devoir en résulter. Cependant M. Larrey s'est écarté de ce précepte dans deux cas de fractures aux deux parois de ces sinus, et les deux fois, le succès a couronné son entreprise.

Il l'a également appliqué à l'angle antérieur et inférieur du pariétal, sur le trajet de l'artère sphéno-épineuse; et il suspendit promptement l'hémorragie qui résulta de l'ouverture de cette artère par l'application d'un stilet de fer rougi au feu. (*Rélat. chir. p.* 280 *et suiv.*)

PLAIES DU VISAGE.

Une plaie du visage des plus remarquables par sa gravité et par le succès qui résulta des soins méthodiques qui furent employés, est la suivante dont l'observation est également due au chirurgien que je viens de citer. Vauté est atteint d'un boulet qui lui emporte la presque totalité de la mâchoire inférieure et les trois quarts de la supérieure. Il en résulte une épouvantable plaie avec perte de substance depuis la seconde molaire droite de la mâ—choire supérieure jusqu'à son articulation avec le temporal. Les deux os maxillaires en entier, les os du nez, l'ethmoïde, toutes les parties osseuses des fosses nasales, l'os de la pommette du côté droit, le zigoma avaient été brisés, l'œil du même côté crevé : les parties molles correspondantes à ces parties osseuses détruites, la langue coupée dans la moitié de son épaisseur et à son milieu ; enfin l'arrière-bouche et les narines postérieures étaient totalement à découvert. De grands lambeaux renversés des tégumens et des muscles du cou et de la joue gauche avaient laissé à nud les vaisseaux jugulaires et la fosse articulaire du temporal. Le pouls était presque insensible, le corps froid et sans apparence de mouvemens.

Au moyen d'une sonde œsophagienne, M. Larrey lui fait avaler un peu de bouillon et du vin : il lave la plaie, enlève les corps étrangers, excise les parties attrites et désorganisées, lie quelques vaisseaux qu'il avait ouverts, rapproche les lambeaux, les maintient par quelques points de suture, réunit par le même moyen deux portions coupées de la langue ; couvre toute cette excavation d'un linge fenêtré trempé dans du vin ; applique de la charpie fine, quelques compresses et un bandage contentif. Insensiblement les forces du malade se raniment ; il témoigne sa reconnaissance par quelques gestes : on continue à le nourrir de la même manière : la suppuration s'établit, la plaie se déterge, les bords se rapprochent ; les vides se remplissent : le malade commence à prendre de la bouillie d'abord avec un biberon, bientôt avec une

cuiller, rétablit sa santé, parle assez distincte-
ment. Il habite actuellement les invalides où
il couvre par un large masque d'argent les
restes de sa large et honorable blessure.
(*Mémoires, tom.* 2 , *pag.* 141.)

PLAIES DE LA GORGE.

Une observation non moins intéressante est
la suivante, extraite encore du même ouvrage.
Michel reçoit à Aboukir une balle qui entre
par l'angle de la mâchoire, traverse obliquement la gorge , et sort à la région jugulaire
du côté opposé. La base de la langue est
sillonnée, l'épiglotte emportée, le malade la
crache. De suite il ne peut plus articuler :
la voix est rauque et faible ; il éprouve chaque
fois qu'il veut avaler une toux convulsive
suffocante accompagnée de vomissemens. Plusieurs jours se passent dans cet état : le besoin
de manger et sur-tout de boire devient très-
pénible et le menace d'une mort prochaine.
M. Larrey arrive , se convainc que la cause
des souffrances et de l'impossibilité d'avaler
dépend de l'ouverture permanente de la glotte
dont la soupape avait été enlevée, accident
peut-être unique. Le pronostic était fâcheux :

les indications difficiles à remplir ; le danger
pressant. Il fallait empêcher le malade de
mourir de faim et de soif. L'auteur introduit
dans le pharynx le même instrument que dans
l'observation précédente ; et, par son aide, il
porte dans l'estomac d'abord une boisson raf-
fraichissante, puis du bouillon nourrissant qui
soutient les forces du malade. La plaie suppure
légèrement : la parole se rétablit lentement et
incomplètement : le malade commence à avaler
sans conducteur des alimens solides ; sans
doute parce que les cartilages aryténoïdes, ainsi
que les parties voisines, se seront développés,
et auront, en partie, suppléé au défaut de
l'épiglotte.

Cette observation prouve que l'épiglotte,
regardée par tous les anatomistes et les phisio-
logistes comme servant à fermer la glotte
pendant l'acte de la déglutition et à empêcher
les alimens de s'introduire dans la trachée-
artère, n'a pas reçu cette destination de la
nature, et que sa présence n'est pas nécessaire,
quand on avale, pour prévenir cette introduction. Et ce résultat de l'observation a été
pleinement confirmé par les ingénieuses expériences de M. Magendie qui, après avoir enlevé l'épiglotte à plusieurs animaux qui n'en

ont pas moins avalé avec facilité, a prouvé
que les véritables agens de resserrement de la
glotte étaient les muscles aryténoïdiens et crico-
thyroïdiens. (*Voyez le rapport fait à l'Ins-*
titut, par MM. Pinel et Percy, sur les
expériences de M. Magendie.)

PLAIES DE POITRINE.

Si ce fut au hasard qu'Ambroise Paré, au
siége de Turin, dut de connaître les inconvéniens de la cautérisation des plaies d'armes
à feu par l'huile bouillante ; c'est à l'observation
que M. Larrey doit d'avoir découvert de nos
jours, et de nous avoir enseigné le véritable
traitement qui convient aux plaies pénétrantes
dans la poitrine avec hémorragie. Déjà à la
vérité, Belloste, il y a un demi-siècle, et
quelque tems avant la guerre actuelle, Valentin

s'étaient élevés contre la méthode d'entretenir une plaie de poitrine ouverte dans l'intention de donner issue au sang à mesure qu'il s'écoulait, et de chercher à prévenir ainsi l'épanchement. Le dernier avait prouvé que cette pratique, loin d'arrêter l'hémorragie, l'entretenait au contraire, et que l'épanchement lui-même, c'est-à-dire la présence du sang dans la poitrine, était le meilleur moyen d'en prévenir une nouvelle effusion. Mais ces sages conseils se trouvaient comme ensevelis dans un ouvrage (1) que quelques idées saines ne pouvaient guère racheter de l'oubli voué à toute production écrite avec le ton de la déclamation et la plus révoltante partialité : et la postérité pourra bien accorder aussi justement à M. Larrey d'avoir indiqué le véritable traitement des plaies de poitrine avec hémorragie, qu'elle accorde à Harvée la découverte de la circulation, à Paré, celle de la ligature des vaisseaux, etc.

» Le grand nombre de soldats que j'avais vu périr d'hémorragie à la suite de plaies pénétrantes dans la poitrine, me porta, dit ce

____

(1) Recherches critiques sur la chirurgie moderne, par Valentin.

chirurgien, dans un cas de cette espèce survenu à un militaire que je reçus peu d'instans après le coup, à tenter un moyen que l'état désespéré du blessé me suggéra. »

» La plaie de ce militaire, faite par un instrument tranchant, pénétrait dans la poitrine entre la cinquième et la sixième vraie côte dont elle suivait la direction. Elle laissait sortir entre chaque inspiration accompagnée de sifflement, une grande quantité de sang vermeil et écumeux ; les extrémités étaient froides ; le pouls était à peine sensible ; le visage décoloré ; la respiration courte et laborieuse ; enfin ce blessé était menacé à tout moment d'une suffocation mortelle. »

» Après avoir exploré la blessure, et m'être assuré du parallélisme de la division des parties, je rapprochai de suite les lèvres de la plaie, et les fixai en contact à l'aide d'emplâtres agglutinatifs et d'un bandage de corps convenable. »

» Dans l'application de ce procédé, je n'eus en vue que d'ôter au malade et à ses camarades l'aspect affligeant d'une hémorragie qui allait faire écouler la vie avec le sang de cet infortuné. Je calculai d'ailleurs que son épanchement dans la poitrine ne pouvait augmenter

le danger. Mais à peine la plaie fut-elle
fermée que le blessé respira plus librement et
se sentit soulagé. Bientôt la chaleur se rétablit;
le pouls se développa en quelques heures; le
calme fut complet, et, à ma grande surprise,
le malade alla de mieux en mieux, et guérit
en peu de jours et sans obstacle. Deux cas
semblables se sont présentés à mon observation.... Les succès étonnans que j'ai obtenus
de ce procédé dans ces trois cas, me portent
à croire que ce moyen est préférable à celui
qui a été usité jusqu'à ce moment; ce dernier
offrant presque toujours à la nature des obstacles
à surmonter, et quelquefois d'invincibles. »

Cette pratique est maintenant adoptée par
tous les grands praticiens. Dans les plaies pénétrantes de la poitrine avec lésion du poumon,
dit le professeur Scarpa (*Traité des hernies,
pag.* 309), la physiologie d'accord avec l'expérience nous enseigne qu'il ne faut rien négliger pour obtenir la réunion immédiate de
la plaie, en ayant soin de modérer l'énergie
de la circulation par les saignées réitérées et
par tous les remèdes antiphlogistiques, afin de
prévenir ou de modérer autant que possible
l'hémorragie interne. Si malgré ces moyens,
le sang s'épanche entre la plèvre et le poumon,

il comprime également tous les points de ce viscère, s'oppose à ses mouvemens, et par-là contribue à arrêter l'hémorragie. Après la cicatrisation de la plaie du poumon, si le sang épanché n'est pas en trop grande quantité, il est repris peu-à-peu par les vaisseaux absorbans : dans le cas contraire, il forme une tumeur sous la cicatrice extérieure, et se fait jour au dehors ; ou bien enfin on est obligé d'en venir à une contre-ouverture à la partie inférieure de la poitrine. Petit de Lyon professait également cette doctrine. (*Méd. du cœur, pag.* 299.)

Un point de pratique qui m'a paru essentiel dans les plaies de poitrine qui suppurent, c'est de faire coucher le malade du côté de la plaie autant que faire se peut. Par cette position, les fluides qui peuvent être épanchés s'écoulent plus librement ; les viscères qui jouissent de quelque mobilité se dirigeant vers la plaie, s'y appuyent, s'opposent à l'introduction de l'air, et contractent bientôt avec les bords de la plaie des adhérences qui accélèrent et assurent la guérison. Cette pratique a également les meilleurs effets dans les plaies de l'abdomen.

On a conseillé d'introduire une petite bau-

delette de linge pour entretenir l'ouverture de
la plaie et favoriser la sortie des fluides épanchés.
Cette pratique mérite d'être rejetée comme celle
qui consistait à passer un séton dans les plaies
faites par les balles dont elle est une mo—
dification : car si l'épanchement que l'on redoute existe, la plaie ne guérira probablement
pas ; ou bien si elle se rétrécit et guérit, la
matière épanchée, s'il y en a, ce qui le plus
souvent n'a pas lieu, sera absorbée. D'ailleurs
cette bandelette, loin de favoriser la sortie
des fluides épanchés, s'y oppose plutôt en se
collant aux bords de la plaie et en rem—
plissant leur intervalle. Enfin c'est un corps
étranger qui ne peut qu'irriter les viscères qui
se portent vers la plaie par la situation même
qu'il convient de donner au blessé, et entretenir l'hémorragie que l'on cherche à arrêter.

Dans les plaies pénétrantes à la poitrine, il
convient toujours de prescrire le repos et le
silence les plus absolus ; car pour peu que
le malade se meuve ou parle, les poumons
obéissent au mouvement, se dilatent et se
resserrent plus fréquemment ; leurs adhérences
se retardent si elles commencent à s'opérer,
se détruisent lorsqu'elles ont lieu, et alors
surviennent des accidens que l'on n'est pas

toujours maître de réprimer. C'est ce qui arriva à Plaisance en Italie, chez un militaire qui avait une plaie pénétrante à la poitrine. Tenu habituellement couché du côté de la plaie, à peine lui permettais-je de faire un léger mouvement au moment du pansement : il était dans un état qui annonçait une prochaine guérison, lorsque las de garder la même position, se sentant en état d'en changer, il satisfit au désir de se placer sur le côté opposé à la plaie ; mais à peine eut-il été quelques instans dans cette nouvelle position qu'il éprouva de la difficulté à respirer ; des symptômes d'épanchement se manifestèrent, et le malade mourut le lendemain, victime de l'imprudence qu'il avait commise.

J'ai pratiqué et vu pratiquer sans succès l'opération de l'empième pour différentes espèces d'épanchemens dans la poitrine. A peine nos annales rapportent-elles quelques exemples de cas où elle a été faite avec avantage, en taisant, selon l'usage, ceux où elle n'a point eu de succès. De cette assez constante observation, ne peut-on pas conclure qu'il est préférable de livrer ces épanchemens à la nature qui peut en opérer l'absorption, ou s'en débarrasser par des voies au moins aussi sûres que les nôtres, ou les manifester au dehors et en solliciter alors l'ouverture. Ce conseil, déjà donné par Cullen, par Bell, est maintenant suivi par de très-habiles praticiens.

Je crois avoir observé que de toutes les plaies comme de toutes les maladies qui exigent la saignée, celles de la poitrine sont celles dans lesquelles il faut le moins épargner ce moyen. Les fonctions des organes de la poitrine rendent suffisamment raison de cette observation.

PLAIES DE L'ABDOMEN.

La structure anatomique des parois abdominales rend souvent les blessures de ces parties plus graves qu'on ne s'y attend : il n'est pas rare de voir ces plaies se compliquer promptement de douleurs vives, de gonflement, d'étranglement des parties charnues, de météorisme et de tous les signes dont se compose une inflammation grave qui ne se termine pas toujours avantageusement. On amena à l'hôpital de Plaisance un jeune sergent qui, dans une affaire particulière, avait reçu un coup de pointe de sabre qui avait atteint la ligne blanche et percé transversalement et de côté le muscle droit. La plaie, légère en apparence, fut recouverte d'un morceau de linge sur lequel on appliqua un large cataplasme émollient : on fit une saignée, et on recommanda au malade la diète et le repos. Il ne se manifesta aucun accident les premiers jours ; mais le cinquième la plaie montra beaucoup de sensibilité ; la tension et l'inflammation s'emparèrent de ses bords, et bientôt après de toute la partie antérieure des parois abdominales, qui avait peine à supporter l'application d'une flanelle imbibée d'une décoction émolliente ; la constipation devint opiniâtre ; et malgré quatre saignées copieuses, l'application de vingt sangsues sur l'abdomen, les bains tièdes, les lavemens, la position fléchie, le malade succomba le dixième jour. L'inspection du cadavre fit reconnaître que l'instrument n'avait pas pénétré au-delà de l'aponévrose et des fibres charnues du muscle droit. On trouva un commencement de suppuration dans la plaie et tous les viscères abdominaux enflammés et en suppuration dans plusieurs endroits.

Dans les plaies pénétrantes du bas-ventre avec effusion de sang ou de quelques autres fluides, ces fluides ne se portent pas toujours à la partie inférieure de l'abdomen ou des fosses iliaques, comme l'avait fait croire la belle observation de Vacher (*Mémoires de l'acad. de chir. t.* 1.er , *p.* 238), et dans les plaies de poitrine avec épanchement, vers la partie inférieure de cette cavité, sur le diaphragme. J'ai trouvé souvent ces épan—chemens limités dans le voisinage de l'endroit par où il avait eu lieu, et quelquefois même dans celui diamétralement opposé au lieu où il paraissait devoir se trouver tant à raison de son propre poids qu'à raison de la po—sition qu'avait gardée le malade depuis sa blessure.

Si l'observation a fait connaître les avan—tages de la réunion immédiate des plaies de poitrine avec épanchement ; elle a, je crois, mis en évidence qu'un traitement contraire convient exclusivement dans les plaies péné—trantes de l'abdomen avec issue et lésion des intestins. En effet, dans ces cas, l'épanchement qui a lieu n'est point de nature à pouvoir être absorbé ; le seul moyen de le prévenir et de conserver la vie au blessé consiste donc à maintenir l'ouverture extérieure pour procurer une issue facile aux matières fécales. Pendant les premiers jours, elles y passent librement, et quelquefois exclusivement ; mais bientôt l'intestin blessé s'enflamme et contracte avec le péritoine et la plaie abdominale des adhérences qui préviennent la chûte des matières fécales dans la cavité abdominale. Peu-à-peu celles-ci reprennent leur cours naturel ; la plaie extérieure se rétrécit, demeure quelquefois fistuleuse pendant quelques semaines, et finit par guérir entièrement. Est-il étonnant, d'après ce résultat de l'observation, que Petit de Lyon, qui appliquait au traitement des plaies pénétrantes au bas-ventre avec lésion des viscères qui y sont contenus, les principes que nous venons de poser sur celles de la poitrine, n'ait pas obtenu de résultats aussi heureux dans les premières que dans les secondes ? (*Voyez la Médecine du cœur, pag.* 3o5.)

Les blessures de l'estomac peuvent guérir, comme on en a nombre d'exemples ; elles peuvent être mortelles ; enfin elles peuvent

ne pas guérir sans être mortelles. Aux exemples
de ce dernier cas cités par les auteurs , et
en particulier par M. Léveillé , j'ajouterai celui
que rapportait le professeur Lombard : il disait
avoir connu un homme qui , à la suite d'un
coup d'épée qui avait blessé l'estomac , conservait une ouverture fistuleuse par laquelle
il pouvait à son gré faire sortir les alimens
quand il sentait qu'il en avait trop pris. Quel
prix nos modernes Apicius mettraient à une
semblable faculté !

LÉSION DES INTESTINS.

La lésion des intestins grèles a lieu assez
rarement. La surface lisse et polie de ces
parties , leur état de vacuité presqu'habituel ,
leur mobilité font qu'elles évitent aisément
l'effet des corps vulnérans dirigés contre elles.
La pression qu'occasionne d'abord sur les
parois abdominales le corps qui les frappe
les écarte et les éloigne pour ainsi dire de
son action. C'est par ces motifs que nous
voyons des plaies que leur situation, leur direction, leur profondeur font regarder comme
très-graves , guérir assez facilement , et ne

point s'accompagner des accidens que l'ensemble de ces circonstances faisait redouter.

Quelquefois un intestin se trouve ouvert
sans qu'il y ait lésion manifeste ni plaie aux
parois abdominales. Lombard rapporte qu'un
soldat fut renversé d'un coup de pied de
cheval reçu à la région hypogastrique moyenne.
Le lendemain il se rendit à pied à l'hopital où il
ne se plaignit que de douleurs sourdes dans cette
région, sans lésion et sans changement de couleur à la peau. Le pouls petit et faible parut
exclure la saignée. On appliqua sur le ventre
des fomentations aromatiques, on prescrivit
des cordiaux intérieurement et des lavemens.
Le malade s'affaiblit, et mourut au bout de
quelques heures. A l'ouverture du cadavre,
on trouva à l'iléum, une plaie d'environ trois
centimètres à travers laquelle s'était écoulée
une matière blanche floconneuse et infecte qui
couvrait tous les viscères, et unissait les intestins comme une espèce de gelée.

Lorsque les intestins sont blessés, il survient
quelquefois des accidens très-graves ; d'autres
fois il n'en survient pas, et les blessés guérissent promptement. Un soldat de la 44.ᵉ
demi-brigade reçut près d'Altorf en Suisse
un coup de feu dont la balle pénétra dans

le ventre à côté de la ligne blanche, à deux pouces au-dessous du nombril. Il fut de suite transporté à Lucerne où je me trouvai chargé de lui donner des soins. L'examen de toute la circonférence de l'abdomen me fit rencontrer la balle sous la peau à côté des apophises transverses des premières vertèbres lombaires et à gauche. Le blessé en sollicita l'extraction que je ne crus pas devoir lui refuser. Du sang épanché et des matières fécales s'échappèrent par la plaie que je fis pour avoir la balle. Il sortit aussi, mais en petite quantité, de ces dernières par la plaie antérieure. Quelquefois il s'échappait également par les deux plaies en même tems la matière de lavemens que l'on donnait assez fréquemment. Les lavemens ainsi que les matières fécales cessèrent, dès le vingt-quatrième jour, de passer par la plaie antérieure qui ne tarda pas à guérir. Il s'en écoula encore pendant quelque tems, ainsi que du pus et du sang, tant par l'anus que par la plaie postérieure. Enfin celle-ci se rétrécit, suppura moins, et fut entièrement guérie moins de six semaines après la première. Deux saignées, quelques cataplasmes, des lavemens, un pansement fréquemment renouvelé dans le principe, et sur-tout le régime austère dont je fis sentir l'importance au malade, furent les seuls moyens employés pour cette cure.

Le nommé Sarbeuf, soldat de la 10.ᵉ demi-brigade d'infanterie légère, reçut près de Stuttgard un coup de feu au milieu de la fesse gauche. La balle poussée transversalement et de gauche à droite, perfora le sacrum, traversa le rectum et vint sortir à la partie antérieure et supérieure de la cuisse droite. Le malade, que je vis deux jours après sa blessure, rendait par les deux plaies les matières fécales qui tinrent exclusivement cette double route pendant huit ou dix jours. L'usage des lavemens rétablit insensiblement la voie ordinaire, et leur issue par la plaie diminua en même tems, et cessa bientôt presque entièrement. Il sortit par la plaie de la fesse et par l'anus, de légères esquilles provenant de la lésion du sacrum. Cette plaie néanmoins fut entièrement guérie au bout d'un mois ; mais l'antérieure exigea une quinzaine de jours de plus, après lesquels le malade sortit de l'hôpital n'éprouvant ni douleurs ni incommodité en allant à selle. On n'employa que l'eau tiéde pendant tout le cours du pansement. Le sujet de cette observation nous dit qu'au moment où il se sentit blessé à la fesse, il avait porté ses mains à sa culotte, et qu'il s'était senti frappé violemment au poignet par la balle à sa sortie de la cuisse. Il se plaignit même assez long-tems de la douleur qu'il ressentait au poignet par suite de cette con—tusion.

Le général Belliard reçut à l'assaut de la ville du Caire un coup de feu dont la balle traversa le côté gauche du bassin, en péné—trant dans la cavité abdominale, et blessa l'*S* du colon. Il ne survint point d'accident sérieux ; et le malade fut guéri le quarante-sixième jour de sa blessure. (*Mémoires et campagnes, tom. 2, pag.* 17.)

On sent que je ne rapporte pas ces obser—vations dans l'intention de faire connaître les progrès de la chirurgie militaire ; mais seule—ment de manifester les ressources de la nature dans des cas extrêmement graves, le plus souvent mortels, et dans lesquels l'art ne peut que faiblement aider la nature.

Une situation convenable et le repos ne sont pas les moyens les moins importans dans le traitement des plaies abdominales. De même que dans celles de la poitrine, ils mettent dans un relâchement convenable les parois ainsi que les autres parties lésées ; contribuent puissamment à circonscrire l'épanchement, à favoriser l'adhérence des parois environnantes à la plaie. Il est d'observation que les individus qui survivent aux épanchemens qui ont lieu à la suite des plaies pénétrantes au bas-ventre, ne doivent leur salut qu'à la circonscription des fluides épanchés qui, une fois disséminés dans la cavité abdominale, donnent inévitablement la mort.

J. B. Mathieu, âgé de vingt-un ans, affaibli par de fréquentes maladies, entra au grand hôpital de Besançon au mois de mars 1793, pour être traité d'un dépôt situé à deux doigts de l'épine antérieure de l'os des hanches, et à même distance du muscle droit. On remarquait aux environs de la tumeur trois cicatrices que le malade dit résulter de trois dépôts qu'il avait eus à la même place les trois années précédentes, dépôts que l'on avait ouverts, et qui avaient guéri assez facilement. Les différentes questions qui lui furent faites relativement à la cause de ces dépôts, et à la nature de la matière qui en était sortie, n'apprirent rien, mais laissèrent l'espérance d'en prévenir le retour en y apportant tous ses soins. La tumeur, quoique d'un volume médiocre, était trop avancée pour que l'on

put en tenter la résolution : on y appliqua
un cataplasme maturatif qui ne tarda pas à
la mettre en état d'être ouverte. L'ouverture,
qui fut faite par M. Morel, chirurgien en chef
de l'hôpital, donna issue à une assez grande
quantité de pus de bonne nature. Le doigt
porté au fond de l'abcès fit découvrir un vide
considérable qui se dirigeait du côté et derrière
le muscle droit, et au fond de ce vide on
sentit au péritoine une ouverture qui permettait
aisément au doigt d'y pénétrer. Cette ouverture fut incisée en haut, ce qui joint aux
pressions légères que l'on exerça sur les parties
latérales du ventre, augmenta encore la sortie
du pus. On pansa à plat, et le malade fut,
autant que possible, couché sur le ventre.
Quelques jours se passèrent sans qu'il se
manifestât rien de bien remarquable. Le malade
avait le pouls petit, serré et fréquent, et
maigrissait sensiblement. La pâleur du visage,
de fréquentes coliques, la démangeaison des
ailes du nez, et un appétit qui ne paraissait
pas s'accorder avec l'état du malade, firent
soupçonner des vers, et déterminèrent M.
Morel à administrer un vermifuge qui fit rendre
deux gros vers lombricaux par la plaie et
quelques-uns par l'anus. Pour la première fois,

l'appareil fut imbu de matières fécales, et la plaie exhalait une odeur fétide.

Cet évènement inattendu ne laissa aucun doute sur l'existence d'une ouverture au tube intestinal ; et les dépôts qui avaient eu lieu à la même place les années précédentes, firent craindre que cette espèce de lésion ne fut ancienne et grave. On fit sortir autant que l'on put les matières fécales et le pus : on nétoya la plaie avec du vin tiéde, et on renouvela aussi souvent qu'il était nécessaire le pansement. Le régime, que rendaient dificile l'extrême faiblesse du malade et l'ouverture de l'intestin, consista en bouillons nutritifs et en un peu de bon vin que l'on donnait de trois heures en trois heures. Le malade était en outre à l'usage du vin de Kina. A chaque pansement l'appareil était toujours plus ou moins rempli de matières fécales. Cependant on cherchait à entretenir, et on entrenait en effet le passage d'une partie de ces matières par les voies naturelles au moyen des lavemens. Dans cet état de choses, il se manifesta un nouveau dépôt du même côté à trois travers de doigt du premier, et à un pouce environ de la symphyse du pubis. Ce dépôt ouvert fournit une moindre

quantité de pus que le premier avec lequel
on reconnut qu'il communiquait. On intro—
duisit une légère mèche de linge à travers
cette dernière ouverture, dans l'intention d'engager le pus et les matières à suivre cette
voie de préférence. Six jours après cette
seconde ouverture, on remarqua à la plaie
inférieure un corps membraneux dont on
fit aisément l'extraction. Son examen ne laissa
aucun doute que ce ne fut une portion du
diamètre du canal intestinal : elle avait de
seize à dix-huit lignes de longueur, et était
extrêmement corrompue. Cette espèce de né—
crose intestinale, quoique faisant craindre que
le malade conservât un anus artificiel, ou
peut-être succombât à un épanchement de
matières fécales, laissa néanmoins quelque
espoir de succès, en montrant tout ce que
faisait la nature en faveur du malade. L'issue
de cette portion d'intestin fut suivie, pendant
quelques jours, d'une augmentation de celle
des matières fécales par la plaie. Cependant
l'usage habituel de lavemens, et je crois une
pression modérée exercée par le bandage leur
fit reprendre la voie naturelle. Il sortit encore
un ver par la plaie inférieure, ce qui engagea
à réitérer la potion vermifuge qui, cette fois,

fut sans effet. Cependant l'issue des matières
fécales par la voie naturelle commençait à
avoir lieu sans le secours des lavemens. L'appareil renouvelé deux fois par jour en était
simplement un peu taché ; la suppuration
diminua insensiblement, les plaies se rétré-
cirent. La portion saine du péritoine et des
muscles abdominaux qui était entre les deux
plaies, et qui présumablement se trouvait en
rapport avec le vide qu'avait laissé la portion
d'intestin qui s'était séparée, contracta, je
pense, une adhérence qui fut secondée par
la pression que l'on eut soin d'exercer et
d'entretenir entre les deux plaies qui se cica-
trisèrent rapidement, et sans laisser ni suintement ni fistule. Le malade, qui se levait et
se promenait, reprit des forces, de l'embonpoint, et sortit de l'hôpital cinquante-sept
jours après y être entré, pour aller en convalescence.

Les lavemens qui, au premier coup d'œil,
pourraient paraître dangereux à raison de
l'épanchement du liquide dans le bas-ventre,
sont néanmoins très-indiqués dans les cas
d'ouverture aux intestins : ils entretiennent la
liberté des mouvemens du tube intestinal, dé-
terminent les excrémens à reprendre leur cours

naturel, et en disposant ainsi les intestins à rentrer en fonctions, ils empêchent les excrémens de passer par l'ouverture contre nature. Dans ce cas, la crainte de l'épanchement du liquide dans la cavité abdominale n'est point fondée, tant parce que la matière du lavement se porte rarement jusqu'à l'ouverture intestinale, que parce que l'intestin ouvert contracte ordinairement promptement des adhérences avec les parties voisines.

PLAIES DU FOIE ET DE LA RATE.

Est-ce parce que les blessures faites par armes à feu au foie ou à la rate sont presque toujours promptement mortelles que les annales de la chirurgie renferment aussi peu d'observations de blessures de ces parties ? Si, d'un côté, leur position et leur volume les exposent à l'action des corps extérieurs ; de l'autre leur structure interne si variable rend difficile la connaissance de leur état pathologique : mais aussi le désir d'acquérir des notions plus positives sur leurs véritables fonctions dans l'économie animale, devrait-il engager à recueillir avec plus de soin tout ce qui est relatif à leurs lésions. Peut-être des phénomènes de leur état maladif pourra-t-on arriver un jour à une connaissance plus positive de leurs usages.

J'ai eu occasion de remarquer aux armées que les blessures faites par armes à feu au foie ou à la rate, qui n'étaient pas mortelles au moment même, le devenaient par l'effet de l'inflammation et de la suppuration. Je crois aussi avoir remarqué que l'escharre de ces plaies n'arrête pas aussi efficacement l'effusion du sang au foie ou à la rate que dans les autres parties ; probablement parce que ces viscères sont d'une contexture plus spongieuse, et que, comparativement, ils contiennent plus de sang. J'ai vu à la retraite de Mayence en 1794 un officier d'artillerie tué pour avoir été frappé obliquement à l'hypocondre droit par un boulet qui n'avait pas laissé de marques d'une lésion extérieure. Je regrettai de ne pouvoir constater l'état du foie et des autres viscères abdominaux.

Chéroux, tambour, reçut un coup de sabre pénétrant dans l'hypocondre gauche ; une plaie longue de deux pouces, oblique de haut en bas, d'avant en arrière, comprenait les muscles et les cartilages vers la quatrième côte asternale : elle livrait passage à la rate blessée qui sortait de six lignes environ. L'hémorragie grave ne put être réprimée qu'à l'aide des plus forts styptiques répétés fréquemment à l'intérieur et à l'extérieur. Blessé le 8 juillet 1806, Chéroux avait encore le 1.er août suivant, des hémorragies qui faisaient craindre pour sa vie : il éprouvait de la difficulté à respirer, et expectorait un sang brunâtre. M. Chapp, chirurgien principal, combina les vulnéraires avec de légers astrigens continués pendant dix jours. Le sang cessa de couler : il survint une suppuration très-fétide, les crachats furent purulens : cependant le malade guérit en conservant une difficulté de respirer après la promenade ou quelques exercices un peu prolongés, et une fistule entretenue par une portion de cartilage à exfolier. La guérison a succédé à l'établissement d'un cautère au bras. (*Jour. génér. de méd. tom.* 32, *pag.* 248.)

PLAIES DE LA VESSIE.

Les dernières guerres ont fourni en assez grand nombre des exemples de plaies à la vessie faites par armes à feu; mais il était, je crois, réservé à l'immortel Desault de ne laisser après lui aucun progrès à faire à l'importante branche de la chirurgie qui a pour objet les lésions de cette poche membraneuse. Et c'est à l'emploi judicieux des moyens qu'il a indiqués, et qu'il savait mettre en usage avec tant de dextérité, que l'on doit la conservation de quelques-uns de nos guerriers qui ont eu la vessie intéressée par une balle.

Il est préférable que la vessie soit blessée dans son état de plénitude que dans son état de vacuité, parce qu'en se contractant et revenant sur elle-même, la plaie devient infiniment plus petite. Et c'est ce qui a lieu

le plus souvent chez les militaires. La chaleur
du combat et sa durée les détournent du
soin d'évacuer les urines qui s'accumulent
dans la vessie, et lui font offrir une surface
telle que le corps vulnérant ne peut entrer
dans le bassin sans intéresser le viscère qui
remplit cette cavité.

Quand la vessie est percée de part en part,
la plaie est presqu'essentiellement mortelle ;
parce que l'urine s'échappant en partie par la
plaie qui correspond à la cavité du bas-ventre,
en provoque l'inflammation qui devient mortelle. On a observé constamment aux armées
que les militaires qui avaient la vessie traversée périssaient dans les premières quarante-
huit heures des effets de l'inflammation et
de la gangrène. Mais lorsque l'instrument
perce la vessie dans son haut fond ou dans
l'un des points qui ne sont pas recouverts
par le péritoine, la blessure peut guérir s'il
ne survient pas d'hémorragie considérable.

Dans les deux ou trois premiers jours d'une
plaie d'armes à feu faite à la vessie, l'urine
s'écoule involontairement par l'écartement des
bords de la plaie ; mais bientôt la tuméfaction
de ces mêmes bords survient, les met en
contact, et s'oppose à l'écoulement de l'urine

qui souvent alors reprend son cours naturel, du moins pour quelques jours. Ensuite la suppuration s'établit, les escharres se détachent, et le gonflement diminuant, laisse de nouveau les bords de la plaie écartés, et livre un passage libre aux urines. Dans le premier tems, cette liqueur s'infiltre dificilement dans le tissu cellulaire, parce que le trajet de la balle est dans un état d'attrition, de crispation qui s'oppose à cette infiltration : mais cet état une fois dissipé par la suppuration et la chute des escharres, le trajet de la plaie étant devenu libre, c'est alors que l'urine peut s'infiltrer dans le tissu cellulaire des parties voisines, et occasionner des accidens graves tels que des dépôts urineux, des fistules, une inflammation gangreneuse ; et c'est alors, si on ne l'a pas encore fait, qu'il devient indispensable de placer à demeure une sonde de gomme élastique. Par ce moyen, l'urine détournée de la plaie, ne s'infiltre plus ; la plaie se rétrécit promptement, et se cicatrise aussi facilement que toute autre.

Un lieutenant d'infanterie est atteint d'une balle qui traverse les bourses en coupant le cordon des vaisseaux spermatiques droit, pénétrant obliquement en échancrant la branche inférieure du pubis, près de la symphyse, entamant l'urètre, entrant dans la vessie, la traversant dans son bas fond, en arrière et à gauche, perforant le rectum dans ses deux parois, et se faisant jour au sommet de la fesse gauche, à un pouce environ de la marge de l'anus. L'issue de l'urine et des matières fécales par les plaies et par l'intestin ne laissait aucun doute sur la double lésion de ces viscères. Ce blessé fut apporté à l'hôpital de Mayence où M. Larrey dirigea son traitement. Le peu d'urines qui s'était échappé par la plaie des bourses avait suffi pour frapper de mort le tissu cellulaire de ces parties. L'extirpation du testicule que la rupture du cordon avait également privé de vie, et les scarifications profondes, arrêtent les progrès de la gangrène. Les escharres se détachent; tous les accidens s'apaisent, et le blessé est hors de danger. Une sonde de gomme élastique placée dans l'urètre, des lavemens, et un régime suffisent pour opérer cette cure dans l'espace de deux mois. (*J. de méd. milit.*, n.° 3.)

Si la balle est restée dans la vessie, le cas est presque toujours mortel par les accidens que détermine la présence de ce corps métallique, à moins qu'il ne produise au périnée

un abcès gangreneux qui l'entraîne, ou qu'il
ne passe dans le rectum d'où il sera ex—
pulsé par les selles, comme il y en a quelques exemples. On avait bien conseillé, dans
les cas de séjour de la balle dans la vessie,
de chercher à l'extraire par le lieu de son
entrée, ou de la dissoudre par l'injection du
mercure, et former du contact du plomb et
du mercure un liquide métallique susceptible
d'être entraîné par l'urètre. Mais d'abord il
est extrêmement difficile et dangereux, pour
ne pas dire impossible, d'extraire la balle par
l'endroit par lequel elle a pénétré ; le ré—
trécissement, l'état inflammatoire de la plaie,
le défaut de parallélisme de celle de la vessie
et de celle des parties voisines, leur éloignement occasionné par l'état de vacuité de la
vessie, les autres corps étrangers qui peuvent
avoir été entraînés par la balle ; tout doit
concourir à rendre cette recherche aussi pénible qu'infructueuse. D'un autre côté, malgré
les expériences de Ledran, il est loin d'être
reconnu qu'une balle du poids d'une once,
souvent entourée de sang coagulé, d'une
portion de vêtemens, ou incrustée d'une
substance calcaire, puisse être ainsi attaquable
et dissoute par le mercure. En conséquence

de ces difficultés, M. Larrey a proposé de
pratiquer de suite l'opération de la taille par
le procédé ordinaire, comme pour extraire
une pierre de la vessie, et a mis cette pratique hardie et la seule admissible à exécution, avec tout le succès qu'il pouvait espérer.
Cette observation mérite une place dans un
travail sur les progrès de la chirurgie militaire.

Parcourant les salles de l'hôpital de Vitebsk
en Russie, je fus, dit-il, attiré par les cris
douloureux que poussait un officier français;
j'allai de suite près de lui. Il avait une plaie
d'armes à feu au côté interne supérieur de
l'aine droite, se dirigeant obliquement en
dedans vers la cavité du bassin. L'introduction
ménagée d'une sonde de poitrine me fit reconnaître une échancrure au pubis, et un
trajet qui semblait conduire la sonde à la
vessie, dont la lésion n'était pas équivoque;
car la plaie extérieure, quoiqu'entourée d'une
escharre noire, laissait transsuder une liqueur
sanguinolente et urineuse. Le blessé éprouvait
dans la région de la vessie des douleurs extrêmement vives et permanentes, avec l'envie
continuelle d'uriner. L'urine mêlée de sang
coulait par petits jets interrompus, ce qui
faisait pousser au malade des cris perçans. Son

pouls était nerveux et fébril. La chaleur et la soif commençaient à se manifester. Cependant la pâleur du visage subsistait encore ; la voix était rauque et entrecoupée. Privé du sommeil depuis l'accident , cet officier était dans une anxiété extrêmement pénible. Lorsqu'il faisait des mouvemens à droite ou à gauche , il sentait une espèce de boule rouler dans son intérieur…. Une algalie introduite dans la vessie produisit un son obscur peu sensible…. L'opération fut faite le lendemain par M. Larrey, en moins de deux minutes, et il retira outre une balle recouverte d'un côté d'une couche de sang coagulé, de l'autre de molécules terreuses, et qui était incrustée d'une petite portion d'os, une petite esquille, une portion d'étoffe, et quelques caillots de sang noirâtre. Il fit quelques injections émollientes dans la vessie. Une hémorragie légère survint, mais fut facilement arrêtée. Un mouvement fébril se manifesta le troisième jour ; la suppuration s'établit ; la plaie fut détergée plusieurs jours après, et dès le septième l'urine commença à couler par l'urètre ; la cicatrice ne tarda pas à se faire, et le trente-unième jour de l'opé-ration , M. G. sortit de l'hôpital, parfaitement guéri, et alla rejoindre son régiment.

M. Larrey propose donc dans le cas où, à la suite d'un coup de feu, la balle est restée dans la vessie, de pratiquer le plus tôt possible et avant l'altération de la vessie, l'augmentation de volume de la balle, l'opération de la taille sous-pubienne, comme le meilleur moyen de l'extraire, ainsi que les autres corps étrangers qui peuvent l'accompagner, de prévenir tous les accidens, et il est évident qu'aucun procédé n'est comparable à celui-là.

PLAIES DES MEMBRES.

Les principes que nous avons posés au chapitre des plaies d'armes à feu en général, s'appliquant parfaitement et plus particulièrement encore aux blessures qui intéressent les membres, nous ne considérerons ici ces blessures que sous le rapport des opérations majeures qu'elles exigent quelquefois.

DES AMPUTATIONS

ET

DE LA RÉSECTION DES OS.

On s'est beaucoup occupé du procédé opératoire qui mérite la préférence pour l'amputation du bras dans l'article ; et rien , en
général , ne paraît plus aisé que l'exécution
des préceptes que l'on lit dans les livres. Mais,
c'est aux armées , sur-tout après les batailles
dans lesquelles on s'est principalement servi
du canon, que l'on a de fréquentes occasions
de remarquer combien sont peu susceptibles
d'être mis à exécution ces préceptes. C'est là
qu'à la suite des blessures qui exigent le moyen
dont nous nous occupons, on a lieu de se
convaincre que le procédé opératoire doit
nécessairement varier : que le lambeau que l'on

doit toujours s'attacher à conserver pour diminuer l'étendue de la plaie, former le
moignon de l'épaule, et abréger la guérison,
doit être formé tantôt par le deltoïde et les
chairs de la partie supérieure de l'épaule ;
tantôt par les pectoraux et la masse charnue
de la partie antérieure ; quelquefois par le
grand dorsal et les autres muscles de la partie
postérieure ; d'autres fois enfin par la peau et
les chairs de la partie interne du bras. Le
corps vulnérant qui, dans le cas dont nous
parlons, est un boulet ou un éclat d'obus, de
bombe, a-t-il, en fracassant la partie supérieure de l'humérus, enlevé le deltoïde, le
sus-épineux, l'apophyse acromion, comme cela
eut lieu chez le général Fugières ; il faut
chercher ailleurs que dans ces parties charnues
le lambeau nécessaire pour recouvrir l'articulation, et former, comme l'a fait M. Larrey,
un lambeau antérieur avec le pectoral et tout
ce qu'on peut conserver de tégumens, et en
particulier avec le grand dorsal et le grand
rond. Un biscayen, un petit boulet avait-il
traversé l'extrémité supérieure du bras, enlevé
la tête ou portion de l'extrémité supérieure de
l'humérus, blessé l'artère et le plexus axillaires,
on suivait alors le procédé de Lafaye, et l'on

formait le lambeau aux dépens du deltoïde respecté dans la blessure. Le projectile, agissant obliquement et d'avant en arrière, avait-il, en fracassant l'épaule, enlevé une portion du pectoral, lésé l'artère et le plexus axillaires ; on conservait alors du deltoïde, du sus—épineux et des tégumens correspondans tout ce qu'il était possible d'en conserver, et l'on s'en servait pour remplacer en quelque sorte ce qui avait été enlevé. Le corps vulnérant, en blessant de côté et d'avant en arrière, avait-il porté ses effets sur la partie postérieure du deltoïde, sur le grand rond, le grand dorsal et la partie supérieure de l'humérus ; on suivait alors un procédé contraire, et l'on cherchait dans les parties épargnées de quoi aider à la nature dans le travail important dont elle allait s'occuper.

En général, dans les dernières guerres, on a obtenu de cette terrible opération autant de succès que l'on pouvait en espérer ; et sur dix-neuf fois où elle a été pratiquée, en Égypte seulement, elle a eu, suivant M. Larrey, treize fois les résultats les plus avantageux. Toutefois, il ne faudrait pas croire qu'on y avait recours dans les cas ordinaires de fracture même comminutive de l'extrémité supérieure

de l'humérus : ces cas assez fréquens aux armées, n'ont pas toujours été comptés par les
chirurgiens militaires au nombre de ceux qui
exigent l'amputation dans l'article. Dans ces
circonstances extrêmement graves, ils avaient
quelquefois recours à l'extraction des esquilles,
et ensuite à un pansement méthodique à l'aide
duquel ils parvenaient à conserver le membre ;
d'autres fois ils faisaient l'entière extraction
de la tête de l'humérus ou de ses fragmens,
pratiquaient quelquefois la résection de la partie
supérieure du fragment inférieur ; et ces procédés qui, je crois, n'avaient point été employés avant les dernières guerres, ont été
mis en usage depuis, un grand nombre de
fois, avec le succès le plus marqué, et doivent
être regardés comme une heureuse innovation
de la chirurgie moderne.

Il en est de la fracture de la tête de l'humérus faite par un biscayen ou une balle
comme de toute autre fracture produite par
la même cause : le mal ne se montre pas dans
toute sa gravité. On n'apperçoit qu'une ou
deux plaies plus ou moins étroites ; l'épaule conserve sa conformation ; le malade, qui souffre
peu, jouit encore d'une certaine liberté des
mouvemens du poignet, de l'avant-bras, et

quelquefois de ceux du bras, parce que le fragment inférieur est maintenu en place par la capsule et les tendons des nombreux muscles de l'épaule, et trouve contre le supérieur, ou même contre la cavité articulaire de l'omoplate, le point d'appui dont il a besoin pour l'exécution de ces mouvemens. Cependant si l'on porte le doigt dans les plaies ; si l'on palpe attentivement le contour de l'articulation, on reconnait le désordre qui y existe : outre des déchiremens plus ou moins étendus, des esquilles plus ou moins volumineuses, quelquefois détachées et écartées, on sent un vide, un manque de continuité à l'os, produit par le resserrement de la tête contre la cavité de l'omoplate, et l'éloignement du corps de l'humérus occasionné par le poids du bras.

Dans ce cas, les chirurgiens militaires ont reconnu qu'il ne suffisait pas d'inciser et d'agrandir l'entrée et la sortie de la balle, d'extraire les esquilles, et de faire un pansement quelque méthodique qu'il pût être. L'expérience leur a appris que la présence de la tête de l'os ainsi brisée dans la cavité glénoïde y devenait un corps étranger qui irritait les parties voisines, enflammait l'articulation, et qu'il en résultait des dépôts, des fusées purulentes, des caries, et un ensemble d'accidens qui ne laissaient pas même par la suite la ressource de l'amputation dans l'article. Ils ont osé faire l'extraction de la tête de l'humérus, vider l'articulation scapulo-humérale de tous les fragmens osseux, de tous les débris produits par le coup dont cette articulation avait été atteinte. En 1795, M. Percy comptait déjà dix-neuf cures opérées par ce procédé (*Éloge de Sabatier*). Sur dix sujets auxquels j'ai fait l'extirpation de la tête de l'humérus, dit M. Larrey, l'un est mort de la fièvre d'hôpital ; deux ont succombé au scorbut à Alexandrie; un quatrième après sa guérison a péri de la peste à notre retour de Syrie : les autres sont repassés en France bien portans. Le bras s'est soudé avec l'épaule chez les uns; et il s'est établi chez les autres une espèce d'articulation qui permet des mouvemens. MM. Moreau ont opéré cinq fois cette résection, et en ont transmis les détails dans un mémoire très-intéressant. M. Bottin a opéré une cure semblable à Barcelonne ; M. Courville une à Mayence. MM. Peret et Lafaye ont également réussi, dans un cas extrèmemeut compliqué, à conserver le bras à un jeune soldat qui était à l'hôpital de St.-Sébastien. Enfin ces sortes de guérisons se sont tellement multipliées aux armées ; le procédé opératoire est devenu tellement familier aux chirurgiens militaires, qu'il ne serait plus possible de compter les premières, et que l'autre ne leur présente plus ni dangers ni difficultés.

Voici le procédé de **M. Larrey.** » Je pratique, dit-il, dans le centre du muscle deltoïde, une incision parallèle aux fibres de ce muscle, en la prolongeant le plus possible. Je fais écarter les bords de la division pour mettre à découvert l'articulation dont la capsule est ordinairement ouverte, et, à l'aide d'un bistouri courbe boutonné, je coupe avec la plus grande aisance les attaches des tendons des sus-épineux, sous-épineux, petit rond, sous-scapulaire, et la longue portion du biceps. Ensuite je dégage la tête de l'os, et la fais sortir par la plaie récente du deltoïde en la poussant avec les doigts, ou un élévatoire par l'une des plaies latérales : je rapproche le bras de l'épaule, et le fixe dans la position convenable, à l'aide d'une écharpe et d'un bandage contentif. » (*Ouv. cité.*)

Quelque simple et rationnel que paraisse ce procédé, il paraît néanmoins susceptible de modifications indiquées, nécessitées même par la nature de la blessure qui exige une semblable opération. Dans des circontances qui diffèrent nécessairement, on ne doit pas se conduire d'après une méthode uniforme ; mais c'est toujours d'après de profondes connaissances que l'opérateur doit prononcer sur ce qui convient le mieux pour le cas dont il est question, et c'est son génie qui doit lui en fournir les moyens. *C'est chose très-difficile,* disait le bon Paré, *que de mettre clairement et entièrement par écrit la chirurgie manuelle ; elle doit plutôt s'apprendre par imagination, et en voyant besogner de bons et expérimentés maîtres.*

Je n'ai pas eu occasion de pratiquer aux armées l'extraction de la tête de l'humérus fracturée et séparée du reste de l'os ; opération nouvelle qui doit singulièrement diminuer les cas d'amputation du bras dans l'article ; mais j'ai eu celle d'opérer la résection de la tête de cet os, qui n'est ni moins difficile ni moins importante, et j'en ajouterai l'histoire au petit nombre de celles qui existent.

Autant séduit par les succès bien vantés de quelques chirurgiens anglais que par les conseils des hommes qui tenaient à juste titre, en France, le sceptre de la chirurgie, je pratiquai sur la fin de 1794 sur Catherine Müller de Klein-Witerneim , près Mayence , âgée de vingt-trois ans , la résection de la tête de l'humérus droit exostosée , profondément cariée, et en partie ankilosée à la suite d'un coup de feu reçu à cette partie deux ans auparavant. Je fis sur le deltoïde deux incisions de la longueur de cinq pouces environ , à raison du volume considérable de l'épaule. Ces incisions éloignées à leur extrémité supérieure , se réunissaient à l'inférieure , et formaient une espèce de *V*. Je disséquai et soulevai le lambeau deltoïdien , et coupai ensuite la capsule. Mais lorsque je voulus faire sortir la tête de l'humérus de la cavité de l'omoplate , j'éprouvai des obstacles occasionnés par l'état de roideur qu'avaient acquis les muscles grand et petit ronds , sus et sous-épineux , et sous-scapulaire , et par l'ankilose même de la partie. Cette difficulté ; une hémorragie assez abondante , et la crainte que je voyais peinte sur le visage de mes confrères présens à l'opération , me firent repentir un instant de l'avoir tentée. Mais il est dans l'exercice de notre art des circonstances où il n'est plus permis de reculer. Je crus mon honneur intéressé, sinon au succès , du moins à la terminaison de mon entreprise. Je me rendis maître du sang par deux ligatures ; je coupai tous les tendons qui s'insérent à l'extrémité supérieure de l'humérus que j'isolai autant que possible de toutes les parties environnantes ; j'agrandis en avant et en arrière l'incision de la capsule épaissie, resserrée, et en quelque sorte cartilagineuse ; j'enlevai des esquilles et des fragmens d'os vermoulus sur lesquels le tranchant de mon instrument s'émoussa plusieurs fois ; je détruisis les adhérences que l'os avait contractées avec les bords de la cavité glénoïde et qui constituaient en partie l'ankilose. Enfin je parvins péniblement à faire sortir la tete de l'os, ou plutôt ce qui restait de cette tête, de la cavité de l'omoplate. Dans toutes mes incisions et dissections, j'eus la précaution de diriger toujours autant que possible le tranchant de l'instrument le plus près de la portion d'os que j'avais intention d'enlever. Lorsque j'eus isolé la tête de l'humérus de la cavité de l'omoplate, et que je tenais par-là même éloignée de l'artère et du plexus axillaires qu'il est si important de ménager, je la trouvai séparée par endroits des parties auxquelles elle est naturellement unie, par l'effet de dépôts qui avaient eu lieu, et qui s'étaient, à diverses époques, abcédés sous l'aisselle où ils avaient laissé des fistules qui m'avaient conduit à la connaissance de l'état de ces parties ; ce qui me dispensa de passer, comme les auteurs le conseillent, la lame d'un couteau ou d'un bistouri entre la tête de l'os et les parties voisines. Enfin j'éloignai autant qu'il me fut possible la partie supérieure de l'humérus de l'omoplate en portant fortement l'extrémité inférieure de cet os en avant et en dedans, et tirant la partie supérieure dehors avec une petite ficelle qui me servit à diriger la scie avec laquelle je terminai mon opération. La portion de l'humérus enlevée avait précisément deux pouces de longueur, était assez saine quoique tuméfiée à l'endroit de la section : mais supérieurement, on n'aurait pas pu reconnaître qu'elle formât l'une des extrémités de l'humérus.

Des accidens inflammatoires assez graves se manifestèrent et m'engagèrent à faire deux saignées et à couvrir l'épaule de cataplasmes. Plusieurs abcès se formèrent au bras, sous le grand pectoral, sous le grand dorsal, et furent long-tems à se tarir. Le pus qui séjournait dans la cavité occupée auparavant par la tête de l'humérus, cavité qui se trouvait agrandie par la rétraction des muscles dont l'insertion à cet os avait été détruite, obligea de faire sous l'aisselle une contre-ouverture pour lui donner une libre issue, ainsi qu'à une portion du cartilage de la cavité de l'omoplate qui s'exfolia. Enfin, après plus de trois mois, les accidens se calmèrent; mais aux craintes que j'avais eues jusqu'alors de perdre ma malade succéda peu à peu la certitude qu'en lui conservant la vie et le bras, celui-ci ne lui serait jamais que d'une bien faible utilité. En effet, raccourci de près de deux pouces, n'ayant contracté aucune espèce d'union avec l'omoplate, il pendait inutilement à côté de la malade qui n'avait aucun mouvement du bras, ne conservait qu'à un bien faible degré ceux de l'avant-bras, du poignet et de la main. Une fistule qui aboutissait à la cavité articulaire qui avait peine à se remplir, rendait l'état de la malade plus pénible, et laissait encore des doutes sur le résultat de l'opération, lorsque, près de cinq mois après l'avoir faite, le corps d'armée auquel j'étais attaché fut repoussé par l'ennemi, ce qui m'éloigna beaucoup de ma malade, et ne m'a laissé ni la possibilité ni la satisfaction d'avoir de ses nouvelles.

D'autres à ma place pourraient présenter cette opération comme couronnée de succès : mais, après vingt-deux ans, j'ai encore trop présens à l'esprit et les difficultés qu'elle a présentées, et les longs et pressans dangers dont elle a été suivie, et, je dois le dire, la presque inutilité dont je crois qu'elle a été, pour tenir un langage que démentirait ma conscience.

Fondé sur les mêmes principes d'après lesquels on a pratiqué la résection de l'extrémité supérieure de l'humérus en cherchant à conserver le bras, on a voulu appliquer la même doctrine et pratiquer la même opération aux articulations ginglymoïdales ; et il s'est trouvé quelques chirurgiens assez entreprenans pour tenter la résection des extrémités osseuses dans les articulations du coude, du poignet, du genou et du pied.

Outre les cinq opérations de résection de l'extrémité supérieure de l'humérus pratiquées par MM. Moreau, et dont j'ai déjà parlé, on leur doit un pareil nombre de résections des extrémités articulaires des os du coude faites avec des résultats qu'on n'aurait pas espérés. Voici le procédé qu'ils emploient : le malade étant couché sur le ventre, ayant le bras écarté du corps, l'opérateur fait une incision plus ou moins étendue de chaque côté de l'extrémité inférieure du bras, sur la crête des condyles de l'humérus, réunit ces deux plaies en coupant transversalement la peau et le tendon du trétriceps brachial au-dessus de l'apophyse olécrane, et forme un lambeau quadrilataire qu'il détache de l'os en le disséquant de bas en haut : il isole ensuite la partie cariée de l'os des fibres musculaires, introduit entre l'os et les chairs une spatule ou le manche d'un scalpel, coupe avec la scie tout ce qu'il veut enlever de l'humérus; ensuite baissant l'avant-bras, il soulève la partie retranchée, détruit ses adhérences, et l'enlève. Le cubitus et le radius participent-ils à la carie; il les met à découvert par un second lambeau, les isole des chairs qui les recouvrent, puis enlève avec la scie ce qui est malade en s'attachant à conserver l'insertion du biceps et du brachial antérieur, lie les artères, pratique quelques points de suture pour réunir les lambeaux, et fait un bandage convenable.

La maladie se borne-t-elle à l'un des condyles ou à la partie voisine de la surface articulaire de l'humérus; un seul lambeau triangulaire suffit pour mettre à découvert la partie affectée et en favoriser l'ablation.

Nos malades, dit M. Moreau, n'ont jamais éprouvé d'autres accidens que ceux qui accompagnent les grandes opérations, et leurs plaies se sont cicatrisées avec une promptitude et une régularité qui ne laissaient rien à désirer.

Marquoise, sergent au 3.ᵉ bataillon de la Meuse, entre à l'hôpital pour une plaie fistuleuse située au côté externe de l'articulation humero-cubitale qui résultait d'un coup de feu. M. Moreau fait une incision longue de trois pouces sur la crête du condyle externe de l'humérus, la prolonge d'un pouce dans la même direction sur l'extrémité supérieure du radius en partant du quart inférieur de cette grande plaie, coupe transversalement la peau et le tissu cellulaire au-dessus de l'olécrane jusqu'au tendon du triceps brachial exclusivement, détache et renverse ces deux lambeaux triangulaires; puis, après avoir extrait la balle restée entre les os, il enlève la partie externe de la tête du radius, la tubérosité externe de l'humérus ainsi qu'une couche de substance compacte de cet os épaisse de quatre lignes et longue d'un pouce, il rapproche les lambeaux, les réunit par deux points de suture, et guérit assez bien son malade pour, après six semaines, le renvoyer à son corps où il continue son service pendant deux années. Aujourd'hui il travaille du métier de cordonnier, sans éprouver ni gêne ni diminution dans les mouvemens de l'articulation.

MM. Percy et Champion ont pratiqué des opérations semblables et obtenu des succès pareils.

M. Moreau rapporte également des observations de résections des surfaces articulaires du fémur et du tibia faites avec succès. Le procédé, dont il faut lire les détails dans l'ouvrage même de l'auteur, consiste à faire deux incisions sur les parties latérales inférieures de la cuisse, à les réunir en bas et sous la rotule par une incision transversale, à disséquer le lambeau de bas en haut, en y comprenant la rotule, à détacher les muscles qui environnent l'extrémité inférieure du fémur, et scier l'os; il renverse ensuite en devant la partie sciée, et en coupe les adhérences. Le tibia et le péroné sont-ils altérés; il prolonge ses incisions longitudinales, forme un lambeau qu'il dissèque de bas en haut, met à découvert les os, les isole et les scie.

Veut—il pratiquer la résection de l'extrémité inférieure du tibia, du péroné, enlever une partie de l'astragale ; il fait une incision longitudinale derrière la partie inférieure du péroné, puis une transversale sous la malléole externe, dissèque le lambeau, isole l'os et le coupe avec un ciseau bien tranchant et un maillet, divise ses ligamens et l'enlève. Faisant ensuite retourner le malade, il pratique une nouvelle incision sur le bord postérieur et interne du tibia, et une seconde transversale qui, de l'extrémité inférieure de celle—ci, est prolongée jusqu'au tendon du jambier antérieur, en passant sous la malléole interne, détache et renverse le lambeau, isole le tibia principalement à sa partie postérieure, y engage une petite scie avec laquelle il fait la section du tibia, divise les ligamens articulaires et l'extrait. Puis il emploie la gouge et le maillet pour enlever la partie viciée de l'astragale, fait la suture des lambeaux et un pansement convenable.

M. Moreau a fait quatre fois cette opération sur des sujets qui ont guéri, et qui existent encore et marchent avec assez d'aisance.

Il a également opéré la résection de la partie inférieure du radius et du cubitus ; a enlevé des portions du carpe et du métacarpe, du tarse et du métatarse, en conservant le mouvement et l'usage de la main ou du pied. (*Essai sur l'emploi de la résection des os.*)

Ces opérations sont sans contredit d'heureuses innovations dues à la chirurgie moderne, et qui semblent devoir diminuer considérablement les cas d'amputation , puisqu'une bonne partie de celles—ci sont nécessitées par les lésions graves des articulations pour lesquelles les procédés dont nous nous occupons paraissent, d'après les observations de MM. Moreau , devoir remplacer avec avantage les amputations. Sans vouloir discuter ici la doctrine de la résection des extrémités articulaires, nous dirons seulement que cette résection , évidemment avantageuse en général, n'est pas également et indifféremment applicable aux extrémités supérieures et aux extrémités inférieures. S'il est incontestable qu'il soit toujours avantageux , toujours préférable de conserver les premières, et d'en conserver le plus possible ; . si les nombreux usages auxquels ces parties sont destinées indiquent assez de ne recourir à leur amputation que dans l'impossibilité bien constatée de les conserver même en partie, et même très—difformes ; si leurs lésions sont et plus faciles à traiter, et plus susceptibles de guérir ; si l'on retire encore de grands avantages d'un bras, d'un avant-bras, d'un poignet, de quelques doigts bien dif-formes, ankilosés, atrophiés, etc. ; il n'en est pas de même des extrémités inférieures dont les lésions sont, en général, bien autrement graves, bien autrement difficiles à traiter, à maintenir, sujettes a plus d'accidens ; et qui, du moment où elles deviennent inaptes à la sustentation ou à la progression du corps, sont non-seulement plus nuisibles qu'utiles, mais peuvent être toujours avantageusement remplacées par une jambe de bois. Ces prin-cipes, qui sont de toute évidence, étaient ceux de la plupart des chirurgiens militaires ; aussi n'est-il pas à ma connaissance que, dans tout le cours de nos longues guerres, ils aient pratiqué de résections des articulations gingly-moïdales, quoique c'est bien aux armées qu'il a dû se présenter plus d'occasions de les pra-tiquer, et qu'elles y auraient été faites, si les chirurgiens militaires les eussent jugées fondées en principes. Mais quelques résultats avanta-geux ne suffisaient pas à leurs yeux pour établir la prééminence de la résection des ex-trémités osseuses fracturées ou affectées de carie dans les articulations ginglymoïdales sur l'amputation. En effet, est-il bien chirurgical, est-il bien humain de faire subir à un malheureux la résection des extrémités articulaires du genou, opération dont les longueurs, les douleurs et les dangers ne peuvent être mis en parallèle avec ceux de l'amputation aussi simple que facile de l'extrémité inférieure de la cuisse, dans l'espoir de lui conserver, après un an d'accidens et de dangers, une jambe amaigrie, contournée, raccourcie de quatre ou cinq pouces, dont les os ne peuvent contracter d'adhérences avec le fémur (*voyez l'ouvrage même de M. Moreau*), une jambe enfin qui ne peut servir ni à la sustentation ni à la progression, et qui s'oppose même à ce que ce malheureux puisse se servir du pilon de bois ordinaire? Les chirurgiens militaires n'ont pas même, que je sache, eu l'idée d'une opération moins difficile pour eux, moins périlleuse pour le malade, dont l'indication, en supposant cette opération admissible, se présentait tous les jours aux armées : je veux dire, la résection des fragmens d'un os brisé par un coup de feu dans certains points de sa longueur. Sans proposer textuellement cette opération que je ne fais qu'indiquer, on pourrait alléguer en sa faveur que, dans les fractures des membres faites par armes à feu, c'est sur—tout la présence des esquilles, des pointes d'os dans l'intérieur d'un membre qui rendent la maladie si grave, et la font si souvent se terminer d'une manière fâcheuse ; et qu'en pratiquant l'opération dont je parle, on enlèverait cette cause fé—conde d'accidens, on simplifierait la maladie, on préviendrait souvent une amputation, on donnerait aux fragmens de l'os un point d'appui qui les maintiendrait en contact et favoriserait leur réunion, comme dans une fracture transversale ; enfin, on conserverait un membre. Ainsi, par exemple, dans une fracture faite par une balle, à la partie moyenne de la cuisse, on pratiquerait une longue incision à la face antérieure de ce membre, ou même à l'endroit de la blessure ; on extrairait les esquilles ; on ferait sortir les extrémités des fragmens à travers cette plaie, et on en opérerait la résection. Ensuite on placerait le membre dans une position avan—tageuse, et on se conduirait au reste comme dans une fracture ordinaire avec plaie. Dans la fracture du bras, de l'avant—bras, de la jambe, on pourrait agir conformément à ces

principes. Enfin si la théorie de cette opération nouvelle était approuvée , il ne man--
querait pas d'occasions d'en faire l'application.

Une opération que l'on n'a, je crois, point
encore pratiquée, est la résection de la tête ,
ou plutôt de la partie supérieure du fémur
dont j'ai rencontré une fois l'indication sans
cependant l'avoir faite. J'avais dans mon hôpital, il y a environ dix--huit mois, un enfant
de treize à quatorze ans qui avait un com--
mencement de luxation spontanée de la cuisse,
avec carie de l'extrémité supérieure du fémur.
La cuisse malade était plus alongée et plus
maigre que la saine dont elle était écartée
supérieurement : le grand trochanter faisait
une assez forte saillie en dehors. Une sonde
introduite par une fistule profonde qui avait
lieu à la partie supérieure et antérieure de la
cuisse, pénétrait jusqu'à l'os dont elle mani--
festait l'altération. Rien n'annonçait positive--
ment que l'os des hanches fût affecté; et le
mal paraissait limité à l'extrémité supérieure
du fémur. Déjà depuis long--tems, on employait
différentes espèces de cataplasmes, de linimens;
on avait placé des vésicatoires , appliqué et
réappliqué des moxa; le malade avait été aux
eaux de Bourbonne où il avait pris long-tems

la douche : rien n'avait arrêté les progrès de la maladie, qui cependant étaient assez lents ; Je fis voir ce malade à quelques-uns de mes confrères en leur faisant part du projet que j'avais de pratiquer la résection de toute la partie altérée du fémur. Mais aucun d'eux ne m'enhardit à l'entreprendre ; je ne communiquai pas même mon projet au malade qui sortit peu de tems après de l'hôpital, et dont je n'ai plus entendu parler.

Voici comment je concevais cette opération : J'aurais pratiqué à la partie supérieure externe de la cuisse une incision longue et profonde dont j'aurais écarté et au besoin incisé les bords : j'aurais mis à découvert la partie supérieure du fémur, aurais coupé transversalement la capsule et le ligament triangulaire : j'aurais examiné l'état du grand trochanter, et aurais respecté les tendons qui s'y insèrent, si je l'avais trouvé sain ; dans le cas contraire, j'aurais coupé ces tendons, aurais dirigé le genou en dedans, par conséquent la partie supérieure du fémur aurait été portée en dehors ; et j'aurais, avec une petite scie, fait la section de toute la partie altérée de cet os. Si j'avais trouvé la cavité cotyloïde cariée ou malade, j'en aurais de suite fait la cautérisation. Ensuite, au moyen d'un pansement et d'un bandage méthodiques, j'aurais essayé de mettre le fémur en rapport avec la tubérosité de l'ischion avec laquelle j'aurais tâché de lui faire contracter une articulation artificielle.

En réfléchissant à cette opération, il paraît qu'elle peut rencontrer d'autres indications que celle que m'a fournie ma pratique. Les motifs pour lesquels on conseille et l'on pratique maintenant l'extraction de la tête de l'humérus fracturée par un coup de feu, doivent être les mêmes pour une semblable fracture de la tête et du col du fémur. Je ne dois pas taire cependant qu'on lit dans le dernier ouvrage de M. le professeur Boyer, que « si toutes » les circonstances se réunissent pour engager » à mettre en usage la résection de l'extré— » mité supérieure de l'os du bras ; tout, au » contraire , s'oppose à l'exécution et au » succès d'une semblable opération appliquée » au fémur. L'épaisseur considérable des chairs » qui recouvrent l'articulation ilio-fémorale ; » la solidité des ligamens qui l'entourent, ou » qui sont placés dans son intérieur ; la » profondeur de la cavité cotyloïde; la diffi— » culté de luxer la tête du fémur , et de » porter la scie au milieu d'une si grande

» épaisseur de chairs, rendraient l'opération
» très-laborieuse..... et doivent y faire re—
» noncer entièrement. » (*Traité des mal.
chir. t. 4, pag.* 541.) Néanmoins je me per-
mettrai d'objecter, sous forme de doute, et
avec toute la déférence que je dois à mon
illustre et ancien maître, 1.° que l'épaisseur
des chairs qui recouvrent l'articulation ilio-
fémorale est très-petite, sur-tout dans la
luxation spontanée de cet os qui le porte
encore en dehors, et rend son extrémité
supérieure plus saillante; 2.° que les ligamens
qui l'entourent sont plus alongés et plus lâches
par leur extrême extension, par conséquent
plus faciles et moins dangereux à inciser ;
3.° enfin qu'il ne doit plus être question ici
ni de la profondeur de la cavité cotyloïde,
ni des difficultés d'en extraire la tête de l'os
et de la luxer, puisque cette tête en est déjà
sortie, et qu'il y a luxation spontanée. Malgré
ces raisons qui me paraissent favorables à la
résection de l'extrémité supérieure du fémur
dans les cas extrêmement graves, dont j'ai
parlé plus haut, je ne la propose néanmoins
qu'avec toute la réserve qu'on doit apporter
en pareil cas, et je soumets entièrement mon
opinion à ce que décidera l'expérience qui

n'a point encore été consultée. Si, par la suite, elle prononce en faveur de cette opération, je m'applaudirai d'y avoir pensé un des premiers, et d'avoir apporté de nouvelles raisons en sa faveur. Dans le cas contraire, j'aurai été séduit par l'extrême désir de reculer les bornes de mon art.

AMPUTATION DE LA CUISSE DANS L'ARTICLE.

Un des principaux caractères des chirurgiens militaires pendant nos dernières guerres était une noble audace : rien ne leur coûtait lorsqu'il s'agissait d'arracher un malheureux à la mort. Ils pensaient que quelque cruelle que pût être une opération, elle devenait un acte d'humanité quand elle pouvait conserver la vie ; et que plus le danger était grand et pressant, plus les secours devaient être prompts et énergiques. Fondés sur les connaissances les plus précises en anatomie, sur une profonde méditation du pouvoir et des bornes de la nature et de l'art, sur la grande habitude d'opérer que l'on acquiert nécessairement aux armées, ils ne pouvaient manquer d'entreprendre les opérations les plus hardies que le succès devait par conséquent quelquefois couronner. Cependant si l'on n'a que rarement pratiqué l'amputation de la cuisse dans l'article, on peut dire que c'est moins parce que les occasions de faire cette opération ont manqué, que parce que tous les chirurgiens auxquels ces occasions se sont présentées, n'ont pas eu le courage et le sang-froid nécessaires pour la pratiquer : et j'avoue qu'il n'y a, même parmi les chirurgiens distingués, rien de plus rare et de moins susceptible d'acquérir, que les qualités nécessaires pour entreprendre de conserver les trois quarts d'un individu en faisant l'ablation de l'autre quart.

Il était encore réservé au chirurgien militaire qui s'est trouvé le plus souvent à la tête de la chirurgie dans les armées, nonseulement de pratiquer l'opération dont nous nous occupons, et de voir deux fois sa noble audace couronnée de succès, mais même d'indiquer le procédé le plus convenable, en général, et de déterminer les cas qui exigent cette terrible, mais quelquefois indispensable mutilation. Je pourrais rapporter ici ces préceptes ainsi que les détails opératoires, s'il n'en était amplement fait mention dans tous les ouvrages modernes, mais sur-tout dans celui de M. Larrey, et si je n'étais persuadé d'ailleurs qu'un procédé opératoire est précisément ce qu'un chirurgien habile a le moins besoin de connaître ; que celui-ci sait toujours trouver dans son génie le procédé le plus convenable au cas pour lequel il est appelé ; que ce procédé ne peut point être uniforme, mais qu'il doit au contraire varier autant que les circonstances et les cas particuliers qui peuvent l'exiger. Et c'est ce dont Barbet, qui a écrit le premier sur le sujet qui nous occupe, était déjà persuadé, il a près de soixante ans, lorsque, par ces motifs qui font la partie saillante de son mémoire (1), il s'est dispensé de décrire aucun procédé.

Relativement à l'amputation de la jambe, les chirurgiens militaires se sont constamment conformés au précepte qui fixe à quelques travers de doigt au-dessous du genou le lieu de l'opération. Néanmoins il est quelques praticiens qui pensent qu'habituellement on fait cette opération un peu trop bas, ce qui laisse au moignon une longueur plus incommode qu'utile, et dans le cas où la lésion occupe l'endroit où habituellement on fait la section, oblige de recourir à l'amputation de

---

(1) Prix de l'Acad. de chirurgie. *Tom.* 4.

l'extrémité inférieure de la cuisse. D'après cette double considération, M. le D. Garrigue a conseillé d'amputer la jambe plus haut qu'on ne le fait ordinairement ; c'est-à-dire, de faire l'opération de manière que la section traverse la tête du péroné ; et plusieurs fois il l'a pratiquée ainsi avec succès dans des occasions qui ne lui laissaient pas le choix d'un autre endroit. Aux raisons dont il appuye son procédé, il ne serait pas difficile d'en ajouter d'autres qui seraient également en sa faveur, et même dans des cas semblables à ceux pour lesquels il l'a employé, aucun autre procédé ne peut être mis en parallèle. Au lieu d'un moignon conique et plus ou moins douloureux, formé par la cuisse qu'on était dans l'usage d'amputer pour ces cas particuliers avant cette découverte, on conserve à l'individu un moignon obtus, solide, formé par le genou. Cette opération au point qui vient d'être indiqué, dit M. Larrey, m'a réussi même lorsque les condyles du tibia avaient été dénudés des tégumens. Elle a encore réussi dans une circonstance plus difficile où les deux condyles étaient séparés par une fracture verticale.

Dans le cours du printems de 1813, un

mécanicien, qui avait un pied horriblement difforme de naissance, ce qui lui occasionnait de fréquens érysipèles et des ulcères qui lui faisaient passer au lit la moitié de sa vie, vint me prier de lui faire l'amputation de la jambe. J'examinai ce pied, et après m'être convaincu de l'indication de l'opération qu'il sollicitait, je lui dis qu'il faudrait couper la jambe à deux ou trois travers de doigt au-dessous du genou, et que cet endroit était le seul où il fut permis de pratiquer cette opération. Mon homme me répondit qu'il savait cela aussi bien que moi ; mais que si j'étais bon chirurgien, lui était aussi bon mé-canicien ; qu'il avait long-tems médité sur un moyen de remplacer le bas de la jambe et le pied ; qu'il était certain de réussir ; que d'ailleurs il ne se déciderait point à se laisser couper la jambe à l'endroit que je lui désignais. Flatté de trouver en même tems l'occasion de m'assurer si le précepte qui détermine le lieu où il convient de faire l'amputation de la jambe est irrévocablement posé, et de savoir par quel moyen cet individu prétendait rem-placer le bas de sa jambe et son pied, je souscrivis à ses désirs, et lui amputai la jambe à trois pouces au-dessus des malléoles, lieu qu'il me désigna lui-même. La guérison ne se fit pas attendre long-tems. Mon malade sortit de l'hôpital , me disant qu'il allait construire sa jambe et son pied artificiels : je le priai de me les faire voir aussitôt qu'ils seraient achevés , mais il n'est point venu chez moi , et je l'ai vu souvent par la ville marchant tantôt très-péniblement au moyen de sa jambe artificielle que je n'ai point vue , tantôt avec une jambe de bois ordinaire. Depuis que j'ai envoyé mon mémoire à la société médicale , cet homme fatigué de ne pouvoir se servir comme il l'avait cru de sa mécanique , ou d'avoir une longue jambe qui l'incommodait beaucoup lorsqu'il se servait de sa jambe de bois , comme ce courageux capitaine , qui était dans le même cas , et dont Paré nous a transmis l'histoire (1) , en a demandé l'amputation , que mon confrère M.

____

(1) Estant sur un navire, le capitaine Leclerc eust un coup de canon qui lui emporta le pié un peu au-dessous de la cheville, de laquelle plaie fut guéri : mais quelque tems après, voyant que sa jambe lui nuisait, la fit couper jusqu'à cinq doigts près du genouil, et maintenant se trouve mieux à marcher qu'il ne faisait. *Liv.* 12, *chap.* 29.

Villars lui a faite en ma présence, avec beaucoup de dextérité, et dont il l'a guéri en moins de quinze jours en opérant la réunion immédiate.

Une pratique qui était familière aux chirurgiens des armées était celle des amputations partielles de la main ou du pied. Nombre de fois, j'ai amputé ou vu amputer une portion de la main ou une portion du pied. A Strasbourg, j'ai vu enlever au colonel Del..... les deux derniers os du métatarse avec les orteils correspondans, et le malade, qui a guéri promptement, marchait assez librement pour continuer son service. Combien n'ont pas été pratiquées d'amputations entre les os du tarse et ceux du métatarse, et même entre ces premiers! Que de fois n'a-t-on pas enlevé, avec succès plusieurs os du métacarpe ou du métatarse avec les doigts ou les orteils correspondans! J'ai vu enlever plus des deux tiers du calcaneum à un militaire qui n'a eu besoin ensuite que d'un talon élevé pour marcher assez librement. Enfin toutes les fois que les chirurgiens militaires entrevoyaient la possibilité de marcher en conservant une portion du pied, ou de conserver une partie quelconque de la main, ils se bornaient à la soustraction de la partie dont la conservation était physiquement impossible. Ils surmontaient toutes les difficultés pour parvenir à ce but; et pour cela, ils n'avaient besoin ni de règles ni d'exemples.

Il n'est pas à ma connaissance que la chirurgie militaire moderne ait apporté quelqu'innovation, ou plutôt quelque nouveau degré de perfection aux autres espèces d'amputation; peut-être parce qu'étant plus fréquentes et moins cruelles, on a eu occasion de les pratiquer plus souvent, et par conséquent de les porter d'assez bonne heure au degré de perfection dont elles sont susceptibles. Peut-être cependant y aurait-il encore des expériences à faire relativement aux amputations dans les articles. Je ne sais pas si on a soumis à une suffisante discussion le précepte qui défend d'amputer au coude et au genou. L'opération pratiquée dans ces endroits serait et plus aisée et moins effrayante pour le malade : un seul bistouri suffirait pour la faire : le membre amputé conserverait plus de longueur; il serait tout aussi facile de conserver des tégumens pour recouvrir le moignon, et je suis disposé à croire que ces tégumens se réuniraient plus aisément aux surfaces articulaires des os qu'aux endroits sciés de ces mêmes parties.

J'ai fait relativement à l'amputation de la cuisse, une observation qui ne me paraît pas inutile. C'est que, dans ce cas, il est important de conserver, en général, et toute proportion gardée, une plus grande quantité de peau. Lorsqu'après la guérison, on veut adapter une cuisse artificielle, si la partie que l'on adapte appuye sur une cicatrice mince, tendue, facile à se rompre, cette cicatrice se rouvrira aisément ; au lieu que si tout le moignon est en quelque sorte recouvert par de la peau conservée aux dépens de la partie qui a été soustraite, la cuisse adaptée reposera sur une partie souple qui ne sera pas susceptible de se déchirer. Cette peau s'épaissira insensiblement, et donnera de la facilité et de la sûreté pour la progression. J'ai même remarqué qu'il était avantageux que le moignon formât une espèce de bourrelet capable d'empêcher le centre de la cicatrice, c'est-à-dire la partie de la cicatrice qui recouvre l'os, d'appuyer sur la cuisse artificielle.

La chirurgie militaire moderne a soumis à une nouvelle révision la question relative au tems le plus favorable aux amputations en général ; et le résultat de cette révision ne peut être qu'un acheminement au perfectionnement de l'art. En effet, les principes que l'on suivait assez généralement au commencement de la guerre actuelle relativement au tems le plus favorable au succès des amputations, étaient ceux qui avaient été professés par Faure, et auxquels l'Académie de chirurgie avait donné son approbation. Ces principes, que l'on donnait comme le résultat de la comparaison d'un grand nombre d'amputés, étaient en faveur des amputations tardives ; de sorte que quelque grave qu'ait été une blessure, le malheureux qui en était affecté était condamné à supporter d'abord tous les accidens qui pouvaient et devaient survenir ; puis, lorsqu'il y avait résisté, on le soumettait à l'amputation qui avait encore ses accidens ; mais qui, disait-on, devaient être infiniment moins graves à raison de l'état de faiblesse auquel était nécessairement réduit le malade. Ces principes, peut-être admissibles dans la chirurgie civile où les cas qui exigent l'amputation sont pour l'ordinaire moins graves, réclament des secours moins prompts, ne le sont plus en chirurgie militaire pour des motifs dont le détail serait ici déplacé. La guerre fournit bientôt aux chirurgiens militaires de nombreuses occasions de reconnaître qu'ils ne pouvaient être applicables aux plaies qu'ils étaient appelés à traiter, et aux circonstances dans lesquelles ils se trouvaient le plus souvent. Des membres emportés totalement ; des hé—morragies qui menaçaient de faire périr des malheureux en quelques minutes ; des membres qui ne tenaient plus que par quelques lam—beaux eux-mêmes privés de vie ; des plaies, des fractures qui présentaient un affreux aspect ; des meurtrissures effroyables qui privaient de la chaleur et de la vie des membres mutilés : tous ces cas, et d'autres encore plus ou moins graves, réclamaient les secours les plus prompts ; et le seul convenable, le seul efficace était sans doute l'entière soustraction de parties ainsi mutilées : aucun autre ne pouvait être même proposable.

Mais tous les cas ne sont pas également graves, ne réclament pas aussi impérieusement, aussi promptement l'amputation. Il en est où elle n'est pas aussi immédiatement indiquée, où quelques circonstances même semblent la contre-indiquer. Il en est enfin où l'on saisit avec empressement tous les motifs qui pa—raissent favorables à la conservation d'un membre, où l'on se livre à une séduisante espérance lors même que l'amputation paraisse indiquée par quelques-unes des circonstances, et qu'elle ait été conseillée par quelques auteurs. Tel est le triple aspect sous lequel les chirurgiens militaires envisageaient cette importante question.

Ils rangeaient dans la première division, 1.º les cas dans lesquels un membre était entièrement emporté. 2.º Ceux dans lesquels les os étaient fracassés par un corps lancé par la poudre à canon, les parties fortement contuses, déchirées et profondément enlevées. 3.º Lorsque la même cause avait emporté beaucoup de parties molles et les principaux vaisseaux d'un membre, lors même qu'il n'y avait pas de fracture. 4.º Lorsqu'un boulet, sur la fin de sa course, avait frappé obliquement une partie de forme arrondie, et l'avait parcouru circulairement en roulant sur lui-même, sans produire de solution de continuité à la peau; et que les parties qui avaient souffert son action, telles que les os, les muscles, les vaisseaux, les nerfs, étaient dans un état de désorganisation qui ne laissait pas l'espoir de conserver le membre. 5.º Lorsqu'un éclat d'obus, un biscayen ou même une balle

avait fracassé les extrémités articulaires, sur-
tout celles du genou ou du pied ; que les
ligamens qui affermissent les articulations
avaient été détruits ; que le corps étranger
était resté dans l'intérieur de l'articulation et
ne pouvait en être extrait ; tous ces cas,
dis-je , étaient regardés par les chirurgiens
militaires comme réclamant promptement l'amputation ; et leur pratique n'a fait que jus-
tifier le conseil qu'en avaient donné pendant
cette guerre même Sabatier, Lombard, Noël,
MM. Percy et Larrey.

Faure, et avec lui l'Académie de chirurgie
avaient posé en principe que lors même que
l'amputation est indiquée à la suite d'une
blessure, il est des circonstances où il faut
temporiser, et que la commotion générale, la
trop grande vigueur du blessé, le mauvais
état des humeurs, l'inflammation d'un principal viscère, et la mortification non bornée
d'un membre étaient autant de motifs qui
devaient au moins faire ajourner cette opération. Mais d'abord les chirurgiens militaires
s'abstenaient d'amputer lorsque la commotion
était l'accident principal de la blessure , et
qu'elle paraissait devoir être mortelle. Ils
avaient remarqué au contraire que lorsqu'elle

était moins grave, ses effets se dissipaient ordinairement peu après l'amputation. Ils savaient que cette opération même, la saignée, la diète pouvaient prévenir les résultats d'un état de vigueur peu favorable au succès de l'opération. Ils avaient reconnu que l'altération des humeurs était plus rare qu'on ne le croyait autrefois et qu'elle ne pouvait, dans toutes les hypothèses, avoir une influence plus funeste sur la plaie qui résultait d'une amputation que sur une plaie plus grave ; l'amputation n'ayant pour but que de convertir une maladie très-dangereuse en une qui l'est moins. Ils n'avaient jamais vu, ces chirurgiens militaires, des individus affectés d'inflammation d'un viscère principal dans le cas de subir une amputation. Enfin ils avaient reconnu et constaté par un assez grand nombre d'observations que l'amputation pouvait convenir, qu'elle était même la seule ressource, quoique la gangrène ne fut point encore bornée, lorsque celle-ci avait sa cause dans la partie dont on faisait la soustraction par l'opération.

Mais un membre était-il simplement fracturé par une balle, par un biscayen même ; n'y avait-il que la plaie faite par le projectile, sans perte de substance, sans hémorragie, sans lésion des principaux nerfs, alors on se bornait à pratiquer d'amples incisions ; on faisait l'extraction du plus grand nombre possible d'esquilles et autres corps étrangers ; on plaçait le membre dans un appareil convenable ; on cherchait à prévenir les accidens, à favoriser la suppuration par la saignée, le régime, le repos le plus parfait lorsqu'il était possible, l'application de cataplasmes émolliens, un pansement méthodique. On s'abstenait plus particulièrement encore de l'amputation dans les fractures des extrémités supérieures, quand leur conservation était physiquement possible, parce que ces parties sont plus nécessaires aux besoins de la vie, que leurs fractures sont plus faciles à panser, à maintenir, sujettes à moins d'accidens, plus aisées à guérir ; que les malades sont plus transportables, et qu'en résumé quelque grande que soit la difformité du bras, de l'avant-bras, ou de la main, ces parties peuvent encore être et sont en effet de la plus grande utilité dans mille circonstances. On s'en abstenait également lors même qu'une fracture se prolongeait jusqu'à l'articulation voisine ; la pratique ayant constaté la guérison dans un assez grand nombre de cas semblables. Dans les fractures avec hémorragie occasionnée par l'ouverture d'un vaisseau même artériel, on cherchait encore dans l'emploi d'une compression méthodique, d'une ligature ou de la cautérisation, le moyen d'éviter l'amputation à laquelle, dans ces cas, et dans quelques autres analogues, les chirurgiens militaires n'avaient recours que lorsque des accidens graves survenant, ne laissaient de ressources que dans ce moyen même; ou, comme Faure l'avait déjà conseillé, lorsque les efforts de la nature tendaient évidemment, non pas à conserver la partie, mais bien à s'en débarrasser.

Cependant dans les cas de fractures compliquées aux extrémités inférieures, les chirurgiens militaires étaient moins réservés sur l'amputation, parce que, 1.º les os de ces parties étant plus gros, plus volumineux, le fracas s'étend plus au loin; 2.º parce que les membres étant plus épais, plus charnus, il est plus difficile de rechercher et d'extraire les esquilles, les corps étrangers, d'apprécier les dégats intérieurs, et d'y remédier; 3.º parce que les accidens de ces fractures sont plus graves, les probabilités de succès beaucoup moindres; 4.º parce que les extrémités inférieures ne pouvant servir qu'à la sustentation ou à la progression, lorsqu'elles ne sont plus

aptes à ces fonctions, elles deviennent non-
seulement inutiles, mais même extrêmement
nuisibles, incommodes, et tellement à charge
au malade, qu'il en désire souvent et en réclame
quelquefois l'amputation ; 5.° parce qu'une
fracture compliquée à la cuisse ou à la jambe,
faite par un corps lancé par la poudre à
canon, est une maladie plus grave que l'amputation de l'une ou de l'autre de ces parties ;
6.° parce qu'il est aussi difficile que dangereux
d'évacuer un blessé qui a une fracture de
cuisse ou de jambe, tandis qu'il n'y a ni
danger ni difficulté à évacuer un amputé, ou
un individu affecté d'une fracture au bras ou
à l'avant-bras ; 7.° parce qu'enfin le pilon de
bois, adapté à la cuisse ou au genou sert
toujours plus utilement à la sustentation et à
la marche, qu'un membre difforme, lourd,
ankilosé, atrophié, raccourci, affecté de caries,
de fistules, de cicatrices nombreuses, adhé-
rentes, sujettes à s'ulcérer, qui s'oppose quelquefois à toute espèce d'exercice, ou ne permet
au malade d'en prendre qu'à l'aide de deux
béquilles, tandis qu'il pourrait marcher aisément avec une jambe de bois ordinaire.

Si l'on compare les accidens inséparables
d'une fracture compliquée de jambe ou de

cuisse, les longueurs et les difficultés de son traitement, les probabilités de succès en conservant l'exercice de la partie, les dangers que court la vie du blessé, lorsqu'on ne se décide pas à pratiquer l'amputation, aux accidens et aux résultats de l'amputation faite immédiatement avec dextérité et bien traitée, on ne pourra, je crois, s'empêcher de reconnaître qu'il est plus chirurgical, plus humain de pratiquer l'amputation; que les accidens sont beaucoup moins graves, que le pansement est plus facile, le tems nécessaire pour la guérison infiniment plus court, enfin toutes les chances sont infiniment plus favorables pour l'amputé que pour celui à qui l'on parvient à conserver un membre qui n'est qu'un fardeau et une cause de douleurs et de maladie. Enfin on pensera avec M. Gauthier de Claubry, *qu'il est des circonstances dans lesquelles la conservation des membres étant reconnue possible, avec plus ou moins de difformité, il est plus avantageux pour les blessés qu'on leur en fasse subir l'amputation, principalement quand ce sont les membres inférieurs.* (*Jour. génér. de méd. tom.* 59, *pag.* 45.)

Il est encore aux armées, et l'on a vu sur-tout dans les dernières campagnes, de ces

cas infiniment graves dans lesquels deux
membres ont été atteints et fracassés par un
boulet, un éclat d'obus, ou dans lesquels les
deux pieds ou les deux jambes ont été gelés,
comme cela a eu lieu à la retraite de Moscou.
Ces cas étaient le désespoir de l'ancienne chirurgie qui, n'osant rien entreprendre, restait
tranquille spectatrice des efforts de la nature.
Aujourd'hui il n'est aucun chirurgien militaire
qui n'ait constaté que l'amputation simultanée
des deux cuisses et sur-tout des deux jambes
ne soit moins grave qu'on ne le croyait autrefois; que non-seulement on peut guérir comme
dans le cas d'une seule amputation, ce dont
nous avons de nombreux exemples, mais même
que la guérison parfaite s'obtient quelquefois
plus promptement que si l'opération avait été
pratiquée à un membre seul. Un tambour
amputé des deux jambes le 12 mai 1815 fut
guéri le vingt-huitième jour. M. Lagneau
amputa successivement les deux jambes à un
cavalier couvert de gale, et le guérit promptement et de ses plaies et de son exanthème.
M. Gauthier de Claubry osa pratiquer le même
jour l'amputation des deux jambes à un soldat
belge qui avait les deux pieds sphacélés, et
le plus prompt succès couronna sa double
opération. (*Ouv. cité.*)

Les chirurgiens militaires se sont généralement prononcés sur la nécessité de pratiquer immédiatement l'amputation lorsqu'elle était indiquée par la nature même de la blessure ; cependant il en est un petit nombre qui ont manifesté une opinion contraire ; et parmi eux se sont principalement distingués Lombard, et MM. Ivan et Méhée. Mais ils n'ont pas apporté en faveur de leur opinion d'autres raisons que celles déjà alléguées par Faure, et dont les ouvrages de Sabatier, de MM. Percy et Larrey contiennent à notre avis, la plus judicieuse critique. Que penser d'ailleurs du précepte posé par M. Méhée qui prétend que dans aucun cas de plaie d'armes à feu, on ne doit pratiquer l'amputation sur le champ de bataille ; que cette opération ne reconnaît qu'une seule indication qui est la gangrène ; et que cette gangrène ne survenant jamais que le sixième ou le septième jour après la blessure, dans aucun cas, il ne peut être permis de pratiquer l'amputation avant ce terme ? Une pareille opinion peut-elle être émise par un chirurgien qui ait pratiqué sur les champs de bataille et dans les hôpitaux de première ligne ?

Qu'on ne croie pas néanmoins que partisans

de l'opinion favorable aux amputations faites immédiatement, les chirurgiens militaires aient pratiqué inconsidérément et sans un examen approfondi ces opérations. D'après tout ce que j'ai vu et éprouvé moi-même, il n'y a rien de plus faux et de plus absurde que l'opinion d'après laquelle on semble croire que les chirurgiens ne cherchent qu'à couper, saisissent avec avidité l'occasion de faire des opérations et ne comptent leurs succès que par le nombre de membres qn'ils ont amputés. Ces occasions sont trop multipliées aux armées pour qu'on ait à craindre que des chirurgiens sacrifient au plaisir de pratiquer quelques amputations de plus, des membres dont ils présument la conservation possible et avantageuse au blessé. Jamais ni sur le champ de bataille ni dans les hôpitaux je n'ai fait, ni vu faire une amputation, ni aucune opération, que lorsqu'elle était évidemment indispensable, que toutes les chances avaient été sévèrement calculées ; que le malade en état de la supporter, et convaincu lui-même de sa nécessité l'avait en quelque sorte demandée : ils savaient tous ces chirurgiens militaires, que leur art est essentiellement conservateur, et ils n'établissaient aucun parallèle entre la difficulté de conserver un membre gravement blessé, et le triste mérite de pratiquer avec dextérité, fruit de l'habitude, une opération difficile. S'il est un reproche à faire à un petit nombre, c'est plutôt d'affecter quelquefois beaucoup de confiance dans le pouvoir et les ressources de la nature, parce qu'ils en trouvaient trop peu en eux-mêmes : c'est d'entretenir leurs malades dans une trompeuse sécurité, et de négliger en conséquence de recourir à des opérations qui deviennent ensuite impraticables, et dont l'omission coûte la vie aux malades. Que l'on cesse donc d'ajouter la moindre confiance à ces blessés qui, sans doute par reconnaissance des services qu'on leur a rendus, des soins qu'on leur a prodigués, des membres enfin qu'on leur a conservés, disent qu'on a voulu les leur amputer, et qu'ils montrent en témoignage de leurs calomnies. Vingt fois j'ai vérifié ces propos qui m'ont quelquefois concerné, et vingt fois j'en ai reconnu la fausseté. Il n'est peut-être pas un invalide en France qui conserve un membre que des chirurgiens instruits aient été d'avis d'amputer ; tandis qu'il en est qui en conservent qui leur sont plus à charge qu'utiles, et que, plus probablement encore, il est des individus qui sont morts parce qu'on a négligé d'employer cette ressource , ou parce qu'ils s'y sont refusés , etc.

Sans doute il est aux armées des circonstances critiques où , après une affaire malheureuse , une retraite précipitée , au milieu
d'une multitude de fractures , de plaies d'articulations , de membres écrasés , mutilés , à
moitié emportés , d'hémorragies pressantes ,
etc. , etc. , il n'est plus permis au chirurgien
de se conduire d'après les règles d'une sévère
doctrine. Ce n'est pas d'après des combinai-
sons minutieusement méthodiques que peuvent
alors s'appliquer les grandes ressources de l'art.
L'esprit n'a pas le tems de faire des raison—
nemens , de calculer les probabilités , de se
créer des ressources. Le sang-froid et l'expérience valent alors mieux que les talens. Tout
doit se passer en action prompte et décidée.
Les difficultés de pratiquer les incisions , la
recherche et l'extraction des corps étrangers ,
d'esquilles , de grosses portions d'os ; de
réduire et maintenir solidement une fracture
très-compliquée ; le tems et la tranquillité qui
manquent pour découvrir et lier un vaisseau
ouvert profondément ; les difficultés , les douleurs , les dangers du transport , etc. , etc. ,
sont autant de motifs qui obligent à multiplier
les amputations , dont on aurait pu éviter ou

retarder quelques unes dans un hôpital séden-
taire , dans une ville assiégée , et toutes les
fois que les circonstances auraient été moins
impérieuses , les secours plus abondans , les
malades moins nombreux. Une amputation qui
n'est pas nécessairement indiquée par la blessure même, devient souvent indispensable par
la privation des moyens nécessaires , par les
dangers du transport ; et le chirurgien tout
en amputant un membre , gémit de ne pouvoir
consacrer ses talens à sa conservation. C'est
un chirurgien militaire qui a dit *qu'il était
aussi pénible de couper qu'agréable de s'en
dispenser ; qu'on éprouvait le même plaisir
à conserver la vie qu'à la donner.*

On a suivi dans les dernières guerres une
méthode de traiter les plaies qui résultent des
amputations qui paraît n'avoir pas réuni les
suffrages des chirurgiens civils, et qui par-là
même mérite d'être rapportée et discutée. Je
veux parler de la réunion immédiate.

Le mode d'amputation le plus généralement
admis aux armées consistait dans la section
circulaire des tégumens, leur dissection plus
ou moins élevée, la section des chairs au
centre desquelles on sciait l'os que l'on cherchait à ensevelir au milieu d'elles. On faisait

la ligature de tous les vaisseaux, on rapprochait en long ou en travers la peau et les chairs que l'on mettait dans le contact le plus exact; on les maintenait par des bandelettes agglutinatives et un bandage approprié. Cette méthode paraissait avoir pour avantages de transformer une plaie vaste et profonde en une simple plaie d'apparence linéaire , de mettre en contact toutes les parties divisées, de rendre l'irritation moins vive, l'inflammation plus légère, la suppuration nulle ou moins abondante, les accidens moins à redouter, les pansemens plus simples , plus rares et plus faciles. Si la réunion ne s'opérait pas toujours dans toute la plaie, elle ne manquait jamais de se former dans une plus ou moins grande étendue; la guérison était plus prompte, la cicatrice moins difforme , moins exposée à s'ouvrir.

Si, en même tems que les chirurgiens militaires suivaient au milieu des camps une méthode qui leur assurait d'aussi grands avantages, on a vu le chirurgien qui, par la place qu'il occupait, semblait tenir le sceptre de la chirurgie civile, nier ces avantages, et trouver cette méthode sujette à des inconvéniens capables de la faire rejeter. (*Clinique chirur-*

gicale, *par M. Pelletan. Mémoire sur l'amputation.*) Je crois en trouver les motifs dans
la différence des sujets sur lesquels opèrent
les chirurgiens militaires et les chirurgiens
civils, et des circonstances dans lesquelles se
trouvent les uns et les autres. En effet, les
cas pour lesquels les premiers recourent le
plus souvent au moyen extrême, sont des
accidens récents, subits, qui affectent un
individu auparavant très-sain, que l'on doit
chercher à guérir promptement, qui est,
pour cela, dans la circonstance la plus favorable. C'est un individu pour lequel les lenteurs
d'une suppuration abondante seraient une maladie de plus; à qui il n'est point utile de
faire parcourir les périodes de l'irritation, de
l'inflammation, de la suppuration, de la dé-
tersion, de la cicatrisation. Tandis que dans
la chirurgie civile, et sur-tout dans celle que
l'on pratique aux hôpitaux, on recourt plus
communément à l'amputation pour des affections
chroniques pour lesquelles on a épuisé tous
les autres moyens. Ce sont d'anciennes caries,
d'anciennes exostoses, des tumeurs, des suppurations qui datent de plusieurs années : le
sujet est depuis long-tems malade ; on ne peut
le rendre subitement à la santé. Ce passage

subit serait mortel pour lui. La réunion im—
médiate qui convient au premier, qui le guérit
souvent en quelques jours, ne convient point
au second dont les chairs n'en sont pas sus—
ceptibles : elle le conduirait au tombeau.

Un autre motif qui peut bien contribuer à
faire considérer d'un œil différent la pratique
que je discute ici, par les chirurgiens civils et
par les chirurgiens militaires, c'est l'état des
parties sur lesquelles opèrent le plus souvent
les uns et les autres. Les premiers opèrent
bien, doivent, dit-on, toujours opérer sur
des parties saines. Mais cet état considéré
comme sain peut-il être comparé à l'état de
la partie saine de ce bras, de cette jambe
qui viennent d'être emportés, fracassés par un
boulet ? Le malade du chirurgien civil git
tristement et depuis long-tems dans son lit à
l'hôpital. La malheureuse certitude qu'il ac—
quiert tous les jours de l'incurabilité de son
mal, de la nécessité du remède qu'il redoute
vient se joindre à la fièvre lente qui l'affaiblit
et le consume. Ses chairs sont molles, flasques,
sans chaleur, sans élasticité ; à la vérité, elles
ne sont pas tout à fait mortes, mais elles ne
conservent que le degré de chaleur et de vie
suffisant pour ne pas tomber en mortification.

Elles n'en ont point assez pour éprouver l'inflammation nécessaire à la réunion des chairs, celle de l'extrémité des vaisseaux né-- cessaire à la suspension de l'hémorragie. Dans la force de l'âge, le malade du chirurgien militaire n'a point à méditer long-tems sur sa maladie. Fier de sa blessure et du courage qu'il va montrer pour en obtenir la prompte guérison, il a déjà reconnu la nécessité du moyen qu'on va lui proposer; ses chairs, dont la blessure a augmenté la vie, sont pleines, fermes, convenablement disposées au degré d'inflammation nécessaire à leur réunion. S'il survient une hémorragie, ce sera une hémorragie de plénitude, une hémorragie active; elle sera utile au malade. Les accidens à redouter et à prévenir sont des accidens dépendans de l'excès de vie dont la diète et l'eau sont les grands remèdes. Chez le premier malade, inutilement mettrait-on en contact les parties divisées : molles, flasques, sans chaleur et presque sans vie, elles ne sont point susceptibles de l'action nécessaire à leur réunion; elles restent en contact, mais ne se réunissent pas. Les vaisseaux sont tous liés; mais l'adhésion des parois artérielles qui ne peut se faire, donne lieu à une hémorragie mortelle. Enfin quoique la plaie faite par le chirurgien militaire à un soldat qui vient d'être blessé, paraisse de même nature et exiger le même traitement que celle faite par le chirurgien civil, dans un hôpital, à un individu malade depuis long-tems, j'y trouve cette différence que la première peut et veut être traitée comme une plaie simple qu'il faut réunir, pour le traitement de laquelle tout est chirurgical; tandis que la seconde se rapproche plus de l'ulcère atonique, dont les bords ne sont point susceptibles d'être réunis, dont la suppuration est indispensable, dont le traitement doit être plus lent, plus médical, dont la prompte guérison, si elle était possible, serait probablement funeste.

Les chirurgiens militaires ont donc eu raison de chercher à obtenir la réunion immédiate des plaies qui résultent des amputations : elle leur a réussi trop souvent pour qu'on puisse contester leurs succès; et les chirurgiens civils qui ne se sont pas trouvés dans les mêmes circonstances, qui ont opéré dans des circonstances opposées, ne sont pas en droit de blâmer leur pratique, parce qu'ils n'ont pas obtenu les mêmes avantages.

Si à la suite des amputations on ne réussit

pas plus souvent à obtenir la réunion immédiate, je pense que c'est parce qu'on n'a pas encore adopté le mode d'opération qui lui est le plus favorable, et que, pour l'obtenir, il faut un ensemble de circonstances heureuses qui se rencontrent assez rarement. La section circulaire de la peau et sa dissection, quand on veut opérer la réunion, laissent aux deux angles de la plaie une portion de peau béante, qui ne peut que difficilement être mise en contact avec une autre partie de peau ; elle devient souvent non-seulement inutile, mais même nuisible à la réunion immédiate par sa mollesse, sa flaccidité, et en retenant le pus. Je propose donc de remplacer la section circulaire de la peau et des chairs par deux incisions demi-circulaires, réunies à leur angle antérieur et postérieur ou interne et externe ; ce qui serait plus favorable à la dissection et à l'enfouissement de l'os dans les chairs, ainsi qu'à la réunion immédiate.

Pour opérer cette réunion, il faut que les bords de la plaie ne soient ni trop lâches ni trop tendus, qu'ils soient dans le contact le plus immédiat, qu'ils ne chevauchent pas ; que les deux côtés de la plaie soient autant que possible égaux, qu'il n'y ait aucun vide entre eux. Il faut qu'on n'ait rien omis pour la perfection du procédé opératoire ; et rien n'est plus difficile que la précision nécessaire dans l'opération pour obtenir la réunion immédiate. C'est dans ce sens que Dufouard a eu raison de dire que l'amputation d'un membre était l'œuvre la plus philosophique.

FRACTURES.

Les fractures sont un des accidens les plus fréquens aux armées : mais ayant déjà eu occasion d'en parler à l'article précédent, et ce point de pathologie chirurgicale étant un de ceux sur lesquels l'art de guérir approchait déjà le plus de la perfection avant le commencement de la guerre actuelle, nous dirons seulement ici quelle a été à l'égard de leur traitement, la manière générale des chirurgiens militaires tant sur le champ de bataille que dans les hôpitaux : après quoi nous indiquerons les parties sur lesquelles nous pensons que ces chirurgiens ont ajouté à nos connaissances.

C'est sur-tout dans les cas de fractures que se sont manifestés les avantages des ambulances qui suivaient les mouvemens des armées, et dont les chirurgiens étaient destinés à donner les premiers soins presque à l'instant et au lieu même où un militaire était blessé. Ces chirurgiens étaient le plus ordinairement amplement pourvus de tous les objets dont ils avaient besoin, parmi lesquels se trouvaient sur-tout les appareils nécessaires pour les différentes fractures. Ces appareils étiquetés, numérotés, suivaient les ambulances dans des caissons d'où ils étaient tirés aussitôt qu'on en avait besoin. Un individu avait-il la cuisse ou la jambe fracturée par une balle, un biscayen ; l'appareil convenable était aussitôt étendu sur le terrein même : cet appareil se composait de deux attelles en bois roulées dans un morceau de linge sur lequel étaient étendus le bandage à bandelettes et les compresses nécessaires au pansement. Le membre était placé sur cet appareil : les incisions, les recherches et extractions des esquilles et autres corps étrangers étaient pratiquées aussitôt ; les plaies lavées et mollement pansées ; le membre recouvert du bandage était solidement maintenu par les attelles : et le malade, étonné d'avoir aussi peu souffert, et d'être pansé aussi promptement était placé dans une voiture suspendue destinée à le conduire au prochain hôpital où, autant que les circonstances le permettaient, on le conservait et lui prodiguait des soins jusqu'à la terminaison de sa maladie.

Le bras ou l'avant-bras était-il fracturé ; après les incisions convenables, l'extraction des corps étrangers, l'application de charpie, et de compresses, le membre était maintenu en position par deux ou trois attelles minces et proportionnées, elles-mêmes fixées par de suffisans tours de bande. Le bras était quelquefois fixé au corps pour ne faire qu'un tout avec lui : l'avant-bras était maintenu par une écharpe, et l'on engageait le malade à se rendre au prochain hôpital plutôt à pied ou à cheval qu'en voiture. Rien n'était plus méthodique et plus prompt que le pansement convenable dans ces sortes de cas ; au point qu'il serait impossible de faire mieux dans l'hôpital le plus abondamment pourvu des objets nécessaires, ou chez le particulier le plus commode. Par cette manière, on avait encore l'avantage de connaître le nombre de fractures de chaque espèce qui était résulté de la bataille.

Le malade rendu à l'hôpital devenait l'objet de soins proportionnés à la gravité de sa maladie. Y avait-il peu d'accidens ; la suppuration s'établissait-elle ; entraînait-elle naturellement les escharres et les esquilles restantes, etc., on continuait l'usage du bandage ainsi que des attelles primitivement employés ; on faisait un pansement simple, et des lotions légèrement résolutives. Survenait-il des accidens inflammatoires graves, on supprimait alors toute espèce d'attelles ; on plaçait la partie dans une position demi-fléchie ; ou bien l'on choisissait celle dans laquelle on pouvait faire le pansement sans communiquer de mouvement à la partie que l'on entourait du bandage à bandelettes ; on appliquait et renouvelait souvent les cataplasmes émolliens ; on recherchait doucement et on enlevait de même les esquilles qui pouvaient être restées à mesure que la suppuration les détachait. On amenait à maturation, et on ouvrait à tems les dépôts qui se manifestaient. On aidait l'effet de ces moyens par le régime convenable, la saignée, les boissons délayantes, les évacuations, les calmans, les fortifians, suivant l'indication et le tems de la maladie ; et l'on s'attachait d'autant plus à soutenir les forces et le courage du malade que la maladie était plus grave et devait être de plus longue durée.

Les chirurgiens militaires ont perfectionné plusieurs points de la doctrine des fractures. On doit à M. Léveillé non-seulement d'avoir prouvé la possibilité des fractures longitudinales des os longs ; mais encore d'en avoir fourni les preuves matérielles, et d'avoir constaté qu'elles deviennent un cas d'amputation parce qu'elles sont ordinairement suivies de la fonte de la moelle, et de la nécrose de l'os fracturé. Il a donc, dit le savant rapporteur de son ouvrage, la gloire d'avoir, le premier, décidé par l'expérience une question long-tems controversée ; et cet exemple prouve d'une manière frappante toute la vanité du raisonnement dans des sujets d'observation dans lesquels nous semblons vouloir fixer des limites à la nature. (*Journal génér. de méd. tom.* 46, *pag.* 96.) Mon excellent ami, M. le D. Ménier, faisant l'amputation de la jambe à un chasseur pour une fracture de l'extrémité inférieure de cette partie produite par un biscayen, trouva le tibia fendu longitudinalement. Cette fente qui existait même à la partie restante de l'os, paraissait s'étendre jusqu'à son extrémité supérieure. (*Consid. génér. sur les fractures.*)

M. Léveillé a également constaté ce qui déjà avait été soupçonné par quelques praticiens : c'est que l'application d'un bandage n'est pas absolument nécessaire pour obtenir la guérison de la fracture de la clavicule ; et ma pratique m'a fourni deux fois l'occasion de reconnaître la vérité de cette espèce de paradoxe chirurgical. La première me fut fournie à Plaisance en Italie, par un sergent qui reçut sur le milieu de la clavicule gauche une balle qui n'eut que la force nécessaire pour fracturer la clavicule, sans faire de plaie aux tégumens qui la recouvrent. Je crus devoir appliquer le bandage de Desault ; mais le malade l'enleva lui—même pendant la nuit, et me dit le lendemain qu'il n'avait pu le supporter. L'examen de la partie blessée me fit remarquer du gonflement qui joint à un peu d'oppression me détermina à pratiquer une saignée, à appliquer un cataplasme sur la partie malade, et à supprimer toute espèce de bandage. Le malade se trouva en très—bon état et me pria de ne plus lui appliquer de bandage,

ce à quoi je me décidai d'autant plus facilement que je ne remarquai point de difformité
à l'épaule, et que le malade était plus docile.
Je lui conseillai le repos, principalement du
bras du côté malade; je le fis coucher du
côté opposé ou sur le dos. Le malade fut
guéri au bout d'un mois, et en état de reprendre son service. J'ai réitéré dernièrement
cette observation dans mon hôpital sur une
jeune fille en qui l'ampleur de la gorge me
décida à n'appliquer aucun appareil ; et le
résultat fut entièrement semblable. Un léger
déplacement en avant du fragment huméral
avait lieu, mais ne gênait point les mouvemens.

Je ne conclurai cependant pas de ces observations que l'emploi d'un appareil convenable,
tel par exemple que celui de Desault, ou celui
de M. Boyer soit inutile dans le traitement
d'une fracture de la clavicule. Cette fracture
sera au contraire toujours d'autant mieux et
d'autant plus promptement guérie qu'on rem-
plira plus exactement la triple indication posée
par Desault, de porter et de maintenir en dehors, en haut et en arrière l'épaule malade. Pour
cela, j'ai coutume de fixer le coussinet sous
l'aisselle au moyen de deux petites bandes

cousues à ses deux angles supérieurs ; je les croise sur l'épaule malade , et vais les arrêter sous l'aisselle du côté opposé. Ensuite je porte le coude en avant , et le fixe au corps avec une simple petite bande, ou même avec un bandage de corps. Je trouve qu'il est inutile et incommode pour le malade de couvrir tout le bras et la poitrine avec la grande bande dont Desault se servait. Mais je place entièrement, comme il le faisait, la troisième bande qui devient ici la seconde.

Je crois avoir également simplifié utilement le bandage du même praticien pour la fracture du col du fémur. Appelé un soir assez tard pour donner des soins à un maître d'école qui était tombé sur le côté, je me rendis de suite avec plusieurs de mes élèves, à l'hôpital où il avait été transféré, et je reconnus bientôt à la réunion de tous ses signes, la fracture du col du fémur, que je regarde comme l'une des plus fréquentes et des plus faciles à constater. Le malade était couché sur un lit convenablement disposé. Mon appareil fut aussi simple que promptement préparé. Il consista dans la grande attelle de Desault, dont j'ai habituellement provision, dans quelques compresses , deux bandes un peu larges de linge neuf, pliées longitudinalement en double pour en augmenter la force, et d'une aune de longueur chacune, et dans deux autres petites bandes de linge ordinaire. Je plaçai d'abord obliquement sur la tubérosité de l'ischion et sur le pli de l'aine une compresse longue d'un pied, pliée en plusieurs doubles et large de trois pouces environ. Je mis sur cette compresse une de mes bandes de linge neuf, de manière que l'une de ses extrémités passait devant, et l'autre derrière la partie supérieure de la cuisse, à la manière de Desault. Ensuite j'appliquai une compresse humectée et pliée en long sur la partie inférieure de la jambe et le coude-pied en forme d'étrier. Je plaçai ma seconde bande de linge neuf, doublée longitudinalement comme la première sur cette compresse, de manière que le centre appuyait sur le tendon d'Achille, et que les chefs, après avoir été croisés sur le coude-pied, venaient, l'un en dedans, l'autre en dehors, se terminer sous la plante du pied. Alors je posai sur la face externe de la cuisse une compresse longue, épaisse et un peu plus large que l'attelle. Cette compresse s'étendait depuis le grand trochanter jusqu'au côté externe du talon. Je mis mon attelle sur la compresse, et fis, avec les deux bandes placées comme je l'ai dit, l'extension et la contre–extension à la manière de Desault. Quelques compresses de remplissage plus ou moins épaisses furent encore placées où elles étaient nécessaires pour que l'attelle portât également sur toute la partie externe de l'extrémité fracturée. Enfin je terminai en fixant l'attelle contre la cuisse au moyen de deux petites bandes que je plaçai l'une au–dessus, l'autre au–dessous du genou en faisant une boucle sur l'attelle. Il ne me fallut pas plus de tems pour appliquer cet appareil, qui me paraît très–convenable, et au moyen duquel seul je guéris parfaitement mon malade, qu'il en faut pour en lire la description.

Me rendant dernièrement dans une petite ville voisine de celle que j'habite, pour faire une opération de taille, je fus surpris de voir un homme que je ne reconnaissais pas et qui arrêtait ma voiture. C'était mon maître d'école qui, m'ayant reconnu de loin, ne voulait pas me laisser passer sans me té– moigner sa reconnaissance. Je ne fus pas moins sensible à son procédé qu'au plaisir de voir qu'il marchait aussi bien que moi.

Plusieurs fois encore j'ai employé le même procédé, et j'en ai constamment obtenu les mêmes effets. Il y a environ deux ans, j'eus en même tems dans mon hôpital deux femmes affectées de fractures du col du fémur : l'une très-docile, se prêta à l'application du bandage, le conserva aussi long-tems qu'on le désira, et après trois mois, marcha assez bien et sans boiter. L'autre était une folle qui enleva sept ou huit fois le bandage ; elle trouvait par fois très-plaisant de le placer à la cuisse saine ; je finis par le lui ôter entièrement. Il ne fut pas même possible de lui faire garder le moindre repos. Un raccourcissement qui augmentait tous les jours fut le résultat de son indocilité. Après avoir fait observer aux élèves qui suivaient ma clinique, le résultat comparatif de ces deux maladies, j'envoyai ma folle à l'hospice destiné à ses pareilles : elle avait un raccourcissement de la cuisse de près de cinq pouces, ne pouvait qu'à peine s'appuyer sur la partie malade, tandis que l'autre femme était bien guérie.

Je ne m'étendrai pas sur les avantages de ce bandage : il n'est autre que celui de Desault, dégagé du drap fanon, des attelles, des coussinets et des nombreux liens qui semblent le compliquer, et en rendre l'application longue et pénible sans ajouter à ses avantages. La grande attelle seule, solidement fixée, remplit toute l'indication ; et c'est à son illustre inventeur que doivent être attribuées toutes les cures qu'on a opérées, et celles qu'on opérera toujours par elle, quand on l'appliquera bien, et qu'on aura à faire à des malades dociles.

La non-consolidation à la suite d'une fracture est un accident tellement grave, que les individus qui en sont affectés préfereraient être privés du membre qui leur devient non-seulement inutile, mais même extrêmement à charge. Cet accident, assez fréquent dans les pays chauds, et qui a été souvent observé par les chirurgiens qui ont accompagné nos armées en Egypte, dépendrait-il du climat, de la transpiration plus abondante, de la faiblesse qui accompagne, en général, les corps dans les pays chauds, ou de la nécessité d'évacuer les malades affectés de fracture? c'est ce que ces mêmes chirurgiens n'ont pas pu constater et ce qu'il nous importe moins de connaître que les moyens capables de remédier à cet accident. Parmi ces moyens, se présente éminemment celui proposé et employé avec succès, par l'illustre chef de la chirurgie militaire française, et il ne paraît pas que l'on puisse accorder à un autre la priorité de l'invention. Etant à

Augsbourg, M. Percy passa un séton à travers les cicatrices encore imparfaites d'une plaie à la cuisse avec écrasement du fémur, laquelle était ou semblait être guérie, sans que les extrémités fracturées fussent réunies. Il se proposait, dit M. Roux, de provoquer par ce' moyen la sortie de quelques esquilles mortes et d'aviver les surfaces divisées, afin de hâter leur réunion. L'évènement répondit si bien à ses vues qne le blessé put, après très-peu de tems, se soutenir sur sa cuisse, et qu'il marcha sans béquilles au bout de deux mois.

Si l'on compare ce procédé avec la résection des extrémités osseuses non consolidées, proposée par Vhite, chirurgien de Manchester; on verra que le premier, applicable aux fractures non consolidées de tous les membres, est facile à exécuter, moins douloureux pour le malade, conserve au membre sa longueur naturelle, et laisse toujours, en cas de non succès, la faculté de recourir à tout autre moyen; tandis que le procédé du chirurgien anglais (dont on connait deux essais infructueux, pour un seul où son auteur dit qu'il a été employé avec succès), est moins facile, plus cruel, fait perdre au membre de sa longueur , n'est guère susceptible d'être mis en usage qu'au bras , et en cas de non succès, ne laisse de ressource que dans l'amputation du membre ou la conservation de l'infirmité.

LUXATIONS.

QUOIQUE les luxations ne se présentent qu'assez rarement aux armées , elles ont fait néanmoins partie des considérations des chirurgiens militaires ; et l'on doit à M. Léveillé d'avoir reconuu et décrit le premier une espèce de luxation du cubitus dans laquelle le déplacement en dedans de cet os est à peine sensible : ce qui, si l'on n'y fait attention , peut en imposer pour une simple entorse, et être suivi, après beaucoup d'accidens, de la perte de mouvement dans cette articulation , comme cela a été observé deux fois par l'auteur. Dans ce cas, l'apophyse olécrane est plus rapprochée qu'elle ne doit être de la tubérosité interne de l'humérus : le cubitus qui fait saillie en dedans, rend sensible au toucher une certaine étendue du côté interne de l'échancrure sigmoïde, et le changement de rapport des surfaces articulaires suffit pour rendre les mouvemens plus bornés. L'auteur conseille dans ces cas, d'imiter la conduite que les charlatans tiennent dans les entorses ; c'est-à-dire de faire mouvoir en tout sens l'articulation malade, et, en agissant en sens inverse du déplacement, de chercher à rétablir le rapport des surfaces articulaires, avant que l'engorgement soit survenu, ce qui dérobe le véritable état de la maladie, et expose le malade à être estropié. (*Nouv. doct. chir. tom. 2.*)

Une autre espèce de luxation de l'avant-bras est celle de la partie supérieure du radius qui, quoique n'étant pas très-rare, n'avait point encore été reconnue, puisque peu d'années avant la guerre actuelle, l'Académie de chirurgie doutant encore de sa possibilité, avait envoyé Louis et Sabatier à Étampes pour vérifier si un cas de cette espèce annoncé par Buttet, l'un de ses correspondans, était véritable. MM. Thomassin et Chédieu en ont observé un assez grand nombre ; et dans une thèse sur ce sujet soutenue par ce dernier, les causes, le mécanisme, et les signes en sont assignés, les espèces distinguées ; et l'auteur fait connaître les circonstances qui, selon lui, les rendent d'une guérison tellement difficile que tous les individus sur lesquels il a reconnu cette luxation, ont été plus ou moins privés des mouvemens de l'avant-bras. Néanmoins je suis très-disposé à croire avec MM. Richerand et Boyer, que lorsqu'on emploie les véritables moyens de réduction de cette luxation ; lorsque, par un bandage, une situation et un repos convenables, on la maintient réduite pendant tout le tems dont la nature a besoin pour réparer le désordre de l'articulation, et sur-tout lorsqu'on a affaire à un malade docile, on parvient à guérir cette luxation aussi facilement que toute autre ; et j'ai pour garant de mon opinion deux succès complets obtenus depuis quelques mois, le premier sur un de mes élèves, le second sur le frère de l'un d'eux, et ceux également obtenus par M. Martin de Lyon, à qui nous devons le meilleur travail sur l'espèce de déplacement qui nous occupe.

Dans ces cas, il est essentiel que les moyens contentifs et le bandage soient appliqués et agissent dans le sens opposé à celui du déplacement; c'est-à-dire que le moyen contentif soit appliqué à la partie postérieure de l'articulation humero-radiale dans la luxation en arrière, et en avant de cette articulation dans la luxation en devant. Il n'est pas moins essentiel que la bande soit placée de dedans en dehors dans la luxation en devant, d'arrière en avant au contraire dans la luxation en arrière. Le bandage appliqué à contre sens favoriserait la récidive de la luxation loin de la prévenir.

M. Thomassin nous a transmis l'observation d'un individu qui s'était luxé complètement le poignet de la main gauche en tombant de cheval. L'extrémité inférieure du radius avait percé les tégumens à la face interne du poignet, entre l'artère radiale et la masse formée par la réunion des tendons des muscles fléchisseurs du poignet et des doigts et débordait de la longueur d'un travers de doigt : le cubitus resté sous les muscles s'avançait jusque sous l'os crochu. Cette luxation fut réduite et conduite à une prompte guérison par les soins éclairés de M. Thomassin : et ce qu'il y a de plus remarquable, c'est que le malade conserva la liberté des mouvemens aussi entière qu'avant sa blessure. La seule difformité qui lui resta d'un accident aussi grave fut un gonflement léger de l'articulation, mais qui n'était point douloureux, et ne s'opposait à aucun des mouvemens du poignet. (*Jour. de méd. tom.* 39.)

Une luxation qui doit être très-rare, et dont je ne connais point d'autre exemple, a été observée et traitée avec succès, il y a peu de tems par mon confrère et mon ami, M. Villars, chirurgien à l'hôpital militaire de Besançon : c'est celle du premier os cunéiforme. Voici la manière dont elle s'est opérée. La roue d'une voiture pesamment chargée passa sur le bout du pied de M. Mat..., négociant, en même tems que l'essieu menaçant d'atteindre la jambe lui fit faire en arrière et pour retirer son pied un mouvement qui le renversa. Il ne put ni se relever, ni s'appuyer sur son pied dont il souffrait horriblement. Appelé quinze heures après l'accident, M. Villars trouva le pied extrèmement tuméfié, douloureux, présentant une saillie extraordinaire, sur la partie de sa face dorsale correspondante au premier cunéi—forme. Iustruit de la manière dont l'accident était arrivé, et connaissant parfaitement la disposition des os du pied, il reconnut bientôt la luxation de cet os. En effet, le pied étant retenu et fortement comprimé par la roue de la voiture, cette pression avait dû se communiquer de proche en proche et de gauche à droite aux os qui forment la seconde rangée du tarse. Le muscle jambier antérieur qui, de la partie latérale externe et supérieure du tibia, va s'insérer à la face latérale interne du premier cunéiforme vivement contracté et par la chute et par les efforts que M. M.... faisait pour retirer son pied, avaient dû exercer de violentes tractions sur cet os, tractions dont la force avait été suffisante pour rompre les ligamens scapho-cunéens et cuneo-métatarsiens qui maintiennent en place le premier cunéiforme, lequel s'articulant par une surface presque plane et cartilagineuse avec le scaphoïde, et par une autre légèrement concave avec le premier métatarsien, n'avait eu à opposer aux contractions du jambier antérieur qui tendaient à le déplacer que ces mêmes ligamens et l'action du jambier postérieur, antagoniste du précédent, et qui s'insère à la face inférieure du premier cunéiforme, mais qui se trouvait annullée par l'extension forcée du pied. Le premier cunéiforme avait donc quitté ses rapports avec les surfaces osseuses avoisinantes et se trouvait situé sous les aponévroses et la peau. Le gonflement parut à M. Villars tellement considérable, la sensibilité exaltée à un tel point qu'il crut ne devoir faire aucune tentative de réduction au moment même. Il employa les pédiluves et des cataplasmes émolliens, une boisson raffraichistante et une potion narcotique. Le malade ayant perdu une assez grande quantité de sang par une plaie à la tête, ne voulut pas être saigné. Le lendemain le gonflement et la sensibilité paraissant un peu diminués, M. Villars fit avec un de ses amis, la réduction de la manière suivante : Après avoir fait fléchir autant que possible le pied sur la jambe, afin de prévenir toute action de la part du muscle jambier antérieur dont les contractions se seraient opposées au replacement de l'os, il fit faire par un aide la contreextension sur la partie inférieure de la jambe et sur le talon, tandis qu'un autre faisait l'extension sur les orteils en portant le pied dans l'abduction : puis plaçant la face palmaire de ses doigts réunis et entrecroisés sur le bord externe du pied, et portant les pouces sur l'os déplacé en le pressant fortement dans le sens opposé à celui de sa sortie, il parvint à le replacer et à rétablir ses rapports avec les os voisins. Le pied ayant de suite repris sa conformation, l'os fut maintenu en place par un appareil convenable et l'immobilité. Les accidens cessèrent bientôt, et avant la fin du deuxième mois, M. Mat.... put se promener, n'éprouvant dans le pied qu'un peu de roideur qui s'est ensuite entièrement dissipée.

Cette observation que m'a communiquée M. Villars, lui fait, à mon avis, beaucoup d'honneur, autant pour avoir su distinguer cette espèce de luxation dont il ne pouvait connaître d'exemple, pour en avoir expliqué le mécanisme, que pour avoir su guérir un accident qui pouvait avoir les résultats les plus fâcheux.

ACCIDENS CONSÉCUTIFS

DES BLESSURES.

Il est deux espèces d'accidens qui viennent assez fréquemment compliquer les plaies, et sur-tout celles par armes à feu, qui se sont produits trop souvent pendant nos dernières guerres, pour qu'il n'en soit pas fait mention dans ce travail. Ces accidens sont la gangrène ou pourriture d'hôpital et le tétanos.

GANGRÈNE D'HOPITAL (1).

Combien, dans les dernières guerres, le

***

(1) Effroyable maladie, pourrai-je jamais oublier tes ravages? Tu es pour moi ce qu'est pour le navigateur l'écueil contre lequel il a échoué, et qu'une heureuse destinée a soustrait au naufrage. Le tableau que je tracerai de toi pourrait-il ne pas se ressentir de l'ineffaçable empreinte que tu as laissée dans mon âme? Je t'ai vu moissonner, dans le court espace de quinze mois, quarante-cinq de mes collégues.... et ne m'as-tu pas aussi enlevé au printems de sa vie mon meilleur ami, l'ami de toute ma vie, l'infortuné Laurenchet, chirurgien-major du 69.ᵉ régiment, qui, après être échappé deux fois à la fièvre jaune en Amérique, vint succomber en Pologne le jour même où il reçut la croix d'honneur, qui ne servit, hélas, qu'à orner son cercueil !.... Cher Laurenchet! ton amitié embellit la moitié de ma vie : ta perte empoisonnera le reste!

chirurgien militaire n'a-t-il pas eu d'occasions d'observer la gangrène d'hôpital ! Que de rapprochemens n'a-t-il pas dû faire entre les causes et les symptômes de cette cruelle maladie, et les causes et les symptômes de la fièvre des hôpitaux, des armées, des prisons, de la dyssenterie, du scorbut, et de toutes ces maladies contagieuses putrides et malignes (adynamiques, ataxiques.), pour la production desquelles l'affaiblissement de l'irritabilité est une condition nécessaire ! Que de nouvelles preuves n'a-t-il pas dû acquérir des funestes effets de l'entassement des individus ! Et combien de fois n'a-t-il pas dû répéter avec Rousseau que l'haleine de l'homme était mortelle pour ses semblables ; que les hommes trop rapprochés s'infectaient au physique comme au moral !

C'est sans doute une maladie bien affreuse, et qui mérite toute l'attention du chirurgien philanthrope, celle qui frappe de préférence sa victime au lieu même et au moment où elle attend, espère et entrevoit sa guérison ; qui affecte toujours une fâcheuse et exclusive préférence pour les organes et les parties déjà en souffrance, et les plus éloignées du centre de la vie ; celle qui, dans son plus grand état de bénignité , reporte dans un avenir éloigné et incertain la guérison à laquelle croyait toucher un malheureux blessé ; le retient , le perpétue à l'hôpital où elle l'expose à succomber aux nombreuses causes léthifères qui l'entourent et l'assiégent : celle qui quelquefois , chez le même individu , s'empare d'une plaie et respecte les autres plaies ; qui d'autres fois n'affecte qu'une partie d'une plaie, détruit tout vers ce point, tandis que la cicatrice continue ses progrès vers les autres points de la plaie : celle qui s'établit quelquefois en permanence dans certains hôpitaux , dans certaines salles, y séjourne des mois, des années, y attaque ou y menace tous les individus qui les habitent : celle qui , souvent aussi grave que la petite-vérole et la peste, et se transmettant comme elles, en diffère encore en ce que celles-ci semblent du moins respecter les victimes une fois échappées à leur ravage ; tandis que cette affreuse pourriture se renouvelle, se régénère, se reproduit nombre de fois, ronge et détruit des cicatrices en moins de jours, quelquefois en moins d'heures, qu'il n'a fallu de mois pour les obtenir : celle enfin qui, selon l'énergique expression d'un praticien qui l'a bien observée (1), arrache nos organes à l'influence de la vie, avant que la mort ait rangé sous son domaine l'ensemble de notre organisation ; celle qui donne à la mort l'activité de la vie en consumant par gradation tout ce qui se présente à son action funeste.

Des médecins, que personne ne venère plus que moi (2), ont cru qu'au milieu des effroyables ravages produits par la gangrène d'hôpital, cette maladie respectait les nerfs, et qu'on retrouvait ces organes sains et intacts à travers les parties tombées en pourriture. Mais ces observateurs ne s'en seraient-ils point laissé imposer par la couleur, la forme, la consistance et autres attributs extérieurs que les nerfs conservent lors même qu'ils ont subi une altération qui les a privés de la vie ? Les nerfs paralysés ne conservent-ils pas aussi ces attributs extérieurs ? Je suis au contraire disposé à croire que ces organes reçoivent les premières impressions de la cause qui modifie aussi défavorablement une plaie ou un ulcère.

---

(1) M. Cartier, ex-chirurgien en chef de l'hôpital de Lyon.

(2) Bichat. anat. génér. MM. Burdin et Moreau. De la gangrène humide des hôpitaux.

M. Guillon a reconnu (1) que les parties blanches étaient celles par lesquelles la dégénérescence putride commençait. Il y a long-tems que l'on a constaté dans les grands hôpitaux les fâcheux résultats du trépan, ainsi que des plaies qui laissent à découvert une certaine étendue du cerveau; et lors même qu'à l'ouverture des cadavres, on trouve cet organe sain en apparence, ne sait-on pas que la mort est le résultat d'un air impur et septique qui agit en affaiblissant, en éteignant l'action nerveuse, et que le cerveau et les nerfs sont susceptibles d'altérations qui ne sont pas accessibles à nos sens? Je crois qu'il y a une bien grande analogie entre l'état de ceux qui succombent au trépan, ou à une plaie pénétrante à la tête, dans les hôpitaux, et l'état de ceux qu'enlèvent une fièvre d'hôpital, une gangrène humide, une dyssenterie putride épidémique, le scorbut, etc.

Causes prédisposantes et déterminantes ; marche, progrès et terminaison de la gangrène d'hôpital ; caractères de la fièvre concomitante, individus qui y sont le plus exposés; influence sur la production de cette maladie des tems,

---

(1) Jour. génér. de méd. tom. 41, pag. 43.

des saisons, de l'air, des passions, du mélange des blessés avec les fiévreux, du voisinage et de la communication des salles; mode de transmission des miasmes septiques ; conseils prophylactiques, traitement interne ; expé— riences et observations comparatives sur dif— férens topiques, etc. Tels sont les objets qui méritaient bien de faire partie des considé— rations des chirurgiens militaires, et auxquels ils ont apporté une attention égale à leur importance. De leurs travaux il résulte sur ce point de pathologie des préceptes prophylac— tiques et thérapeutiques trop généralement connus pour qu'il soit utile de les rapporter. Seulement j'observerai que quoique le mode, la fréquence des pansemens ne soient point indifférens dans la gangrène d'hôpital, j'ai toujours remarqué combien tel ou tel panse— ment, l'application de telle ou telle substance sur la plaie ou l'ulcère, étaient inférieurs aux moyens prophylactiques et thérapeutiques gé— néraux. On a successivement préconisé comme topiques le suc et les tranches de citron, le vinaigre, l'eau saturée d'opium gommeux, tel ou tel sel, l'eau de vie camphrée, le styrax, le charbon, le quinquina, les escharrotiques, etc. Mais j'ai vu la gangrène se déclarer et se

propager sous l'application en apparence méthodique de ces topiques, et ne l'ai vu céder
qu'à l'éloignement de toutes les causes qui y
avaient donné naissance, au traitement analogue à la fièvre concomitante joints à un
pansement méthodique et à la plus grande
propreté.

Chargé peu de tems après la mémorable
bataille de Marengo, du service chirurgical
dans un des principaux hôpitaux de l'armée
d'Italie, je trouvai entassés dans trois cor-
ridors au rez-de-chaussée, qui ne recevaient
l'air et la lumière que par quelques fenêtres
qui n'avaient jamais été ouvertes, et d'étroites
portes pratiquées aux extrémités, environ trois
cents blessés français ou allemands. Ces malades
étaient précisément ceux qui, en raison de
la gravité de leurs blessures, avaient offert
plus de difficultés pour être transportés dans
les salles supérieures. Il est impossible de
peindre l'état déplorable dans lequel étaient
ces malheureux que quelques brins d'une paille
pourrie séparaient à peine du pavé. A l'air
infect que je respirai ; à l'odeur de pourriture
qui me saisit en entrant dans ces salles, disons
dans ces foyers de corruption ; à la face sinistre
de ces infortunés qui aspiraient la mort à chaque

inspiration, je présumai l'état dans lequel j'allais trouver leurs plaies. Mais l'idée que je m'en faisais ne répondait point encore à ce que j'allais voir ; et l'objet le moins affreux qui s'offrit à mes regards fut celui des morts eux-mêmes gissant encore à côté des blessés et des mourans.... *Horesco referens....* Combien il aurait été à désirer pour ces infortunés qu'on les eut laissés sans secours sur le champ où ils avaient reçus leurs honorables bles-sures ! Quoiqu'éloignés dès le même jour de ce séjour léthifère, et transportés dans une vaste église, seul emplacement où ils pussent être reçus, un grand nombre succomba moins à leurs blessures qu'aux horribles ravages de la gangrène. Plusieurs de mes collaborateurs contractèrent, en leur donnant des soins, la fièvre d'hôpital ; quelques-uns y succombèrent ; et peut-être moi-même ne dus-je dans ce moment la conservation de ma santé qu'à l'état d'activité et de sollicitude continuelles dans lequel me tenait le sort de ces infor-tunés.

Il n'est, je crois, aucun auteur qui ne conseille le quinquina en décoction ou en poudre extérieurement dans la gangrène. Je l'ai employé aussi, et sur-tout je l'ai vu souvent employer ; mais il ne m'a jamais paru avoir d'autre effet que celui de salir beaucoup la plaie et les parties environnantes. Est-il appliqué simplement sur les parties gangrenées, il ne peut avoir aucune action sur des organes qui ne jouissent plus de l'influence de la vie. Le met-on en rapport avec les parties qui ne sont pas encore frappées de gangrène, il ne paraît jouir d'aucune vertu antiseptique. Lorsqu'on le donne intérieurement, il éprouve un travail particulier, une espèce de digestion qui en épure les principes, et les transporte dans toute l'économie ; tandis qu'appliqué à l'extérieur, il né subit aucune élaboration ; ses principes né sont ni absorbés ni transmis à l'économie, par conséquent son effet est nul. Il semble que les chirurgiens militaires ont à présent moins de confiance à ce remède, comme topique, qu'on lui en accordait au commencement de la guerre : et celui qui s'occupe des progrès de la chirurgie militaire ne doit pas plus négliger de faire connaître cette perte de confiance dans un remède très-usité, que de signaler les découvertes modernes, fruits du génie, de l'observation, quelquefois de l'audace ou du pur et aveugle hazard.

TÉTANOS.

En compulsant dès les tems les plus reculés les annales de l'art pour connaître l'histoire du traitement du tétanos, nous trouvons qu'Arété, Celse, Galien, Celius-Aurélianus, Dehaen, Pujol, ont employé la saignée avec succès; que Vogel conseilla l'application des sangsues; qu'Aëtius, Bartholin, Sauvages ont obtenu de bons effets des émétiques, des purgatifs; que l'eau froide en bains, en frictions, en douches, a été conseillée par Hyppocrate, Galien, Avicenne, Valérius, Cochrane, etc.; le bain tiéde par Heurnius, Poupé-Desportes, Hylari, Bajon, Bosquillon; l'opium par Bontius, Hylari, Chalmin, Lind, Chapp; le camphre uni à l'opium par Lind, Cullen, M. Larrey; le castoréum par Arété, Celse; la valériane par Othelius; le kina par Mead, Stoll; l'arnica par Collin; le mercure par Monro, Home, Awenbrugger, Tissot, Bonafos; l'électricité par Waslouu, Duncan; le bain froid, le musc, un pansement méthodique par Heurteloup, Bonhomme; l'huile de palma-christi par Fischer; les purgatifs et sur-tout les anthelmintiques

par Laurent, Lombard, Deplaigne ; l'alkali
végétal, les bains alkalins et l'opium par
Stutz ; l'application d'un large vésicatoire sur
la plaie, l'opium gommeux uni au camphre,
et quelquefois l'ablation de la partie par
M. Larrey, etc. etc.

De cette grande diversité d'opinions, on
peut, je crois, tirer la double conséquence
que cette richesse apparente de moyens thérapeutiques du tétanos est la meilleure preuve
de leur inéficacité ; et que l'on s'est plus appliqué à chercher un remède empirique à
opposer à cette maladie qu'à approfondir ses
causes, sa nature et son siége, à distinguer
ses espèces. Peut–être n'a–t–on pas encore
apporté une attention suffisante à l'influence
des climats, de l'âge, du tempérament, des
affections morales, de certaines blessures sur
la production de cette maladie ; peut–être
n'a–t–on pas recherché avec assez de soin si
elle avait ses signes précurseurs et les moyens
prophylactiques dont leur présence fournirait
l'indication. Peut–être faudrait–il s'assurer si
ce que les auteurs ont cru être différens
degrés de la même maladie, c'est–à–dire le
le trismus, le tétanos, l'opisthotonos, l'em–
prosthotonos ne sont pas réellement différentes

maladies, de même que le tétanos très-aigu dont l'invasion est subite, et qui tue en vingt-quatre heures; le tétanos ordinaire qui fait périr dans l'espace de quatre à cinq jours; et le tétanos chronique dont la marche est moins rapide et la terminaison moins funeste; et si ces maladies n'ont pas individuellement leurs causes particulières. Peut-être que les auteurs que nous venons de citer et ceux qui ont obtenu quelques succès de certains remèdes, de certains modes de traitement, doivent ces succès à ce qu'ils ont appliqué sciemment ou par hazard leurs moyens thérapeutiques à la cause productrice et à l'espèce de tétanos seule susceptible de céder à ces moyens. Mais, ce qu'il y a de sûr, c'est qu'ils n'ont pas noté les mauvais effets de ceux qui en ont produit; et cependant ce dernier résultat n'est peut-être pas moins fréquent que le premier. Peut-être n'est-il pas de moyen particulier de guérir le tétanos. Tel peut-être cédera aux bains froids, tel aux bains tiédes, tel à l'opium, tel aux évacuans, tel aux vermifuges, tel au kina. Peut-être aussi le hazard fera-il pour cette maladie ce qu'il a fait pour les fièvres intermittentes, la petite-vérole, et les recherches et les travaux des meilleurs médecins pendant vingt siècles pourront être moins utiles à l'humanité que la découverte d'un empirique. Mais il ne faut rien moins que cette découverte pour faire oublier les ouvrages sur le tétanos publiés pendant cette dernière guerre par les Heurteloup, les Laurent, MM. Larrey, Valentin, Leclerc, Fournier, etc. ainsi que les intéressantes observations de MM. Lefoulon, Bonhomme, Vimont, Deplaigne, etc.

Je donnerai ici le résultat de ce qui m'a le plus frappé dans ces ouvrages, celui de mes observations et de mes conversations sur cette maladie, sur laquelle il n'est aucun chirurgien militaire qui n'ait pu faire des remarques particulières, mais qui n'ont pu parvenir à la connaissance d'un seul individu.

On a remarqué aux armées que le tétanos compliquait plus souvent les plaies d'armes à feu que celles faites par toute autre cause ; qu'il survenait principalement à celles qui affectent les nerfs fins et déliés, les articulations, les extrémités. Je l'ai observé le plus souvent à la suite des plaies aux doigts, aux orteils, aux poignets, aux pieds, aux avant-bras, aux jambes, et, en général, aux parties les plus éloignées du centre. Une seule fois, je l'ai vu survenir à la suite de l'amputation de l'extrémité inférieure de la cuisse. Je ne l'ai jamais observé compliquant des plaies au bras, au tronc ou à la tête; et déjà Rivière avait fait la même remarque au siége de Montpellier. Starke avait dit : *levissima etiam vulnera in extremis quam plurimum prorigunt tetanum.* Ces observations se trouvent également confirmées par celles de MM. Valentin et Lefoulon; mais elles ne le sont pas par celles de M. Larrey qui a observé le tétanos dans plusieurs climats, et à la suite de plaies à différentes parties du corps.

Outre que les plaies d'armes à feu prédisposent naturellement au tétanos, tant d'autres causes peuvent encore y donner lieu chez les militaires, qu'il n'est pas étonnant qu'on ait eu souvent l'occasion de l'observer aux armées. En effet, les fatigues, les privations de toute espèce, l'usage et souvent l'abus des liqueurs spiritueuses, les marches forcées, l'abattement moral, en affaiblissant nécessairement le soldat, le rendaient plus irritable, plus susceptible de ressentir l'effet d'un stimulant quelconque, par conséquent de contracter des affections spasmodiques. Ajoutons à ces causes, dit M.

Leclerc, l'état de sur-excitation dans lequel se trouve un combattant qu'animaient l'amour de la gloire et l'espoir de la victoire ; si, dans cet instant où toutes ses forces sont tendues par un excitement excessif, une blessure vient anéantir ses espérances, l'érétisme cesse, une prostration succéde, et les forces sensitives ne se trouvent plus en équilibre avec les forces motrices, il en résulte défaut d'harmonie entre le système nerveux et le système musculaire, et prédisposition marquée au tétanos.

Le même observateur a encore remarqué que les mauvais instrumens dont on est quelquefois obligé de se servir aux armées, sont une cause locale du tétanos. Ceux, dit-il, qui ont servi à un grand nombre d'opérations doivent être regardés comme mauvais, car ils machent et déchirent les parties plutôt qu'ils ne les coupent, et occasionnent ainsi une irritation propre à déterminer cette affection.

Des circonstances étrangères à la blessure peuvent devenir une nouvelle cause du tétanos. On l'a vu survenir plus particulièrement lorsque la température passait d'un extrême à l'autre ; lorsque les blessés étaient placés dans des salles basses voisines de la mer, des rivières, des marais ; lorsqu'ils restaient exposés à la fraicheur et à l'humidité de la nuit. Un soldat a la cuisse emportée par un boulet, et reste exposé sur le champ de bataille à l'action d'une nuit très-froide. Transporté à l'ambulance douze heures après sa blessure, il éprouvait déjà une forte constriction des muscles de la mâchoire : le spasme devient bientôt général, et le malade succombe à ses progrès deux jours après son entrée à l'hôpital. (*Muller. Disser. sur le tétanos.*) Un chirurgien laisse imprudemment une plaie assez étendue exposée à l'action d'un air froid qui pénètre par une croisée ouverte ; le soir, la suppuration est moins abondante ; des douleurs vagues, inquiétantes, se font ressentir autour de la plaie ; le lendemain le trismus a lieu, il augmente, devient universel, et enlève bientôt le malade. (*Pasquier. Disser. sur le tétanos.*) M. Percy dit que nulle part la chirurgie n'a autant de tétaniques à traiter que pendant les siéges dans les hôpitaux voisins des batteries.

On a eu également de fréquentes occasions de constater l'influence des passions violentes, telles que la peur, la colère, les peines profondes, sur cette maladie. M. Leclerc a vu, le jour de la bataille d'Jéna, un soldat attaqué, par l'effet de la peur, d'un trismus qui ne fit qu'augmenter, et auquel le malade succomba le cinquième jour. M. Larrey cite l'observation du général Daumartin blessé, dont les plaies en bon état faisaient espérer une prompte guérison, mais qui, continuellement en proie à des chagrins, fut frappé du tétanos le huitième jour, et y succomba le quinzième. Un soldat affecté d'un tétanos qui compliquait une large plaie à la cuisse, était en pleine convalescence. Ce tétanos avait cédé à l'opium dont on avait porté graduellement la dose à un gros par jour. On lui vole son argent; il s'en affecte profondément; le tétanos reparaît; l'opium ne fait plus rien; et ce malheureux meurt trois jours après le vol. (*Obser. communiquée par M. Canin, chirurgien-major.*)

Tous les auteurs disent que le tétanos peut être le résultat d'une blessure des nerfs, des tendons : il est probable que, dans cette assertion, ils se sont plutôt copiés qu'ils n'ont consulté la nature; car il est difficile de se persuader que la lésion de parties aussi différentes par leur structure que par leurs fonctions, puisse donner lieu aux mêmes phénomènes, à la même affection. Dufouard qui, chez deux tétaniques qui succombèrent, a vu la maladie commencer par un desséchement et un tré-

moussement des tendons, et le mouvement
musculaire se faire en sens inverse, c'est-à-
dire, du tendon au muscle, le premier communiquer un trémoussement au second, prétend que l'influence des nerfs est nulle dans
le tétanos ; que des secousses aussi tumul-
tueuses que celles qui ont lieu dans cette
maladie, ne peuvent être de leur ressort ; et
conformément à cette idée, il ajoute que si
le malheur le rendait encore témoin d'une
affection tétanique, il s'attacherait sur-tout à
entretenir une douce chaleur sur la plaie, la
couvrirait d'un morceau de peau d'agneau
nouvellement tué, éviterait soigneusement de
la toucher avec les pinces, les doigts, d'y
appliquer même de la charpie ; et, en cas
de continuation des accidens, n'hésiterait pas
à faire la section transversale des parties tendineuses et membraneuses.

Je crois avoir eu, pendant dix années con-
sécutives de service aux armées, moins de
tétaniques proportionnellement que quelques-
uns de nos confrères. Oserai-je rapporter la
cause à laquelle je l'ai attribué ? Convaincu
de la difficulté de guérir le tétanos, je me
suis toujours appliqué à le prévenir. Outre
l'extrême attention que j'apportais à panser et

faire panser aussi rarement, aussi doucement que possible; à garantir les plaies du contact d'un air froid ou délétéré; à n'y rien appliquer de froid ou d'irritant; à ne point les essuyer; à n'employer jamais que des instrumens propres et en bon état : je cherchais à persuader à chacun de mes malades que je le prédilectais; qu'il avait trouvé dans la même personne un chirurgien et un ami. Non-seulement je faisais pour chaque blessé tout ce qui dépendait de moi; j'exigeais encore que chaque aide-major ou sous-aide mit les mêmes soins, les mêmes talens à consoler, à encourager son malade qu'à le panser. Si tous les malades ont droit à des consolations, le soldat blessé y a plus droit encore que tout autre, et en a plus besoin. Dans la pratique civile, nos malades sont chez eux, entourés de leurs parens, de leurs amis qui les aident, les consolent, les encouragent. Dans la carrière militaire, éloigné de son pays, de ses parens, de ses amis, le soldat blessé n'a pour lui que son chirurgien; c'est de lui seul qu'il attend et soins et consolations; c'est en lui qu'il met tout son espoir, à lui qu'il se confie tout entier. Le blessé bourgeois reçoit ses amis, est distrait de son mal; il est libre

de donner sa confiance à celui qu'il en croit
le plus digne, de la partager : souvent son
chirurgien était déjà son ami. Le soldat blessé,
privé de tout ce qui lui est cher, est seul
avec son mal; rien ne l'en distrait, excepté
les souffrances et les cris de ceux qui l'environnent, la vue, la présence, le voisinage des
mourans et des morts : il n'a pas le choix
de son médecin; c'est le hasard qui le lui
donne; aucun rapport n'existe entre eux; il
doit à sa blessure de le voir pour la première
fois. Le blessé bourgeois ne souffre que pour
lui : sa blessure est le résultat d'un accident
qui n'a intéressé que lui : lui seul a éprouvé
un évènement fâcheux. Le soldat blessé souffre
pour lui et pour ses amis : c'est son capitaine
qui a été blessé, son camarade qui a été tué
à ses côtés; c'est son régiment qui est à moitié
détruit. Le blessé bourgeois reçoit les soins
les plus empressés, les plus affectueux; tous
les secours lui sont prodigués; tous les cœurs
lui sont ouverts; c'est à qui lui fera accepter
la liqueur bienfaisante qui ranimera ses sens,
ou y rétablira le calme. Il pourra garder le
repos qui lui est si nécessaire, et voir sa
blessure guérir au lieu même où il est placé
le plus convenablement. Le soldat blessé n'a

souvent pas la consolation d'être au milieu de ses camarades : le sort de la guerre l'a fait tomber au pouvoir des ennemis ; il n'entend pas leur langage. Le grand nombre de blessés retarde les secours qu'il réclame : ces secours ne lui sont donnés qu'à la hâte. On ne lui offre tout au plus que quelques gouttes d'alkool pour apaiser la soif qui l'oppresse, pour calmer la chaleur qui le brûle. Une poignée de paille le sépare souvent à peine du froid pavé sur lequel il repose ses membres fatigués, mutilés peut-être. La difficulté des circonstances, la pénurie des ressources obligeront à l'envoyer au loin, à pied ou dans de mauvaises voi-tures, et par de mauvais chemins, exposé à l'ardeur d'un soleil brûlant, ou à l'action stupéfiante d'un froid glacial, ou à celle plus incommode et plus nuisible encore d'une pluie continuelle. Chaque cahot de la voiture en-flammera ses plaies, renouvellera, ranimera ses douleurs. Il ne recevra dans ce trajet que des alimens qui ne lui conviendront pas, des soins qui, donnés sans règle et en passant, ne lui seront d'aucune utilité. Arrivé pénible-ment à sa destination, il sera entassé avec d'autres dans une salle malsaine, placé dans un lit qui a servi de tombeau à cinquante, sáns qu'on en ait changé les fournitures, à côté d'un malade dont les mouvemens et les plaintes ajouteront à ses maux, etc. etc. Que de motifs qui réclament nos soins, qui commandent notre attachement ! Combien de causes de maladies et physiques et morales à combattre en même tems ! Ah ! sans doute ce n'est pas trop de tout notre tems, de tous nos talens, de toute notre affection, contre tant d'ennemis à la fois ; et il n'a rien moins fallu de la part des chirurgiens militaires, pour qu'ils obtinssent les succès dont ils peuvent se glorifier.

Les auteurs qui ont écrit sur le tétanos traumatique s'accordent, en général, à dire que, quelques jours avant son invasion, le malade éprouve dans la partie blessée une douleur sourde, inquiétante, qu'il attribue communément à une pression occasionnée par le bandage trop serré, et que, lorsque le tétanos est manifesté, la plaie change de caractère, se dessèche, devient douloureuse, qu'il ne s'y fait aucun travail, que l'inflammation disparaît, et que la suppuration cesse. J'ai le plus souvent observé le contraire, mais surtout à l'hôpital de Strasbourg, sur un jeune militaire qui avait eu l'extrémité carpienne de l'avant-bras amputée par suite d'un coup de feu : la suppuration continua d'être de même nature et telle qu'elle était avant l'invasion du tétanos ; la cicatrice fit des progrès assez rapides sous l'influence d'un bandage unissant qu'employait Lombard et qu'il ne jugea pas à propos de supprimer. Enfin, pendant l'espace de sept jours, après lesquels se termina par la mort cette effroyable complication, la cicatrice avait fait des progrès rapides : la plaie paraissait entièrement étrangère à l'affection qui devint mortelle. M. Larrey rapporte que chez Demaré, qui avait une large plaie à l'épaule droite, la cicatrice fit, en deux fois vingt-quatre heures, des progrès tels qu'elle recouvrit la moitié de cette plaie, malgré un opisthotonos complet qui céda à l'application de quatre cautères incandescens.

Le même praticien a observé que le tétanos était plus intense et tenait de l'hydrophobie en Égypte, ce qu'il attribue à la chaleur extrême du climat. Il croit aussi avoir remarqué que la lésion des nerfs de la partie antérieure du corps occasionne l'emprosthotonos, celle de la région postérieure l'opisthotonos, et que lorsque les nerfs de l'une et l'autre région sont affectés, il en résulte le tétanos proprement dit.

Les chirurgiens militaires ont non-seulement étudié le tétanos en observateurs ; ils ont encore cherché à lever un coin du voile qui, depuis si long-tems nous dérobe le siége et l'essence de cette affection. Sans être parvenus à nous donner sur un sujet aussi difficile, une théorie pleinement satisfaisante, on leur doit néanmoins quelques idées qui, réunies à d'autres, pourront peut-être un jour contribuer à éclairer le traitement d'une maladie dont la nature est aussi obscure que les effets sont meurtriers. Dans le tétanos, dit M. Leclerc, c'est bien évidemment le système musculaire qui est primitivement affecté. Mais ce système est pour ainsi dire sous l'influence du système nerveux : leur harmonie constitue l'état de santé dans lequel les muscles obéissent aux ordres de la volonté ; mais dans le tétanos, il y a défaut d'harmonie, d'équilibre entre ces deux systèmes ; l'irritabilité prédomine sur la sensibilité, le système moteur sur le système sensitif ; le premier n'obéit plus aux ordres du second ; il y a hypersthénie musculaire, et asthénie nerveuse. L'auteur de cette théorie donne en preuve de cette manière d'être des muscles et des nerfs dans le tétanos, d'un côté, que jamais les convulsions et les affections spasmodiques, en général, ne sont plus fréquentes que chez les enfans et les sujets débiles chez lesquels le système musculaire prédomine sur le système nerveux : de l'autre, que c'est plus souvent par l'emploi des stimulans diffusibles, tels que le musc, l'opium, l'alkali-volatil, que l'on guérit les tétaniques, que par celui des relâchans. Si cette doctrine était vraie, il me paraît qu'il devrait en résulter une indication curative qui consisterait à employer des moyens connus par leur action tonique sur le système sensitif, tels que l'opium, le musc; et des calmans, des stupéfians sur le système musculaire, tels que la belladone, l'acide carbonique, etc.

Quant au siége de la maladie, le même auteur croit avec Galien, Sennert, Fernel, Willis et Hoffmann, qu'il existe dans la moelle épinière, et il ajoute, comme donnant quelques probabilités à cette conjecture, que les muscles primitivement affectés dans le tétanos reçoivent leurs nerfs des cordons qui sortent de la moelle épinière; et que si d'autres muscles prennent part à la maladie devenue plus générale, c'est qu'il existe un rapport entre eux ainsi qu'entre les parties qui constituent le système nerveux. La pratique de

Celse et d'Arété de Capadoce, qui consistait principalement dans l'application de ventouses scarifiées à la nuque, ajouterait-elle quelques probabilités à cette théorie? Au reste l'auteur de ces opinions ne les émet qu'avec défiance, en regrettant que les ouvertures de cadavres ne fournissent pas de données plus positives sur la cause immédiate du dérangement vital qu'occasionne le tétanos, et en manifestant le désir de les voir remplacées par de plus probables, et qui soient fondées sur l'observation et l'ouverture des cadavres.

Quoiqu'au milieu des camps, du tumulte des armes, et le plus souvent d'occupations les plus multipliées, les chirurgiens militaires n'aient pu que bien rarement et bien difficilement se livrer aux recherches capables d'éclairer ce point important de pathologie, ils ont néanmoins réuni quelques faits dont on doit leur savoir gré. Ainsi le D. Mayeux, confirmant en quelque sorte les soupçons de M. Leclerc, dit qu'à l'ouverture du cadavre d'un individu succombé au tétanos » le cervelet » et la moelle alongée lui parurent comme » rapetissés ; leur substance, ainsi que le dé- » part des nerfs, était resserrée ou presque » contractée. »

M. Larrey a vu le pharynx et l'œsophage considérablement resserrés ; leurs membranes rouges, enflammées et enduite d'une humeur visqueuse et rougeâtre ; les muscles dans un état de roideur, de constriction et de spasme qui les faisait quelquefois rompre. Il a trouvé le muscle sterno-pubien rompu chez un individu que l'on avait plongé malgré lui dans un bain froid. Nombre de fois il a remarqué que des nerfs avaient été compris dans des ligatures.

M. Fournier a trouvé les muscles affectés de tétanos d'un rouge foncé, leurs fibres froncées, les aponévroses crispées au point qu'elles se cassaient en les allongeant, comme si elles eussent été macérées ou à moitié brûlées.

MM. Laurent, Lombard et Larrey ont trouvé des strongles dans les intestins d'individus morts du tétanos. Mais je dois ajouter que pendant que ces deux premiers, mes maîtres et mes amis, s'occupaient à Strasbourg de recherches sur le tétanos, employé au même hôpital, je fis dans le même tems l'ouverture d'un assez grand nombre de cadavres d'individus morts par l'effet de différentes maladies, et chez presque tous je trouvai des vers dont les saisons précédentes avaient favorisé la formation et le développement. Quelque peu importans que soient ces résultats, les seuls peut-être parvenus à ma connaissance, équivalent-ils à ceux que nous possédions avant la dernière guerre. Les historiens de la chirurgie n'omettront pas cette circonstance que, pendant vingt-quatre années de guerre, les chirurgiens militaires français ont recueilli autant de données importantes, autant de résultats précieux que les médecins et les chirurgiens du monde en avaient réuni pendant les vingt siècles qui avaient précédé.

On a dit et on a cru jusqu'à présent que le tétanos livré à lui-même était toujours mortel. Mon confrère, M. Boban, m'a raconté plusieurs fois qu'après la bataille de Vagram, il avait parmi les nombreux blessés confiés à ses soins, un soldat affecté de tétanos que l'on plaça contre son intention, et par méprise, sur une voiture, et que l'on conduisit en évacuation à Vienne. Le chirurgien-major qui reçut cette évacuation, surchargé de malades, ne put pas donner à ce tétanique, qu'il regarda comme voué à une mort certaine, les soins qu'exigeait son état. Il ne fut pas peu surpris de voir diminuer et même cesser entièrement et spontanément les accidens sans qu'on eût employé aucun moyen, ni rien fait à quoi il pût attribuer cette guérison. De cette observation, mais sur-tout de la grande différence de résultats obtenus des nombreux moyens qu'on a opposés au tétanos, ne pourrait-on pas conclure que, dans le petit nombre de malades que l'on a guéris, la cure, que l'on n'a pas manqué d'attribuer aux moyens que l'on a employés, a pu être quelquefois spontanée, indépendante de tous ces moyens, et telle enfin que nous la voyons souvent arriver dans les maladies nerveuses et spas—modiques ?

Le tétanos pouvant, comme il est hors de doute, reconnaître une multitude de causes, et la plupart des praticiens ne lui ayant opposé que des moyens empiriques, est-il étonnant que nous soyons si peu avancés sur sa théra—peutique ? Quand on attaque par des vermi—fuges le tétanos qui dépend d'une suppression de transpiration ; quand on donne des sudo—rifiques au malade qu'un chagrin violent et concentré accable ; quand on administre les bains tièdes dans un cas où il existe une tendance des humeurs vers les parties supé—rieures ; quand on gorge d'opium un individu sanguin et vigoureux ; quand on réunit la série

de ces moyens chez celui qui a un nerf in—
complètement coupé , irrité ou comprimé par
une esquille , une balle , ou enfin dont le
tétanos reconnaît une cause locale , peut-on
espérer quelques succès ?

Ne devrait-on pas tenir une conduite toute
opposée , et déduire les indications curatives
des causes qui auraient donné lieu à la ma—
ladie ? C'est précisément ce que les chirurgiens
militaires se proposaient ; et en récapitulant
celles de leurs observations dont on peut tirer
des conséquences raisonnables , on voit , en
général , que la saignée , les bains tièdes , les
sudorifiques ont quelquefois produit de bons
effets dans le tétanos résultant d'une supres—
sion (1) de transpiration : que les incisions ,
l'extraction des corps étrangers , la section de
quelques parties nerveuses , la cautérisation ,
ont été utiles lorsque cette affection était due
à une tension douloureuse des parties blessées,
à la présence de quelques corps étrangers , à
quelques nerfs ou parties tendineuses ou apo—
névrotiques lacérés , incomplètement coupés ,

―――――――――

(1) Voyez les mémoires et campagnes de M.
Larrey. Tom. 3, pag. 295. Jour. génér. de méd.
Tom. 40 , pag. 42. Bibliot. britan. Tom. 37 , pag.
102.

enfin à une irritation locale (1). Que la section d'une ligature dans l'anse de laquelle était compris un nerf, le malade indiquant dans cet endroit le siége d'une douleur qui se propageait, a quelquefois fait avorter la maladie (2). On voit que les évacuans, les vermifuges n'ont produit de bons effets que dans les complications saburales et vermineuses (3). Que le kina, le musc, l'alkali, l'éther, le camphre, ont opéré quelques cures dans les cas où l'affection était évidemment atonique, lorsque le sujet était affaibli par des hémorragies, des fatigues, des privations (4). Que le vésicatoire appliqué sur la partie blessée a été utile en rappelant l'inflammation et la suppuration détournées par une cause capable de céder elle-même à cette application (5). Que les anti-spasmodiques unis à tous les moyens moraux capables de rétablir le calme dans un esprit agité, ont pu trop rarement guérir quelques

---

(1) Mémoires et camp. Tom. 3, pag. 296. *Id.* pag. 308. Tom. 1.er, pag. 250, 265, 269, etc.

(2) *Id.* Tom. 3, pag. 294.

(3) Mémoire sur le tétanos ; par Laurent. Clinique chirurg. ; par Lombard.

(4) Mémoires et camp. Tom. 1.er, pag. 254.

(5) *Id.* Tom. 1.er, pag. 260 et suiv.

tétanos qui reconnaissaient pour causes de fortes et pénibles affections morales (1), etc. etc.

Quelques praticiens ont proposé et pratiqué l'amputation pour arrêter les effets du tétanos, lorsqu'ils pensaient qu'une blessure, ayant lieu aux extrémités, en était la cause; et on cite un cas dans lequel cette opération a été suivie d'un succès complet. J'ai assisté à Offenbourg, en Allemagne, à l'amputation d'une jambe fracturée, faite à un soldat affecté d'un tétanos qui, depuis trois jours, résistait à l'opium donné à forte dose, et au pansement le plus méthodique. Le tétanos, qui parut diminuer pendant les premières heures qui suivirent l'opération, augmenta ensuite d'intensité; et le malade succomba cinquante–deux heures après l'opération.

Mon confrère et mon ami, le D. Colombot, m'a dit avoir fait, pendant la dernière campagne, l'amputation dans l'articulation scapulo-humérale à un soldat russe affecté de tétanos occasionné par une fracture compliquée de la partie supérieure de l'humérus. Le tétanos continua de faire des progrès, et, le troisième

---

(1) Mémoires et camp. Tom. 1.er, pag. 254. Leclerc. Dissert. sur le tétanos, pag. 56.

jour, se termina de la manière accoutumée. M. Lefoulon a vu le tétanos résister à l'amputation du bras et à de fortes doses d'opium.

Outre ces observations auxquelles on pourrait en ajouter d'autres également infirmatives des avantages de l'amputation ; le raisonnement ne lui paraît pas plus favorable. En effet, 1.° l'amputation ne procurera aucun avantage, si le tétanos est dû à une affection étrangère à la plaie : et les auteurs paraissent s'accorder à croire qu'il dépend plus souvent d'une cause qui agit sur l'organisme du blessé que d'une cause mécanique ou d'une irritation locale. 2.° Dans le cas de blessure légère, par l'amputation, on sacrifie un membre dans l'incertitude de savoir si ce moyen, qui quelquefois seul occasionne le tétanos, en deviendra ici le remède. 3.° Si le tétanos ne dépend pas exclusivement d'une cause locale qu'on puisse entièrement enlever, ainsi que l'effet qu'il a déjà opéré sur l'individu, l'opération sera encore inutile, sinon préjudiciable. 4.° J. L. Petit passait déjà pour avoir conseillé l'amputation dans cette redoutable complication des plaies aux extrémités, quoiqu'il n'en existe aucune trace dans ses écrits ; et c'est cette opinion que Sabatier réfutait devant l'Institut, lorsqu'il disait : » Quel moment à saisir pour cette opération extrême que celui où il se déclare une affection si souvent et si promptement mortelle ; et comment se persuader que la douleur excessive et inévitable de l'amputation puisse faire cesser le trouble et l'agitation auxquels le système nerveux est déjà en proie ! » (*Mémoires de la première classe de l'Instit. Tom.* 1.er, *pag.* 179.) 5.º Je sais que, dans les cas extrêmes, il est permis d'employer des moyens douteux ; mais c'est quand ces moyens ne peuvent pas nuire ; et dans aucunes circonstances on ne peut dire que l'amputation d'un membre soit un moyen, innocent.

L'amputation ne pouvant donc être regardée comme remède du tétanos, il ne doit être permis de l'employer que dans un très-petit nombre de cas. Ainsi, dit M. Leclerc, on pourrait amputer, si cette opération n'avait point été faite, quoiqu'indiquée par l'état de la blessure. Le développement du tétanos ne paraît point être ici une contre-indication, il est probable au contraire qu'il dépend de la contusion et de la dilacération des parties. Par l'opération, on substituera une plaie simple à une plaie très-contuse ; on fera cesser l'irri—

tation des extrémités nerveuses, et l'on mettra la nature à même de faire les frais de la suppuration et de la cicatrisation. Un autre cas peut se présenter. Une plaie d'armes à feu avec fracture, esquilles, déchirement de parties, l'artère principale du membre étant intacte, peut ne pas exiger l'amputation dans les premiers instans ; on débride, on extrait les esquilles ; mais le tétanos survient. Si, par le tact chirurgical, qui n'appartient qu'au praticien, et une somme de raisonnemens fondés sur l'état de la blessure, on prévoit que l'amputation deviendra indispensable plus tard ; cette opération me paraît encore indiquée, parce que le tétanos dépend probablement de l'état de la plaie, de l'irritation occasionnée par les esquilles, de la dilacération des parties nerveuses et tendineuses. Un troisième cas peut faire pratiquer cette opération. Les coups de feu dans les articulations du genou, du pied, du coude, du poignet : ces plaies sont accompagnées de déchirement, de déplacement des extrémités articulaires, d'un gonflement avec tension douloureuse. Lorsqu'il y a ouverture de la capsule articulaire, elle donne souvent lieu à une série d'accidens qui font périr le malade ou qui exigent l'amputation

à une époque où les succès de cette opération sont incertains. Mais, de toutes les
plaies d'armes à feu pénétrantes dans les
articulations, celles du genou sont les plus
fâcheuses, et des praticiens du premier mérite,
Noël et M. Percy (*Réponses aux questions,
etc.*), conseillent d'amputer le membre sur-
le-champ. Si l'on avait tenu une conduite
différente, et si le tétanos survenait, je crois
que l'on pourrait encore pratiquer cette opération dans les cas où les débridemens et
l'extraction des corps étrangers n'auraient pas
fait cesser la maladie. On devrait encore,
comme l'a fait avec avantage Hunter, amputer
un doigt ou un orteil dont la lésion aurait
occasionné le tétanos. Mais dans une plaie
d'armes à feu dont la balle aurait traversé le
membre, je n'amputerais pas si le tétanos
survenait, parce qu'il est probable qu'il ne
dépend pas de la plaie, mais d'une autre
cause, et qu'on a vu cette maladie céder à
des moyens plus doux, et quelquefois lorsqu'on
s'y attendait le moins.

Il est encore quelques moyens particuliers
dont on a quelquefois obtenu de bons effets,
et qu'il est important de rappeler. Ainsi l'observation ayant fait connaître que lorsque le

tétanos se décide favorablement, sa terminaison est ordinairement accompagnée de sueurs ; on a pensé que tout ce qui pouvait provoquer la fièvre et exciter cette crise devait être employé ; et, dans cette vue, les chirurgiens militaires ont mis en usage, tant à l'intérieur qu'à l'extérieur, les préparations alkalines douées de propriétés stimulantes et capables d'exciter une salutaire diaphorèse ; et ils ont obtenu de ces moyens des succès assez marquans pour qu'ils soient désormais comptés parmi ceux dont l'observation a constaté les bons effets. (*Nosog. chirurg., art. tétanos.*)

Stütz, médecin allemand, paraît être l'auteur d'une méthode qui consiste à faire prendre au malade des bains préparés avec la lessive de cendres, en même tems qu'on lui administre alternativement de l'opium et de la potasse. Il fait prendre un gros, un gros et demi et même deux gros de potasse dans six, neuf ou douze onces de véhicule, et douze grains d'opium dans les vingt-quatre heures. Cette méthode, généralement usitée en Allemagne (*Biblio. germa. Tom. 6, pag.* 127 ; *et Recueil de littérature méd. étrangère. Tom.* 2.), a été mise en usage avec succès par plusieurs médecins et chirurgiens français, principalement à l'armée du Rhin : elle paraît répondre aux différentes indications; elle réunit les avantages des bains tièdes , de l'opium et des alkalins. (On trouve dans la Bibliothèque germanique, et dans la nouvelle Doctrine chirurgicale de M. Léveillé, tous les détails de ce traitement.)

MM. Rush et Valentin disent aussi avoir obtenu des résultats avantageux de l'application de linges mouillés et froids sur tout le corps : ils ont vu ce moyen diminuer la douleur fébrile de la peau, provoquer comme l'alkali, une transpiration générale, et faire cesser les convulsions. (*Jour. génér. de méd. Tom. 40, pag. 42 et suiv.*) M. Delavergne a fait disparaître un tétanos en employant les douches d'eau froide sur tout le corps : le tétanos avait résisté dix jours aux bains tièdes et à l'opium. M. Odier rapporte que le D. Dalrymple guérit du tétanos traumatique une personne en lui faisant verser de l'eau froide sur la tête. L'opium, le mercure, les vésicatoires avaient été inutiles. John Hunter avait coutume de dire dans ses leçons que s'il était attaqué du tétanos , il fuirait, s'il lui était possible, à la nouvelle Zemble, où il se mettrait dans une glacière. Déjà le père de la médecine avait conseillé les bains froids et les douches d'eau froide, mais avec restriction, car il dit que ces moyens peuvent nuire, et il n'en conseille l'usage que lorsque le tétanos n'est pas produit par une blessure, que le malade est jeune, fort, et que la saison est chaude. Heurteloup veut qu'après les bains froids, on place le malade dans un lit chaud, qu'on le couvre bien, et qu'on insiste sur l'usage des diaphorétiques unis aux narcotiques.

C'est aussi comme diaphorétique et calmant que l'on a employé l'opium dans la maladie dont nous nous occupons, et ce remède est même celui que les praticiens s'accordent à recommander : ils veulent qu'on le donne à très-forte dose, et jusqu'à présent son usage n'a pas paru avoir d'inconvénient. M. Léveillé rapporte qu'un malade en a consommé sept gros cinquante-six grains, sans compter le musc et la teinture anodine dont la dose avait été portée très-haut ; qu'un autre en a usé cinq gros trois grains, un autre cent douze grains en moins de quinze jours, et que tous ont guéri. J'en ai fait prendre deux cent quatre-vingts grains, en augmentant de dix grains par jour, à un tétanique qui succomba le septième. Je l'ai donné à la même dose graduellement à un autre, à qui j'avais coupé l'avant-bras, et qui succomba à la fin du quatrième jour. M. le D. Colombot m'a dit l'avoir donné à très-forte dose, pendant la dernière compagne, à sept tétaniques chez lesquels il a été complètement inutile. Sabatier, qui le conseille, dit ne l'avoir jamais vu réussir. Il rapporte néanmoins quatre observations de Billard, dans lesquelles son usage a été suivi de succès. (*Mémoires de l'Institut. Tom.* 1.er) Nombre d'auteurs rapportent des cures opérées par ce remède administré à bien moindre dose. En le donnant d'abord à celle de deux grains, et en augmentant chaque jour de la même quantité, M. Leclerc a obtenu deux guérisons qu'il attribue principalement à l'opium et à la manière dont il l'a donné. Fischer, à qui l'Allemagne doit un bon ouvrage sur l'état actuel de la médecine en Angleterre (*Medicinisch and chirurgische bemerkungen über die englich heilkunde*), quoique faisant mention d'un tétanos survenu à la suite d'une blessure guérie par l'opium, nous apprend que ce remède n'est plus en aussi bonne réputation, en Angleterre, comme spécifique de cette maladie. Il profite de cette circonstance pour appuyer l'opinion de quelques médecins qui classent parmi les causes secondaires du tétanos les saburres des premières voies, et cite un chirurgien de la Jamaïque qui lui a rendu compte de succès obtenus depuis quelque tems contre cette maladie par l'usage de l'huile de palma-christi, succès qu'il attribue à la vertu laxative de ce remède. Pour moi j'avoue que je n'ai jamais eu le bonheur de guérir des malades affectés du tétanos, et que je n'en ai vu guérir qu'un très-petit nombre par Laurent et Lombard de Strasbourg, qui employaient les évacuans et les anthelmintiques.

Outre les blessures et leurs complications dont nous avons parlé jusqu'à présent, qui sont plus spécialement du ressort de la chirurgie militaire ; il est encore d'autres affections qui, quoique ressortant moins de cette chirurgie, lui doivent néanmoins des progrès récens qui doivent faire partie de ce travail, et que nous allons essayer de faire connaître.

HERNIES.

L ES hernies ont aussi fait partie des médi‑
tations des chirurgiens militaires. Très à portée
de voir le grand nombre de militaires dont
cette incommodité, si fréquente dans la cava‑
lerie, prive l'état, et d'en apprécier les causes,
M. le D. Renault, chirurgien‑major de la
gendarmerie d'élite, a fait connaître dans un
Essai sur les maladies des gens à cheval,
le mécanisme par lequel surviennent ces affec‑
tions, les nombreuses causes qui concourent
à les produire, parmi lesquelles il signale
principalement l'espèce de culottes que portent
ordinairement les cavaliers : aussi l'auteur
conseille‑t‑il de rendre ces culottes ou pan‑
talons plus larges, et de les soutenir à l'aide
de bretelles, comme on le fait actuellement.
Il fait remarquer à ce sujet que les cavaliers

mameluks et arabes, qui passent pour les meilleurs cavaliers du monde, sont rarement attaqués de hernies, quoiqu'ils prennent plus d'exercice que les nôtres, et que le climat favorise davantage cette infirmité chez eux que chez nous. Aux conseils qu'il donne pour prévenir les hernies, nous croyons pouvoir ajouter que celui qui nous paraît le meilleur serait une ceinture à peu près semblable à celle que portent nos hussards, laquelle serait modérément serrée, et porterait sur la paroi inférieure de l'abdomen qu'elle soutiendrait et fortifierait. Cette espèce de ceinture paraît d'autant plus nécessaire que Camper et le professeur Scarpa (*Démonstrat. anato. patho. lib.* 11 , *et Traité pratique des hernies*) ont fait connaître et ont démontré que l'espace compris entre le pubis et l'épine antérieure supérieure de l'os des iles est l'endroit le plus faible de toute l'étendue des parois abdominales ; que les fibres charnues du muscle transverse cessent à l'endroit où le cordon spermatique passe au-dessous de ce muscle, son aponévrose ainsi que celle de l'oblique interne devient très-mince au voisinage de la région inguinale, et le long de l'arcade fémorale. D'où il ré—

sulte que le péritoine n'étant soutenu dans cet endroit avec une certaine solidité que par l'aponévrose de l'oblique externe et le pilier inférieur de l'anneau inguinal; c'est aussi dans cette région qu'il commence à céder à l'impulsion des viscères abdominaux, et à former les premiers rudimens de la hernie inguinale.

Je connais peu d'exemples d'une pratique aussi hardie que celle de l'illustre praticien que je viens de citer le dernier, dans un cas de hernie adhérente et irréductible. J'en tiens le récit de la bouche de celui qui en a été le sujet. Cet individu portait depuis long-tems une hernie inguinale qui, négligée, et n'ayant été maintenue que très-irrégulièrement, avait fini par descendre dans les bourses où elle avait acquis un assez gros volume, et sur-tout était devenue irréductible. Également fatigué et des dimensions plus grandes qu'elle acquérait journellement, et des douleurs abdominales dont elle s'accompagnait très-fréquemment, le malade désire s'en débarrasser, et va trouver le professeur de Pavie qui, après avoir bien examiné et palpé la tumeur, conseille au malade de monter à cheval pendant quelques heures, après avoir fait un repas copieux, et de faire une assez longue promenade au grand trot, après avoir enlevé le suspensoir qui soutenait la hernie. Le malade suit exactement ce conseil. Pendant sa cavalcade, il sent sa tumeur augmenter considérablement. C'était précisément ce que voulait obtenir le praticien. Cette augmentation subite n'avait pu se faire que par le déchirement des adhérences que sa grande expérience lui avait fait présumer n'être que *gélatineuses* ou *filamenteuses* ; et ces adhérences une fois détruites, ne présentant plus d'obstacle à la réduction, l'opérateur profite de cet état, fait rentrer aisément une hernie auparavant irréductible, la maintient par un bandage convenable , et délivre ainsi son malade d'une incommodité grave qu'il paraissait destiné à porter toujours.

Il y aurait sans doute beaucoup de choses à dire sur cette observation qui ne se trouve pas dans le traité des hernies du chirurgien de Pavie : il est vrai que cet ouvrage entièrement relatif à l'état anatomique des hernies, et aux procédés opératoires , ne fait pas mention des moyens de réduire ces maladies.

M. Laverine , chirurgien—major à l'armée d'Italie, a fait , relativement à la rupture de l'intestin dans la hernie , une observation que le professeur Scarpa n'a pas dédaigné d'insérer dans son savant ouvrage. Il raconte qu'en faisant un effort, un soldat sentit tout-à-coup reparaître une hernie inguinale qu'il avait portée dans son enfance, et de laquelle il se croyait guéri depuis long-tems. Le malade transporté le lendemain à l'hôpital, le scrotum fut trouvé extraordinairement gros et tendu, son poids ne laissant aucun doute sur la nature des parties qu'il renfermait. La régularité .de sa surface, et un certain son qu'il rendait en le percutant légèrement, firent soupçonner qu'il y avait, outre l'intestin, une certaine quantité d'air mêlé à un liquide. L'anneau paraissait très-peu dilaté; et l'on avait peine à concevoir comment il avait pu donner passage en si peu de tems à des parties aussi volumineuses que celles qui formaient la hernie. Cependant le malade n'éprouvait pas de fortes douleurs; il avait dormi; son pouls était plus développé et plus fort qu'il ne l'est d'ordinaire chez les sujets affectés de hernie étranglée. Quelques vomissemens avaient eu lieu immédiatement après l'accident, mais bientôt ils avaient cessé, et le malade n'éprouvait plus que quelques nausées de tems en tems. L'excrétion des urines était gênée par le volume de la tumeur. Il parut inutile d'essayer la réduction. Le malade fut saigné et prit quelques onces d'huile : la tumeur fut couverte de compresses imbibées de la fomentation froide de Schmucher. Ces moyens étant inutiles, l'opération fut pratiquée le deuxième jour après l'accident. Le sac herniaire fut à peine ouvert qu'il sortit une *bouffée* de gaz qui fut suivie d'un jet de matières fécales très-fétides, indice certain de l'ouverture du canal intestinal ; cependant il n'y avait nulle trace de gangrène. Le chirurgien ouvrit le sac herniaire, et reconnut la masse intestinale qui comprenait au moins quatre pieds de l'iléon et une portion du colon, et aperçut à ce dernier une crevasse de forme arrondie dans laquelle on pouvait introduire le pouce et dont les bords étaient renversés en dehors : il vit en même tems le testicule, et reconnut que la hernie était congéniale. Il ne put qu'avec peine débrider l'anneau et faire rentrer l'intestin, après avoir fait la suture de la crevasse. Après l'opération, le ventre devint tendu, douloureux, le vomissement reparut, et le malade succomba à une inflammation des viscères abdominaux et au sphacèle des intestins herniés.

Le professeur Scarpa attribue ce résultat malheureux au retard apporté à l'opération, et à la suture de l'intestin qu'il regarde comme toujours inutile et souvent dangereuse.

Le 30 juin 1800, on amena à neuf heures du matin à l'hôpital de Plaisance, un canonnier qui, en essayant de lever un poids très-lourd, venait de se faire du côté gauche une hernie inguinale dont il paraissait souffrir beaucoup. Quelques légères tentatives de réduction étant inutiles, je fis faire une très-copieuse saignée après laquelle je prescrivis un lavement émollient, une potion dans laquelle entrait un grain d'opium, et un bain tiède. Malgré ces moyens, les douleurs augmentèrent, et s'accompagnèrent bientôt de vomissemens bilieux, puis stercoraux. Je le vis à midi, au sortir du bain ; je lui trouvai le pouls petit, concentré, la langue sèche, le visage décomposé, la respiration entrecoupée, les extrémités froides, une entière indifférence sur son état : les douleurs et les vomissemens étaient diminués. Je jugeai qu'il n'était plus tems d'opérer, et regrettai de ne l'avoir pas fait le matin ; mais je ne m'attendais à une marche aussi rapide de la maladie. A quatre heures, le malade était mort. L'ou-

verture de son cadavre fit voir à mes col-
lègues et à moi une portion assez considérable
du colon serrée à l'anneau et gangrenée : tous
les viscères abdominaux étaient injectés et
jaunâtres. M. Larrey rapporte dans ses mé—
moires l'histoire d'une hernie étranglée dont
la terminaison fut plus promptement encore
fatale : et Dehaen cite l'histoire d'une femme qui,
après avoir souffert long—tems , fut atteinte
d'une phlegmasie intestinale et mourut subitement, quoique son état fût très—rassurant,
et qu'il n'y eût aucun signe de gangrène aux
intestins : ceux même qui pouvaient les faire
craindre avaient cédé à une potion calmante
et tonique. C'est à ce sujet qu'il s'écrie : *ó
vanas hominum spes ! ó fallacia !*

Il y a trois mois que j'ai eu la douleur de
voir mourir aussi promptement madame P....
que j'avois opérée le matin à huit heures ,
d'une hernie crurale étranglée, survenue subitement quelques jours auparavant. L'opération
avait été facile , peu douloureuse ; la malade
l'avait supportée en causant familièrement avec
les assistans : l'intestin avait été trouvé sain
et replacé facilement ; une selle avait eu lieu
immédiatement après l'opération ; tout annon—
çait le résultat le plus heureux , lorsque vers

dix heures , des douleurs abdominales très-violentes se manifestèrent et ne firent qu'augmenter malgré les potions huileuses, calmantes, les fomentations, les lavemens , la promesse d'une guérison prompte et certaine : le pouls s'affaiblit , le visage se décomposa. A deux heures , je convins avec M. le D. Nicole , mon vénérable confrère , présent à l'opération , de lever l'appareil pour nous assurer si une portion d'intestin ne s'était pas de nouveau placée et étranglée sous l'arcade. nous y trouvons, en effet, une anse d'intestin, molle, noire , et presque froide et gangrenée que je fais rentrer aisément; mais, précaution inutile , la faiblesse augmente , et dans la soirée du même jour, j'avais perdu une amie de trente ans.

Dans six opérations de hernies crurales que j'ai faites à des femmes, dans le cours des deux années dernières, j'ai trouvé que trois fois l'étranglement qui avait nécessité l'opération n'était pas occasionné par l'arcade crurale : deux fois je l'ai trouvé produit par le resserrement et l'état de dureté du sac herniaire, et une fois par l'épiploon épaissi, tuméfié, dans un repli duquel l'intestin était engagé et serré. Dans ces trois circonstances, j'ai remarqué que le ligament qui forme l'arcade crurale n'était pas serré sur les parties herniées, qu'il n'était que secondairement cause des accidens ; que l'on pouvait faire rentrer ces parties sans l'inciser, ce dont je me suis dispensé, et ce qui serait bien précieux dans une pareille hernie sur un homme, à raison de la présence des artères spermatiques près du bord inférieur de ce ligament, et du danger d'en faire la section. J'ai aussi remarqué que dans les deux premiers cas, il était indispensable d'inciser grandement le sac dont le resserrement formait l'étranglement, ce que j'ai fait ; et dans l'autre, j'écartai avec le manche d'un scalpel les plis de l'épiploon, et au moyen de la plus grande ouverture que j'obtins, je pus aisément faire rentrer d'abord l'intestin, puis l'épiploon.

Dans un ouvrage sur la chirurgie militaire, des détails d'opérations faites à des femmes sont sans doute déplacés, mais ils m'ont paru présenter quelque intérêt, et je les ai abrégés autant que possible, me réservant de leur donner ailleurs le développement dont ils ont besoin. Mais ce qui, dans aucune circonstance, ne peut être déplacé, ce sont des observations sur l'incertitude des signes caractéristiques des hernies; et le récit de deux erreurs commises, d'après l'incertitude de ces signes, l'une par mon estimable prédécesseur dans la place que j'occupe, l'autre par moi, sera peut-être plus instructif que celui de quelques succès, et n'aura pour moi rien de pénible.

Je vis avec plusieurs de mes maîtres, il y a dix-huit ou vingt ans, le nommé Denizot, âgé d'environ cinquante ans, à qui, en fendant du bois, il était survenu tout à coup une tumeur à l'aine du côté droit; cette tumeur suivait la direction du cordon spermatique, descendait dans les bourses, était rénittente, accompagnée de tension de l'abdomen, de constipation opiniâtre et de vomissemens. On prit cette tumeur pour une hernie, et les accidens ne cédant point aux moyens qu'on employa, on crut nécessaire de recourir à l'opération, que M. Pécot, habile chirurgien, fut chargé de faire. Après l'incision des tégumens et d'une partie de l'aponévrose qui recouvre le cordon spermatique, on ne trouva point de sac herniaire, mais on aperçut que la tunique celluleuse du cordon contenait un corps étranger liquide, et on en fit l'ouverture. Ce liquide n'était autre chose qu'un pus séreux dont il s'écoula plus de trois livres. Ce pus avait son foyer dans le bas-ventre; une partie s'était introduite dans la tunique du cordon spermatique, avait franchi l'anneau inguinal, et s'était portée dans les bourses. Les accidens qui avaient fait croire à l'existence d'une hernie, diminuèrent un peu ; mais il continua de s'écouler par la plaie une grande quantité de pus qui s'altéra rapidement, devint de plus en plus fétide et abondant, et le malade succomba, comme cela arrive dans les cas de dépôts par congestion.

Mon confrère et mon ami, M. le D. Barrey, me pria, il y a un mois, d'aller voir avec lui le nommé N. B. d'une assez forte consti-tution, âgé d'environ quarante-huit ans, qui, depuis deux jours, avait le ventre tendu, vomissait tout ce qu'il prenait, était constipé, et éprouvait des douleurs abdominales telle-ment violentes qu'il ne pouvait supporter aucune application, et remuait sans cesse pres-que convulsivement dans son lit. Il avait à l'aine, du côté droit, une tumeur dure, ré-nittente, ayant la forme et la consistance d'une hernie marronnée qu'il nous dit être survenue depuis qu'il éprouvait ces douleurs et ces vomissemens. Nous prîmes cette tumeur pour une hernie inguinale, et la regardant comme la cause de tous les accidens auxquels ce malheureux était en proie, nous dirigeâmes de son côté nos vues curatives; et d'abord j'essayai légèrement de la faire rentrer, mais ne pouvant y parvenir, nous arrêtâmes de faire de suite une abondante saignée, de mettre le malade dans un bain, de lui faire boire de l'eau de veau, prendre des lavemens, et d'appliquer des cataplasmes émolliens sur la tumeur. Ces moyens parurent diminuer un moment la gravité des accidens, sans néanmoins permettre la rentrée de la prétendue hernie; le lendemain, le vomissement avait cessé, mais le ventre était toujours douloureux, tendu, serré; la tumeur était la même, le pouls petit et précipité : les mêmes moyens, excepté la saignée, furent continués. Le malade rendit le jour suivant quelques matières fécales par le moyen des lavemens. Mais le soir du troisième jour, nous trouvâmes le ventre plus douloureux; le malade avait vomi plusieurs fois des matières bilieuses et stercorales; il était constipé, le pouls était vif, petit et concentré; nous crûmes que l'opération devenait indispensable, et nous la proposâmes au malade pour le lendemain matin. Le jour fixé pour la faire, nous nous rendîmes très—

matin près du malade pour nous assurer de son état, et disposer tout ce qui était nécessaire pour l'opération. Nous ne fûmes pas moins surpris que satisfaits d'apprendre que notre malade avait eu deux selles pendant la nuit, que les vomissemens étaient diminués ainsi que les douleurs et la tension de l'abdomen : la tumeur parut aussi moins volumineuse, mais elle ne céda point encore à quelques légères tentatives de réduction : le pouls était devenu meilleur.

Sans renoncer à l'opération, nous ne la regardâmes plus comme urgente : nous insistâmes sur les moyens qui avaient procuré du soulagement. Les deux jours suivans se passèrent dans une alternative de bien et de mal ; la tumeur fut toujours irréductible. Enfin le septième jour, les accidens qui nous avaient déjà fait prononcer la nécessité de l'opération ayant tous reparus, et le malade qui s'affaiblissait et qui reconnaissait l'insuffisance de nos moyens, la demandant lui-même, nous appelâmes en consultation deux de nos confrères MM. Morel fils, docteur en médecine, et Abadie, également docteur en médecine et chirurgien-major du 7.e régiment de dragons, qui pensèrent comme nous que la tumeur était une hernie inguinale étranglée d'où dépendaient tous les accidens, et qu'il n'y avait point de tems à perdre pour l'opérer avec quelque espoir de succès.

Je procédai de suite à l'opération. Le ventre et la tumeur étaient tellement tendus qu'il fut impossible de faire le plus léger pli à la peau qui recouvrait cette dernière. Je fis une in—cision dans toute la longueur de la tumeur que je disséquai avec une prudente lenteur. Lorsque j'eus divisé la portion d'aponévrose qui recouvrait la tumeur, il sortit un peu de matière séreuse et purulente qui me fit croire un moment que le sac herniaire était uni in—timément à la face interne de cette partie aponévrotique, et qu'en la divisant, j'avais pénétré dans le sac. Lorsque j'eus incisé dans une certaine étendue cette aponévrose, j'aperçus que la tumeur qui avait presque le volume d'un œuf de poule, était divisée en deux parties dont l'une lisse, tendue et enflammée, ressem—blait à une anse d'intestin dans laquelle il y aurait eu des matières fécales durcies : l'autre flasque et brunâtre, imitait une portion d'épi-ploon prête à se gangrener. Jusque-là, nous étions tous dans l'erreur que tout contribuait à entretenir. Enfin, en continuant d'isoler et de palper la tumeur, je commençai à concevoir des doutes sur sa nature, et pour les éclaircir, je cherchai l'anneau inguinal, et suivis le cordon spermatique jusqu'à l'endroit où il le traverse. Alors j'acquis la certitude que cet anneau n'était point dilaté, qu'aucune partie sortant du bas-ventre ne le traversait; que ce que nous avions tous pris pour une hernie n'était autre chose qu'un engorgement inflammatoire des glandes inguinales dont quelques-unes étaient en suppuration, et d'autres voisines de l'état gangreneux; et j'en fournis bientôt la conviction à tous les assistans, en faisant l'entière ablation de ce paquet glanduleux. L'opération terminée ne coûta pas une once de sang au malade. Je lavai la plaie, en rapprochai légèrement les bords, et appliquai un bandage convenable.

En réfléchissant à ce qui venait de nous arriver, nous reconnûmes que tout avait contribué à nous induire en erreur, et que l'opération que nous venions de faire ou l'ouverture cadavérique pouvait seule la lever. D'abord le sujet de l'observation avait éprouvé quelque tems auparavant une maladie longue et grave qui l'avait fait beaucoup maigrir, et pouvait l'avoir disposé à une hernie. 2.º De-

puis environ huit jours, il éprouvait des douleurs d'entrailles, et des vomissemens bien
capables de devenir cause déterminante d'une
hernie. 3.º Le malade n'avait pas remarqué,
et ne pouvait pas nous dire si la tumeur avait
précédé les douleurs abdominales, ou si elle
n'avait paru que consécutivement à ces douleurs et aux vomissemens. Maintenant nous
sommes tous persuadés que l'engorgement des
glandes inguinales n'a eu lieu que consécutivement à l'irritation violente de l'estomac et
des intestins ; comme il survient à la suite
d'un ulcère à la jambe, aux parties sexuelles,
etc. 4.º La tumeur était globuleuse, rénittente, située à la région inguinale ; en la
palpant, mes confrères et moi y avons senti
et entendu un gargouillement bien manifeste.
5.º Il y avait coïncidence de la tumeur avec
des douleurs d'entrailles extrêmement violentes,
des nausées, des vomissemens bilieux et stercoraux, la constipation. 6.º La tension et
la sensibilité considérables du ventre et de
la tumeur même, en laissant peu la faculté
de palper celle-ci, contribuaient à entretenir
l'erreur.

L'opération n'a apporté aucun changement
à la maladie qui s'est terminée par la mort le

quatrième jour après l'opération. L'inspection du cadavre nous a fait voir le ventre considérablement tuméfié : le cardia et la partie de l'estomac qui y répond, étaient profondément enflammés, et un peu épaissis; le pilore et les deux tiers inférieurs de l'estomac étaient sains et ne participaient point à l'état de la partie supérieure. Ce viscère était vide ainsi que les petits intestins qui n'ont laissé apercevoir aucune marque d'affection; mais tous les gros intestins étaient dans un état de suppuration ou de gangrène. Enfin cette inspection n'a ni dissipé ni confirmé les soupçons que nous ont donnés les symptômes et la marche de cette maladie.

SARCOCÈLE.

Il est une affection des testicules ou plutôt des bourses, sur laquelle, avant la dernière

guerre, on ne possédait qu'un très-petit nombre d'observations qui n'en avaient point
éclairé le diagnostique. Cette affection paraissait n'avoir attiré l'attention qu'à raison de son
volume. On l'avait regardée plutôt comme une
monstruosité que comme une maladie, et l'on
avait plutôt cherché à la faire connaître en
transmettant par la peinture sa forme et ses
dimensions, que par la description de l'état
pathologique des parties affectées : je veux
parler de l'espèce de sarcocèle sur laquelle
nous devons à M. Larrey plus de données
qu'on n'en possédait avant lui, et que, le
premier de tous, M. Imbert de Lonne a osé
attaquer par l'instrument. Mais cette opération
même de M. Imbert était plutôt un trait
d'audace justifiée par le succès, qu'elle ne faisait
connaître le caractère de la maladie, les motifs
qui avaient déterminé l'opérateur à l'entreprendre, l'état dans lequel se sont trouvées
les parties après l'opération, ainsi que les
fonctions qu'elles étaient encore aptes à remplir.
Il était réservé à M. Larrey de faire connaître
que cette étonnante affection (*ouv. cité. Tom.*
2 , pag. 112 *et suiv.*) n'intéresse que rarement
les testicules, qu'on rencontre ordinairement
dans un état sain placés sur les côtés et quel-

quefois à la partie postérieure de la base de la tumeur ; qu'elle n'est autre chose qu'un engorgement et une espèce de carnification du tissu cellulaire et des membranes extérieures du testicule. La tumeur s'étend aux dépens de la peau du bas-ventre, de la verge et des cuisses ; la verge est absorbée. Une espèce de nombril, formé par le prépuce, se remarque en devant et au centre de la tumeur, et c'est par-là que les urines s'écoulent et se répandent en nappe. Extérieurement, cette tumeur est rugueuse et écailleuse , présente des veines tuméfiées, et n'est presque pas douloureuse. M. Larrey en a vu plusieurs qui paraissaient peser au moins cent livres : elles sont composées d'une substance couenneuse, lardacée, peu vasculaire, molle et quelquefois dure par endroits , peu sensible à la compression et même à la section. Cette maladie se trouve le plus souvent jointe à l'éléphantiasis. Son analogue a été également observée sur les parties sexuelles extérieures d'une femme égyptienne par le D. Larrey, qui se proposait de l'opérer, lorsque l'ordre de départ vint empêcher cet habile opérateur de mettre son projet à exécution. Mais il a eu une autre fois, comme M. Imbert, l'occasion de pratiquer l'extirpation d'une tumeur de cette nature sur Jacques Molini, cophte d'origine, et de le mettre assez promptement en voie de guérison (*pag.* 123.) Il est à regretter que ces opérateurs aient laissé ignorer le procédé opératoire qu'ils ont employé, l'état dans lequel ils ont trouvé les testicules, les cordons spermatiques, le lieu qu'ils occupaient avant l'opération, l'état de ces organes après l'opération, et l'espèce de fonctions qu'ils étaient encore susceptibles de remplir.

Quoique les observations suivantes ne présentent rien de neuf ni d'absolument intéressant, on voudra bien les pardonner en faveur du penchant que l'on a à raconter ce qu'on a vu et sur-tout ce qu'on a fait. J'ai pratiqué trois fois l'opération de véritables sarcocèles avec un résultat différent, quoique le procédé opératoire ait très-peu varié, et que les probabilités de succès aient été à peu près les mêmes. La première fut faite à un militaire qui avait reçu un coup de feu dont la balle avait traversé et désorganisé le testicule droit, elle eut le succès le plus prompt. Les bords de la plaie rapprochés et mis en contact après l'opération par trois points de suture, se réunirent parfaitement, et le dixième jour de l'opération, il ne restait que les très-petites plaies résultantes du passage des ligatures du cordon, et de celles plus petites, des sutures qui furent toutes cicatrisées le quinzième jour.

La seconde opération fut pratiquée sur un malade qui avait une dégénérescence et un état de putrilage du testicule gauche, et qui, souffrant beaucoup et éprouvant une fièvre lente depuis plusieurs mois, paraissait avoir peu à redouter le développement d'accidens inflammatoires graves. L'extirpation du testicule et les points de suture furent pratiqués de la même manière que chez le premier malade ; mais le surlendemain de l'opération, il se manifesta une inflammation gangreneuse des bourses qui déchira bientôt les bords de la plaie compris dans l'anse des ligatures. Cette inflammation se propagea, occupa promptement toute la partie restante du scrotum ; la langue se dessécha ; le pouls devint serré et petit, le ventre se météorisa, et le malade succomba le dix-huitième jour de l'opération.

Enfin le troisième malade que j'opérai avait le testicule gauche schirreux et désorganisé. Il y avait déjà eu plusieurs dépôts qui avaient laissé deux fistules, lesquelles conduisaient au corps du testicule et en faisaient connaître l'état. L'opération avait eu tout le succès désiré, les bords de la plaie se rapprochant naturellement, n'avaient été maintenus que par de simples bandelettes agglutinatives, quelques compresses et un suspensoir. Un petit point de la plaie seulement avait suppuré ; la réunion était opérée dans les sept huitièmes de son étendue ; le malade se promenait et paraissait devoir être en état de rejoindre sous peu son dépôt, lorsque, le dix-huitième jour de l'opération, il succomba à une indigestion de vingt-un œufs cuits durs. J'en trouvai trois sous son chevet, reste de deux douzaines, qu'un infirmier complaisant lui avait procurés.

J'ai enlevé, il y a neuf mois, un testicule très-volumineux au nommé Bernard, homme de soins, âgé d'environ cinquante ans. La plaie, qui avait de sept à huit pouces d'étendue, s'est promptement raccourcie ; les bords se sont réunis ; mais la ligature du cordon que j'ai été obligé de faire à sa sortie de l'anneau inguinal, est remontée dans le basventre à travers cet anneau, par l'effet de la rétraction du cordon. Depuis plus de sept mois, la plaie est cicatrisée, à l'exception du point par lequel passent les deux extrémités de la ligature, et Bernard a repris ses occu pations habituelles. Dans quelque tems je couperai le plus haut possible cette ligature, si elle ne céde pas aux moyens que de tems à autre j'emploie pour l'enlever.

* * *

CIRSOCÈLE.

———

Dans le traitement du cirsocèle, Hévin avait conseillé l'usage d'un vin astringent, des répercussifs, des fumigations, etc. Sharp voulait qu'on associât les frictions mercurielles aux purgatifs. M. Richerand ne conseille, comme palliatif, que l'usage d'un suspensoir. Sans doute, dit M. Mouton, chirurgien militaire, si la tumeur est médiocre; si les douleurs sont tolérables; si la maladie parvenue à son état, n'augmente plus; si le testicule conserve et son volume et ses facultés; si les bourses soutenues permettent au malade de vaquer à ses affaires malgré son infirmité, il serait

inutile et téméraire d'entreprendre une opération. Mais s'il n'en est pas ainsi; si le testicule enchassé pour ainsi dire dans la tumeur
variqueuse diminue sensiblement et menace de
s'atrophier, ainsi que Sharp l'a vu arriver; si
le volume de la tumeur est tel que son poids
condamne le malade à une inaction absolue
et à la perte de son état, n'est-ce pas le cas
d'imiter **J. L. Petit** qui extirpa une tumeur
analogue à un courier âgé de quarante ans,
qui ne pouvait continuer son métier , et qui
fut guéri en vingt jours par cette opération?
(*Dict. des sciences méd. Art. Cirsocèle.*)

M. C..., médecin des hôpitaux militaires
portait depuis quinze ans un cirsocèle du
côté gauche. Décidé à tout supporter pour
en être débarrassé, il s'adressa à Trieste où
il se trouvait alors, à **M. Cumano**, habile
chirurgien de cette ville qui, après avoir
examiné la maladie, fit au scrotum une longue
incision, pénétra jusqu'au cordon, isola la tumeur qu'il lia haut et bas. Une large portion
du scrotum fut excisée. La ligature supérieure
tomba le vingtième jour, l'inférieure le trente-
cinquième , et le cinquante-sixième jour , la
cicatrisation fut complète ; et M. C. fut radi-
calement guéri d'une maladie que des chi-

rurgiens illustres n'avaient jugée susceptible que d'une cure palliative. La faculté génératrice, bien loin d'être altérée par l'opération, a semblé reprendre une nouvelle énergie.

<hr>

OSTEO–SARCOMES

ET

FUNGUS-HÆMATODES.

J'ai eu occasion d'observer et de traiter des ostéo–sarcomes et des fungus-hæmatodes dont l'histoire peut, d'une part, contribuer à éclairer un jour celle de ces affections ; de l'autre, faire voir à quel point on peut être entreprenant dans leur extirpation.

Première observation. Lorsqu'en 1799, je pris le service chirurgical de l'hôpital de Lucerne en Suisse, je trouvai dans une de mes salles un canonnier déjà un peu avancé

en âge , qui y était entré quelques jours auparavant pour une petite tumeur survenue
depuis une quinzaine de jours sous la plante
du pied gauche , et que le malade attribuait
à un petit gravier qui s'était trouvé dans son
soulier et l'avait blessé. M. Fourtet , ancien
chirurgien—major très-distingué que je rem-
plaçais et qui me fit voir le malade , crut
ainsi que moi , que cette légère tumeur
contenait un peu de pus auquel il fallait donner
issue. Il y plongea en conséquence son bistouri ,
mais l'ouverture ne fournit qu'une petite quantité de sang noir et nous fit reconnaître le
décollement de l'aponévrose plantaire sous
laquelle était le sang qui venait de s'é-
couler. Nous fîmes plonger pendant quelques
minutes le pied du malade dans un bain tiède,
après quoi on le recouvrit d'un cataplasme
émollient. L'absence du pus , la couleur noire
du sang sorti, et l'espèce de caverne que nous
avions reconnu sous l'aponévrose, nous don-
nèrent sur cette tumeur des soupçons que les
évènemens convertirent bientôt en certitude.
En effet, des douleurs se manifestèrent dans
l'intérieur du pied, augmentèrent malgré le
plus parfait repos, la position horizontale, les
pédiluves fréquens, l'application de cataplasmes

émolliens et narcotiques. Elles devinrent assez vives pour me décider à agrandir l'ouverture, et même à inciser en travers l'aponévrose plantaire. Ce moyen n'apporta point encore le calme que j'espérais. Les bords de l'incision se tuméfièrent, s'écartèrent, se durcirent et laissèrent bientôt apercevoir une excroissance charnue qui présentait les caractères d'un sarcome et qui égala en peu de jours le volume du poingt; ce qui me détermina à en faire l'ablation avec le bistouri, en m'appliquant à enlever tous les prolongemens qu'il pouvait avoir. Je touchai ensuite le fond de la plaie avec la dissolution mercurielle. Ces moyens furent encore inutiles, et la tumeur eut, dans l'espace d'un mois, un volume plus considérable que celui qu'elle avait lorsque j'en fis l'ablation. Une seconde fois j'en fis encore l'extirpation après avoir agrandi l'ouverture. Cette fois je mis à découvert et à nud la partie inférieure des cuboïde, scaphoïde, cunéiformes, des os du métatarse; je promenai sur cette surface pendant environ deux minutes le pilon en fer du mortier de la pharmacie qui était aussi rouge que possible. Je portai un autre petit cautère dans l'espace qui sépare les os du métatarse pour cautériser

tout ce qui pouvait appartenir à la tumeur.
Inutile ressource. La tumeur reparut de nouveau, et semblait faire des progrès proportionnés à l'énergie des moyens que je lui op-
posais. Ce fut dans cette circonstance que je
consultai M. Percy qui était alors à Zurich, lequel pensa qu'il n'y avait de ressource que dans
l'amputation de la jambe au lieu d'élection. Le
malade, qui voyait l'opiniâtreté de son mal,
l'intérêt que je lui portais, et à qui je communiquai la réponse de mon illustre chef,
souscrivit au moyen qu'on lui proposait. Il
supporta l'opération avec le plus grand courage : d'abord elle parut avoir un résultat
avantageux : la plaie fit des progrès assez
rapides vers la cicatrisation qui fut achevée
en quelques semaines. Le malade, qui avait
été purgé deux fois depuis l'amputation, et à
qui j'avais pratiqué un cautère à la cuisse,
était satisfait; il marchait avec une jambe de
bois en attendant son congé, lorsqu'il me fit
voir une petite tumeur rouge, dure, circonscrite, élevée, non douloureuse, située sur la
région de la pommette gauche. Cette tumeur,
qui n'avait alors que le volume d'une demi-
fève, eût, huit jours après, celui d'une noi-
sette, huit autres jours après, celui d'une noix.

Ne sachant quel moyen lui opposer, j'étais simple spectateur de sa marche et de ses progrès, lorsque je reçus l'ordre de partir avec ma division, pour l'armée d'Italie. Désirant savoir ce que deviendrait cette tumeur, je recommandai à un de mes collaborateurs, M. Cuenot, actuellement Docteur en médecine, que je chargeai du service des malades qui restèrent à Lucerne, de m'informer de ce que deviendrait ce malheureux. Il m'apprit que la tumeur avait fait des progrès fort rapides, s'était ouverte, avait dégénéré en un champignon qui recouvrait la moitié de la face, fournissait de fréquentes hémorragies qui avaient jeté le malade dans un état de marasme auquel il avait succombé dans l'espace de trois à quatre mois.

11.e OBS. Madame M...., âgée de trente-six ans, mère de deux enfans, avait toujours joui d'une parfaite santé, lorsqu'elle remarqua sur l'épaule gauche une petite tumeur qui paraissait avoir une base profonde, n'était accompagnée ni de douleurs, ni de changement de couleur à la peau, ni de pulsation. Son volume, qui augmentait peu à peu, joint à un commencement de gêne dans les mouvemens d'élévation du bras, l'engagea à con-

sulter différentes personnes de l'art qui em—
ployèrent successivement plusieurs espèces de
cataplasmes, de linimens, d'emplâtres, d'em—
brocations, la douche même, qui ne produi—
sirent jamais aucun bon effet. On appliqua
aussi au centre de la tumeur une traînée de
potasse caustique qui fit une escharre longue
et profonde. Cette escharre, en se détachant,
avait laissé une plaie qui avait suppuré : il en
était résultée une dépression assez considérable
qui, lorsque deux ans après, je vis, avec
deux de mes confrères, la malade pour la
première fois, divisait en quelque sorte la
tumeur en deux parties inégales. A cette épo—
que, cette tumeur avait au moins le volume
de la tête d'un enfant de trois ans. Elle
occupait toute la région du deltoïde, était
inégale, consistante, élastique, bosselée par
endroits, indolente, sans inflammation et sans
pulsation ; présentant par places un change—
ment de couleur à la peau et quelques points
de fluctuation. La partie supérieure ou acro—
miale était séparée de l'inférieure ou humérale
plus volumineuse, par l'effet du caustique dont
j'ai parlé. Elle était adhérente à la peau ainsi
qu'à la partie supérieure externe de l'omo—
plate, et à la même partie de l'humérus jus—

qu'au milieu duquel elle s'étendait. La pression qu'on exerçait sur elle pour en connaître la nature, n'occasionnait aucune douleur. Le bras ne pouvait que très-peu s'éloigner du tronc. Tous les autres mouvemens étaient empêchés. L'extrémité inférieure du bras, l'avant-bras et la main jouissaient de leur embonpoint et de leurs mouvemens naturels. Toutes les questions que nous fîmes à la malade, ne purent rien nous apprendre sur les causes de cette tumeur; elle ne se souvenait ni d'avoir reçu des coups, ni d'être tombée, ni d'avoir été comprimée. Mon avis fut, ou de respecter cette tumeur, ou de l'enlever entièrement par deux incisions semi-elliptiques et par la dissection. Mais mes deux collégues s'appuyant sur la diminution de la tumeur et la bonne cicatrice qui étaient résultées de l'application du caustique, furent d'avis d'attaquer séparément les différentes parties de la tumeur et de commencer par l'inférieure qui était la plus volumineuse, qui paraissait menacer de s'ouvrir, et dont l'ablation était plus urgente. Cet avis ayant réuni les suffrages, même celui de la malade, je circonscrivis la tumeur par deux incisions, la disséquai jusqu'à l'os et l'enlevai. La section seule de la peau fut un peu douloureuse, la malade ne donna pas le moindre signe de douleur à la dissection de la tumeur. Le sang qui ne coulait qu'en nappe ne nécessita aucune ligature. La tumeur pesait environ deux livres, était ferme, lardacée par endroits, et semblable à la substance de la rate en d'autres. On trouva dans son intérieur quelques endroits où il y avait du sang noir épanché et quelques légères lamelles osseuses. La plaie fut pansée méthodiquement. Au bout d'une quinzaine de jours, une suppuration de bonne nature, et, en général, l'état satisfaisant de la plaie, me décidèrent à inciser son angle supérieur, et à faire la dissection et l'ablation du reste de la tumeur. Par cette nouvelle opération, je mis à découvert toute l'apophyse acromion et la partie supérieure externe de l'humérus. Tout alla bien pendant trois semaines ou un mois; la plaie se rétrécissait, et semblait cheminer naturellement vers la cicatrisation. Mais à cette époque, elle cessa de se cicatriser; les chairs du fond de la plaie parurent fongueuses, et en dépassèrent bientôt les bords. En vain mit-on la malade à un régime tonique, employa-t-on pour les pansemens des topiques toniques et même astringens; les chairs pullulèrent principalement à

l'angle inférieur de la plaie. En vain les tou-
chais-je fortement chaque jour avec la pierre
infernale ; tous ces moyens étaient insuffisans
pour réprimer les chairs. Chaque jour j'en
trouvais plus que je n'avais pu en détruire
par les caustiques : cependant je me décidai
à user amplement de ceux-ci. Je fis construire
de longs et gros trochisques escharrotiques
dont chaque jour je lardais les chairs fongueuses, De tems en tems je faisais tomber
par des ligatures des portions de ces chairs
qui étaient susceptibles d'être liées, j'en em-
portais avec le bistouri et les ciseaux ; je les
saupoudrais largement avec l'alun calciné ; je
les minais par endroits avec la pierre infernale ; d'autres fois je les cautérisais largement
et profondément avec la dissolution mercurielle. Lorsque j'étais parvenu à mettre les
chairs au niveau de la peau, je cherchais au
moyen de bandelettes agglutinatives appliquées
convenablement, à faire cheminer la peau et
à l'attirer vers le centre de la plaie, pour
l'en recouvrir, je comprimais par des compresses épaisses et un bandage approprié et la
plaie et les vaisseaux qui y apportaient un
excédent de nourriture. Enfin, après six mois
d'un traitement et d'un pansement qui me

paraissaient méthodiques et raisonnés ; après avoir enlevé et détruit par les différens moyens que je viens d'énumérer trois ou quatre fois autant de chairs que j'en avais enlevées par les deux premières opérations ; après avoir employé une quantité de caustiques de toute espèce, telle que je ne crois pas qu'il existe d'exemple qu'on en ait mis autant en usage, je parvins à obtenir la cicatrisation qui a paru bonne et solide pendant cinq ans. Un cautère, quelques purgatifs, des bains assez fréquens, des sucs d'herbes pendant un mois à chaque printems ont maintenu Madame M.... dans un état de bonne santé, à cela près que l'épaule gauche était un peu plus volumineuse que celle du côté opposé, et le bras en partie ankilosé.

Cependant madame M... redoutait l'époque où elle cesserait d'être réglée ; et par surcroit de malheurs, cette époque a coïncidé avec celle de l'entrée des troupes ennemies sur le territoire français. Madame M... n'a rien vu depuis quinze mois. Depuis quinze mois elle a éprouvé des peines morales graves. En même tems elle a vu son épaule se tuméfier sous la cicatrice. Cette tuméfaction avait une base moins étendue que la première, mais elle pointait davantage. Dans l'espace de cinq à six mois elle a acquis le volume et la forme de la moitié d'une tête d'enfant à terme, s'est ouverte à deux endroits par lesquels pullulaient des chairs noires fongueuses et qui saignaient facilement. Les choses étaient dans cet état, lorsque je fus de nouveau consulté. L'augmentation rapide de la tumeur, et les fréquentes hémorragies qu'elle fournissait, ne me parurent pas permettre d'en rester spectateur oisif. Je proposai l'extirpation de la tumeur jusqu'à sa base, et la cautérisation. La malade souscrivit à tout. L'opération fut facile, peu douloureuse, malgré l'application de trois cautères larges et épais. Il ne survint que très-peu d'inflammation ; la suppuration eut lieu et détacha les escharres dans le tems ordinaire ; la plaie se rétrécit ; mais ensuite elle cessa de cheminer vers la cicatrisation. Les chairs devinrent pâles, mollasses, pullulèrent. En vain, pendant six mois, leur ai-je opposé alternativement et quelquefois simultanément les décoctions aromatiques, astringentes, la poudre de kina, celle de charbon, l'alun calciné, la pierre infernale, la dissolution mercurielle, le beurre d'antimoine à assez grande dose : pendant six mois la plaie est restée dans le même état : presque chaque matin j'enlevais une escharre d'une ou de deux lignes d'épaisseur, suite de l'application escharrotique de la veille, et chaque matin je trouvais sous cette escharre noire, épaisse et dure comme une semelle de soulier, des chairs pâles, baveuses et presque aussi élevées qu'elles l'étaient auparavant. Enfin, depuis un an, j'ai cessé toute application escharrotique, et me suis contenté de recouvrir la plaie de linges assez épais pour en absorber les humidités. Alors les chairs ont cessé de pulluler, la plaie s'est rétrécie, n'a conservé que la largeur d'une pièce d'un franc, et s'est recouverte dans le reste de son étendue d'une pellicule mince qui repose sur des chairs brunâtres et un peu élevées. Depuis un an, la maladie est dans cet état d'inactivité ; et madame M.... qui jouit au reste d'une bonne santé, se livre à toutes les occupations du ménage, et conserve toute sa gaîté.

III.ᵉ Obs. J'ai fait entrer à mon hôpital, il y a environ dix-huit mois, un mendiant que j'avais rencontré dans la rue, qui portait et soutenait dans un sac de peau une tumeur qui égalait presque le volume de la tête. Cette tumeur un peu dure, arrondie, sans changement de couleur à la peau, avait sa large base à la partie antérieure externe de la mâchoire inférieure du côté droit. Elle s'étendait de haut en bas de la fosse orbitaire à la glande thyroïde, et d'avant en arrière de la commissure des lèvres à l'oreille. un fil étendu de haut en bas sur la tumeur avait quinze pouces de long, et onze pouces de la commissure des lèvres à l'oreille. Une ouverture assez grande, située au centre de la tumeur conduisait à un antre dans lequel aurait pu aisément pénétrer et se cacher le poingt. La bouche était très—difforme et considérablement déjetée à gauche : lorsqu'elle était ouverte, elle laissait apercevoir plusieurs dents noires et couvertes de tartre, à un pouce ou un pouce et demi de distance les unes des autres, placées sans ordre, et paraissant implantées dans une masse charnue. Les os maxillaire supérieur et de la pommette du côté droit étaient simplement déprimés par l'effet de la compression ancienne, que la tumeur exerçait sur eux. La langue considérablement déjetée à gauche, était aplatie de droite à gauche, comme, dans l'état naturel, elle l'est de haut en bas. Il était impossible de comprendre un seul mot de ce

que cet infortuné voulait dire ; par conséquent
on ne pouvait avoir de lui aucun renseignement sur la cause, la date de sa maladie,
les moyens qu'on avait pu lui opposer, et
même l'avis des personnes de l'art qui avaient
pu être consultées. La mastication et la déglutition étaient considérablement gênées ; le malade ne pouvait manger que de la bouillie,
de la panade ou autres alimens presque
liquides. Tous les élèves, tous les malades de
la salle qui examinaient avec moi cette effroyable tumeur, restaient stupéfaits et muets.
Un de mes confrères, dont je désirais avoir
l'opinion, et dont j'ambitionnais le suffrage,
à qui, en lui montrant ce malade, je voulais
faire part de la possibilité que j'entrevoyais
d'extirper cette tumeur, ne me répondit qu'en
détournant brusquement la tête, et haussant
les épaules. Cependant le malade me montrait
par ses gestes qu'il était las de la vie, m'in-
vitait à l'opérer, et me manifestait qu'il était
décidé à supporter tout ce que je lui proposerais. Je dis aux nombreux élèves qui me
suivaient, que cette maladie ne me paraissait
pas au-dessus des ressources de la chirurgie,
que je voyais la possibilité de l'enlever, et
que, lorsque le chirurgien avait quelque es-

poir de réussir, il ne devait pas avoir moins de courage que le malade.

Le jour de l'opération fixé, le malade vint gaîment dans la salle des opérations. J'avais préparé un bon nombre de bistouris, d'aiguilles, de ligatures, de cautères, de pinces fortes et tranchantes. Après avoir fait asseoir, assujétir le malade et avoir couvert sa poitrine d'un drap plié en double, je fis, avec un long et fort bistouri à lame fixée sur le manche et convexe sur le tranchant, deux incisions semi-elliptiques, réunies à leurs extrémités, entre lesquelles était compris l'antre de la tumeur. Ces incisions avaient quatorze pouces de longueur, leur centre était éloigné de cinq pouces et demi. Je disséquai à grands coups la tumeur ; je mis les os maxillaire supérieur, de la pommette, et partie du maxillaire inférieur, à découvert. A force de dissection, tant avec l'instrument tranchant qu'avec le manche d'un scalpel et les doigts, je parvins à enlever une tumeur en grande partie charnue, dure, lardacée, et en partie osseuse et cartilagineuse qui, à vue d'œil, pouvait peser de cinq à six livres. Tout le canal du Sténon, s'il existait encore, et une partie de la parotide, durent être enlevés. Cependant il restait au centre des parties charnues une tumeur osseuse qui formait la base de la tumeur, et qui tenait fortement à la mâchoire inférieure. Je n'avais préparé ni gouge ni maillet, avec lesquels il m'eût été facile de faire sauter cette portion osseuse. Le sang ne s'écoulait qu'en médiocre quantité et en nappe de cette énorme plaie, et aucune ligature n'étant nécessaire, je promenai six cautères larges, épais et rouges sur le foyer de la tumeur, principalement sur la tumeur osseuse que je n'avais pu enlever. Cette tumeur osseuse occupait toute la face externe du corps de la mâchoire inférieure, avait de douze à quinze lignes d'élévation, et était de la nature et de la consistance des os spongieux. Ne pouvant en faire l'ablation avec aucun des instrumens que j'avais sous ma main, il fallut la laisser et procéder au pansement. Je plaçai un bon nombre de boulettes de charpie dans le fond de la plaie dont je rapprochai néanmoins et maintins les bords par plusieurs bandelettes agglutinatives. La plaie ainsi pansée, n'avait plus que de sept à huit pouces d'étendue, et les bords, qui étaient écartés de plus de cinq pouces dans l'opération, étaient rapprochés et presqu'en contact : toute la joue, malgré les escharres qui devaient se détacher, la charpie qui la grossissait, n'avait pas le tiers du volume qu'elle présentait avant l'opération. Plusieurs compresses épaisses furent placées et solidement maintenues par plusieurs mentonnières et de nombreux tours de bande.

Le malade soutint avec une héroïque patience cette terrible opération, et ne proféra pas une plainte, il me remercia par un serrement de main, et se rendit lui-même à son lit. Aucun accident ne survint : la suppuration eut lieu; d'énormes escharres se détachèrent. Dix jours après l'opération, le malade parlait et mangeait plus aisément qu'il n'avait fait depuis plusieurs années. La plaie diminuait rapidement; la cicatrice s'en faisait aux deux extrémités plus promptement que je ne l'espérais. Lorsqu'après vingt ou vingt-cinq jours, le malade put parler avec un peu de facilité, il nous dit que sa maladie datait de plus de dix ans; qu'il n'en connaissait point la cause; qu'il y avait six ans, M. Richerand lui avait déjà enlevé par la bouche, une tumeur du volume d'une grosse noix, mais que cette tumeur était revenue et avait fait de rapides progrès : il nous ajouta que, depuis plus de deux ans, il avait parcouru la France en mendiant ; qu'il était allé à Paris où M. Alibert avait fait faire son portrait, à Lyon, à Montpellier dans l'intention d'y trouver quelqu'un qui osât l'opérer ; que par-tout on l'avait examiné, mais que nulle part on ne lui avait proposé de l'opérer. Il nous ajouta qu'aussitôt qu'il serait guéri, il voulait retourner dans les différens endroits où il avait été pour se faire voir, et nommer celui qui, disait-il, l'avait délivré et guéri. Il a voulu sortir de l'hôpital environ deux mois après l'opération, et avant que la cicatrice de sa plaie fut achevée. Il est venu chez moi, il y a environ deux mois. Il conserve encore la tumeur osseuse qui n'a point fait de progrès. Il y a au centre de la cicatrice, qui a environ cinq pouces de longueur, une plaie ronde et profonde dans laquelle on cacherait un œuf de pigeon : les bords de la plaie se maintiendraient aisément en contact au moyen d'une bandelette agglutinative convenablement placée, et se réuniraient probablement sur la tumeur osseuse : mais le malade, qui paraît tenir peu à son entière guérison, et qui peut-être n'est pas fâché de conserver assez de son ancienne maladie pour exciter la commisération et obtenir des au-

môñes , se contente d'appliquer sur sa tu—
meur des linges pour la faire paraître plus
grosse , et les maintient au moyen d'un sachet
de peau qui est des cinq sixièmes plus petit
que celui qu'il portait il y a dix—huit ou
vingt mois. Cet individu boit, mange, parle
aisément ; la face n'est plus déjetée de côté ;
la bouche et le nez qui ont repris leur forme
ordinaire sont à peu près au milieu du visage.
La langue a également repris sa forme pri-
mitive. Cet homme m'a dit avoir fait à pied,
en mendiant, plus de huit cents lieux depuis
seize mois qu'il est sorti de l'hôpital.

POLYPES.

Un officier d'artillerie portait dans la fosse
nasale gauche un polype charnu que j'ai ex—
trait par un procédé particulier qui, quoique

je l'aie essayé depuis inutilement, peut néanmoins être mis en usage dans des cas semblables à celui pour lequel je l'employai : ce
qui me détermine à en placer ici l'observation.

N'ayant point à ma disposition les instrumens d'usage pour la ligature de ces tumeurs,
et le malade redoutant l'extirpation dejà pratiquée inutilement, je passai dans la narine
malade une ligature de soie doublée et cirée,
et en fis sortir une extrémité par la bouche.
Je fis un nœud coulant à la partie de la ligature qui sortait par le nez : je passai les
branches de ma pince à pansement dans le
nœud de la ligature et allai saisir avec ma
pince, ainsi entourée de la ligature, le polype
qui était fibreux et de forme alongée, espèce
la seule susceptible d'être enlevée de cette
manière. Le polype ainsi saisi avec la pince,
je tirai la portion de la ligature qui sortait
par la bouche : l'anse de cette ligature glissait
ainsi sur les branches de la pince, et alla se
placer sur le polype, à la base duquel je
cherchai encore à le porter et à le fixer au
moyen d'une petite sonde fourchue. Lorsque
je me fus assuré, autant que cela était possible, que la ligature était fixée à la base du

polype, je serrai mon nœud coulant en tirant simplement le chef de la ligature qui sor—tait par la bouche, en même tems que je tenais fixément de l'autre main celui qui sortait par le nez. Le polype étant ainsi étranglé, je fixai les deux extrémités de la ligature au bonnet du malade : chaque jour, quelque fois même plusieurs fois, je serrais la ligature de la même manière, et enfin, le huitième jour, je sentis le nœud couler ; la ligature flottante ne tenait plus à rien ; le polype était coupé ; le malade le rendit en se mouchant. Ce polype avait dix lignes de longueur, treize de circonférence, était dur, couenneux, ne paraissait pas vasculaire, et ne présentait aucune organisation.

Depuis cette opération, j'ai enlevé plu-sieurs polypes par un procédé bien plus fa-cile, plus prompt, moins douloureux, appli-cable à un plus grand nombre de cas, et peut-être à toute espèce de polypes. Je n'ai trouvé ce procédé indiqué nulle part. Il consiste simplement à faire la section du polype avec de petits ciseaux à lames minces, alongées, légèrement pliées sur le plat et à pointe mousse. Je saisis le polype avec la pince or-dinaire, le tire en dehors autant que possible, et fais, avec les ciseaux, la section de la membrane dans laquelle il est contenu, et quelquefois même de tout le polype que je ramène en retirant ma pince. MM. Joli, ancien officier supérieur, et Pinard, homme de loi, à qui j'en ai enlevé dernièrement par ce procédé, n'étaient pas moins étonnés du volume de leurs polypes que de la promptitude et de la facilité avec lesquelles je les en délivrai.

Lorsqu'on fait l'extirpation d'une excroissance polypeuse avec les pinces à polype ordinaires, outre qu'il faut les porter un grand nombre de fois dans les fosses nasales pour arracher le polype, ce qui est désagréable et incommode pour le malade et pour l'opérateur, c'est que, par ce procédé, on court les risques de briser les cellules ethmoïdales, les cornets des fosses nasales, le vomer, de déchirer la pituitaire, d'occasionner des hémorragies, un ozène souvent incurable; et l'on ne termine ordinairement l'opération qu'après des tentatives réitérées; quelquefois même on est obligé de laisser reposer plusieurs jours le malade, pour dissiper les effets du tiraillement et du déchirement de la pituitaire.

Madame Br....., de Roul...., croyant être

affectée d'une descente complète de matrice, vint me demander des secours, il y a environ huit ans. Depuis long-tems elle éprouvait des pertes fréquentes qui l'avaient jeté dans un état d'épuisement qui donnait des craintes pour sa vie. En l'examinant, je trouvai qu'au-lieu d'une descente de matrice, elle avait un polype considérable qui, implanté au col de cet organe, occupait tout le vagin qu'il remplissait, et se prolongeait hors de la vulve entre les lèvres. Je dis à cette Dame, que sa maladie n'était point ce qu'elle croyait, qu'au-lieu d'une descente, elle avait un polype de matrice, dont j'espérais la guérir aisément. Cette promesse m'attira sa confiance : elle me dit qu'elle se soumettait à tout ce que je lui proposerais. De suite, je pris dans mon étui une sonde de femme et une ligature assez longue : je passai le milieu de cette ligature dans les yeux du bec de la sonde ; j'intro-duisis celle-ci dans le vagin en faisant entrer le polype dans l'anse de la ligature, et en poussant la sonde au fond du vagin, la liga-ture dirigée d'ailleurs avec l'indicateur gauche, glissa le long du polype, et fut aisément portée jusqu'à sa racine. Alors je tirai les deux ex-trémités de la ligature dont l'anse serrait et étranglait le polype, et les fixai à l'anneau situé au pavillon de la sonde. Chaque jour, je serrais la ligature et faisais quelques injections dans le vagin. Enfin, le dixième jour, le polype, entièrement coupé, tomba. Il avait plus de cinq pouces de longueur, était volumineux, noir, corrompu, et exhalait l'odeur la plus infecte. Madame Br.... jouit aujourd'hui de la meilleure santé.

J'ai cru pouvoir placer ici cette observation quoiqu'elle n'ait pas de rapport à la chirurgie militaire, pour faire voir combien peut être simplifiée la partie mécanique de l'art.

ABCÈS AU FOIE.

Les dépôts qui surviennent au foie, à la suite de l'inflammation de cet organe, ou par l'effet des chutes, des coups sur la tête ou à d'autres parties, avaient déjà beaucoup occupé les médecins et les chirurgiens; et les travaux d'Arétée, de Van-Swicten, de Bianchi, de Stoll, de Morand, de Petit paraissaient avoir laissé peu de choses à désirer sur cette importante matière. Mais aucun n'avait rassemblé un aussi grand nombre d'observations de dépôts à ce viscère traités et ouverts avec succès que M. Larrey, dans l'excellent ouvrage que j'ai eu occasion de citer tant de fois. L'hépatitis, qui a été assez fréquente parmi nos troupes en Égypte, lui a fourni le sujet d'un mémoire duquel il résulte que lorsqu'un traitement convenable n'a pu prévenir la suppuration, et que celle-ci se manifeste à l'extérieur, l'ouverture seule du dépôt conduit à une guérison d'autant plus assurée qu'on la pratique plus promptement, et qu'on ne laisse pas au pus le tems d'altérer assez le foie ou les organes voisins, pour occasionner la mort. Il observe que souvent ces espèces de dépôts simulent des tumeurs anévrismales, mais qu'il ne faut point s'en laisser imposer par les battemens en apparence inhérens à la tumeur, mais dépendans en réalité de la pulsation des nombreuses artères abdominales, et qu'il est aisé d'ailleurs de les distinguer par la marche et les symptômes propres à chacune de ces maladies.

Mais ces sortes de dépôts ne surviennent
pas toujours vers le bord externe du foie où
ils sont et plus faciles à reconnaître et plus
accessibles aux instrumens de l'opérateur. For-
més à la partie convexe de ce viscère, ils
usent assez promptement le diaphragme et
s'ouvrent dans la poitrine d'où l'on peut extraire la matière par l'empième. Lorsqu'on
n'emploie pas à tems ce moyen puissant, le
pus altère peu à peu le poumon, pénètre
jusque dans les vésicules de cet organe, d'où,
par une série de circonstances favorables, il
peut être expulsé par l'expectoration, au grand
avantage du malade. D'autres fois le dépôt
s'ouvre spontanément; la matière purulente
s'épanche dans la cavité abdominale, et la mort
suit de près. Cet accident serait difficile à
prévenir, à reconnaître; et l'art n'aurait à lui
opposer qu'un moyen hardi, mais incertain,
l'ouverture des parois abdominales dans l'endroit où se manifesterait, ou plutôt où l'on
soupçonnerait l'épanchement. D'autres fois les
parois du dépôt contractent des adhérences
avec l'estomac, plus souvent avec une portion
du tube intestinal, le pus passe dans leur
cavité et s'évacue par les selles. On a aussi
des observations de dépôts situés dans l'in—

térieur du foie, qui se sont vidés dans le duodénum par les canaux cystique ou hépatique, et qui se sont ainsi dissipés heureusement.

Lorsque ces dépôts se manifestent à une partie du foie accessible à nos instrumens, Petit voulait qu'on n'en fît l'ouverture que lorsque la poche du dépôt avait contracté avec les parois abdominales des adhérences capables de prévenir l'épanchement du pus dans le bas-ventre. (*Mémoires de l'Académie de chirurgie.*) Sabatier, niant la possibilité de s'assurer de l'existence de ces adhérences, donnait le conseil de s'en tenir aux moyens internes qu'il indique, et du succès desquels il rapporte trois observations. (*Mém. de l'Institut et méd. opér.*) Mais M. Percy pense que dans le cas où ces moyens ne procureraient pas l'effet désiré, et où la matière de l'abcès ne s'évacuerait pas spontanément par l'une des voies que nous venons d'indiquer, lors même qu'on ne serait pas certain de l'existence de ces adhérences, on pourrait, en agissant sur la tumeur même, provoquer l'agglutination de sa surface extérieure aux parties qui la recouvrent, en portant dans sa cavité un trois-quarts dont la canule, après que le poinçon en serait retiré, resterait en place et y serait maintenu mécaniquement, ce qui déterminerait, comme dans la ponction sus-pubienne, l'inflammation adhésive. (*Éloge de Sabatier.*)

Cette simple analyse d'ouvrages importans sur les abcès au foie, suffit pour faire voir que les chirurgiens militaires ont approfondi cette question : on pourrait même dire qu'ils n'ont rien laissé à désirer sur les secours que, dans une maladie aussi grave, on peut espérer de la nature ou attendre de l'art.

MALADIES DES YEUX.

On pourrait croire que les chirurgiens militaires qui s'exerçaient plus particulièrement sur les grandes blessures, aient négligé de s'occuper des lésions de certains organes, tels que les yeux, par exemple ; mais ils ont au contraire su mettre à profit, pour l'instruction, tous les évènemens de la guerre, et prouvé qu'ils possédaient toute l'adresse nécessaire aux opérations délicates que ces évènemens pouvaient nécessiter.

A la suite d'une ophtalmie de longue durée, il s'était formée, chez une jeune fille du Caire, une production membraneuse assez épaisse qui prenait naissance de la face interne de la paupière supérieure, adhérait aux trois quarts supérieurs de la cornée, interceptait entièrement la vision, de ce côté, incommodait la jeune personne, et la rendait très-difforme. M. Larrey passe entre cette membrane et le globe de l'œil une petite sonde cannelée, glisse un petit bistouri dans sa crénelure, coupe le pli membraneux à l'endroit de son adhérence à la cornée, la détache en entier de la paupière avec le même bistouri et de petites pinces, applique un appareil léger, prévint par un fréquent mouvement de l'œil et des paupières la formation de nouvelles adhérences, et détruit ainsi une difformité en même tems qu'il rend la vue de cet œil. (*Ouv. cité. Tom.* 1.ᵉʳ, *pag.* 222.)

M. Magny reçoit un coup de feu au bord externe de l'orbite droite qui frappe l'œil de commotion et le prive de la vue. Plusieurs jours après cet évènement, les accidens de la commotion, l'inflammation et l'engorgement des parties extérieures de l'œil étant dissipés, on apercevait derrière la cornée une assez grande quantité de sang liquide ; l'œil était plus volumineux, et des douleurs lancinantes qui s'y faisaient sentir donnaient des craintes de voir se développer une affection carcinomateuse. Une incision faite au bas de la cornée procure la sortie de deux grammes de sang liquide : tous les accidens se dissipent, et le malade recouvre la vue. (*Id. pag.* 225.)

La fille du célèbre auteur de ces abservations s'ouvre obliquement dans toute sa partie externe, et de la longueur de six millimètres, le centre de la cornée avec un couteau ré—cemment repassé. Une portion de la membrane aqueuse et l'iris même se présentaient à l'ouverture et formaient une hernie du volume d'un pois. L'humeur aqueuse s'était écoulée, l'œil était affaissé et la vue suspendue. Au milieu du trouble de la mère et des cris de l'enfant, l'habile chirurgien conserve et son adresse et son sang-froid, fait rentrer avec un petit stilet d'or les parties membraneuses formant staphylôme, abaisse la paupière , ferme et fixe l'œil par un appareil approprié, met son intéressante malade au régime convenable, et obtient en très-peu de jours le prix de ses talens et de son adresse. (*Id. pag.* 229.)

Le même opérateur a également enlevé avec beaucoup de succès des onglets, espèces de productions membraneuses épaisses et denses, au grand angle de l'œil, derrière la caroncule lacrymale, qui anticipaient insensiblement sur la cornée, et gênaient ou détruisaient la vision.

OPÉRATIONS DE LA PUPILLE ARTIFICIELLE, FAITES PAR L'AUTEUR.

Le nommé Vessier venait d'être opéré par extraction d'une cataracte à l'œil gauche par un officier de santé qui, n'ayant pas même les instrumens nécessaires pour cette opération, s'était servi d'une lancette fixée sur un manche. Il avait fait à la cornée une incision mâchée directement vis-à-vis la pupille, de manière que, le cristallin étant enlevé, la cicatrice de la cornée recouvrait entièrement la pupille resserrée et s'opposait à la vision. L'officier de santé étant mort, j'opérai par déplacement la cataracte de l'œil droit, et l'opération eut du succès. Mais depuis long-tems je désirais trouver l'occasion de pratiquer l'opération de la pupille artificielle, et je crus la trouver dans l'œil gauche de Vessier. Je lui présentai l'espoir de lui rendre encore la vue de l'œil qu'il croyait perdu ; il souscrivit à tout ce que je lui proposai, et je lui fis, en présence de plus de trente élèves, avec la même aiguille dont je m'étais servi pour déplacer le cristallin de l'œil droit, en séparant l'iris du ligament ciliaire, une pupille artificielle par laquelle il vit aussitôt la lumière. Cette opération, qui m'a toujours paru difficile sur le cadavre, fut prompte, facile et heureuse. Le malade sortit de l'hôpital, voyant la lumière des deux yeux. Il a long-tems gagné sa vie en vendant dans la ville de petites marchandises. Pendant plusieurs années, il n'a jamais manqué au jour de l'an de m'apporter son petit cadeau. Depuis quelque tems, je ne sais ce qu'il est devenu.

J'ai pratiqué, avec le même succès, la même opération sur le sieur Briet, cultivateur à Miserey près Besançon, qui portait un leucoma épais sur la cornée des deux yeux. Celui de l'œil droit couvrait entièrement l'iris ; mais celui du gauche en laissait une petite partie à découvert, en obscurcissant entièrement la pupille ; et par conséquant privant de la vision. Cette portion de la cornée restée transparente fut celle que je choisis pour mettre en rapport avec elle une pupille artificielle ; je la pratiquai par le même procédé (celui de Scarpa) avec la même aisance ; elle eut le même résultat. Mais, ô succès malheureux ; Briet aveugle était un citoyen paisible et un bon mari ; Briet, ayant recouvré la vue, n'en a usé que pour manger son bien, et se séparer de sa femme !

DE LA CATARACTE.

Opérant un jour par déplacement une cataracte à l'œil droit chez mon confrère et mon ami le D. Nédey de Vesoul, il m'arriva, en pressant sur le cristallin, de le faire passer tout à coup dans la chambre antérieure de l'œil en traversant la pupille. J'essayais de le faire repasser dans la chambre postérieure pour le transporter dans l'humeur vitrée ; et comme je ne pouvais y parvenir, je me disposais à faire avec le bistouri de Venzel une section à la cornée pour l'extraire, lorsque l'idée me vint de diminuer la quantité de lumière qui éclairait la chambre pour obtenir une plus grande ouverture de la pupille dont l'étroitesse s'opposait au succès de mon opé-ration. Je n'eus pas plutôt fait fermer en partie les volets des fenêtres que la pupille se dilata et me donna toute facilité d'y faire repasser le cristallin et de terminer mon opération.

J'opérais également par déplacement, il y a huit ans, en présence de mes confrères MM. Boissenet et Raguenet, un vigneron sexagénaire à qui j'avais recommandé la veille de ne prendre qu'un léger bouillon vers les sept heures du matin. Mais la femme de cet homme, pour lui donner la force de soutenir l'opération, avait converti ce bouillon en une soupe très-copieuse avec addition d'une bouteille de vin. L'aiguille ne fut pas plutôt dans l'œil de mon malade qu'il se mit à vomir tout ce qu'il avait pris une heure auparavant, et pour ainsi dire à m'en couvrir ainsi que les assistans. Pendant tout le tems que mon homme vomit, je lui tins la tête, et posai entre le pouce et l'in-dicateur de la main dont j'opérais, l'instru-ment qui suivait tous les mouvemens du ma-lade. Enfin lorsqu'il eut achevé sa dégoûtante opération, je terminai la mienne. Mais comme je craignais que la pointe de l'instrument n'eût atteint l'iris , la choroïde ou quelque autre partie de l'œil , je redoutais des accidens , et n'espérais aucun succès de cette opération ; en conséquence je voulus laisser guérir cet œil avant d'opérer l'autre. Mais , à mon grand étonnement , il ne survint point d'accidens ; le malade guérit et vit la lumière. Quinze jours après , j'opérai l'autre œil par le même procédé. Le malade , qui avait suivi un régime sévère depuis la première opération , était à jeun. L'opération , qui fut faite facilement, semblait devoir être suivie de succès; mais l'œil s'enflamma ; des douleurs extrêmement violentes survinrent; la saignée , les sangsues , les dérivatifs puissans, les applications narcotiques , la diète furent inutiles; l'œil suppura , se fondit , se perdit entièrement. Le malade , qui existe encore , voit de l'œil gauche pour se conduire , et se livrer à quelques travaux.

Le déplacement du cristallin est le procédé que je pratique de préférence , parce que , outre qu'il est difficile d'avoir en province des bistouris assez bien repassés pour couper nettement et facilement la cornée, et que cette section est d'une importance majeure pour le succès du procédé par extraction ; c'est que j'ai toujours trouvé au procédé par déplacement des avantages qu'il serait déplacé de développer ici. J'ai sur-tout eu occasion de m'en convaincre en comparant le résultat de mes opérations avec celui qu'obtint dans mon pays, il y a dix ans, un oculiste célèbre envoyé par le gouvernement pour opérer les cataractés. Il en opéra huit devant moi par extraction ; je suivis ces malades avec beaucoup d'assiduité, et je puis assurer qu'un seul, prêtre à Poligny, a recouvré la vue. Tous les autres, après avoir souffert plus ou moins long-tems, n'offraient aucune espèce de ressource.

Depuis plus de quinze ans, je me sers, pour déplacer le cristallin, d'une aiguille qui diffère un peu de celle du célèbre Scarpa, qui, comme l'on sait, est tranchante seulement dans la concavité de sa courbure, ce qui fait, à mon avis, qu'elle pénètre moins aisément à travers la sclérotique ; tandis que la mienne également bien pointue, tranchante sur les deux côtés, traverse cette membrane aussi aisément que si elle traversait du canepin. Sur plus de cent quarante opérations de cataractes faites par déplacement depuis cette époque, je compte au moins les deux tiers de succès. Le déplacement d'une

cataracte est pour moi une chose tellement facile que je trouve moins de difficulté à la faire,
qu'à pratiquer quelle saignée que ce soit. Je
ne cesse de familiariser mes élèves avec le procédé par déplacement, et plusieurs d'entre eux
l'ont déjà pratiqué avec succès dans ce pays
où, avant moi, l'opération de la cataracte
n'avait été faite que par des opérateurs ambulans ou des charlatans. J'aurais pu dire simplement, par des charlatans.

DE LA FISTULE LACRYMALE.

Trois évènemens particuliers, qui me sont
arrivés en opérant des fistules lacrymales, et
dont je ne connais pas d'exemple, me paraissent mériter d'occuper ici une place. J'opérais, il y a environ neuf ans, en présence de
plusieurs de mes confrères, un jeune domestique qui avait une fistule lacrymale ; et
j'éprouvais à rétablir le canal naturel, des difficultés qui me disposaient à me servir de
l'emporte-pièce de Hunter ; lorsque je priai
M. Pécot, qui avait été mon maître, et dont
j'étais devenu le collègue et l'ami, d'essayer
s'il pourrait y parvenir. Celui-ci se servit,
pour sonder et chercher ce canal, d'un stilet

de fer non boutonné ; et comme dans ses recherches et ses tâtonnemens, il portait un peu en dehors et en bas le bout de son stilet, et qu'il appuyait un peu fortement, le stilet s'enfonça tout à coup d'un pouce de profondeur, et l'opérateur crut qu'il avait pénétré dans le canal nasal. Mais je lui fis bientôt comprendre, par la direction du stilet en bas, et en dehors, par la sensation d'un corps particulier que le malade disait éprouver sur les racines des premières dents molaires et par l'absence du stilet dans le nez, qu'il n'était pas pénétré dans le canal nasal; mais qu'il avait percé le plancher très-mince de la fosse orbitaire, et était entré dans le sinus maxillaire. Après nous en être convaincus, le malade se trouvant un peu fatigué, nous remîmes à un autre moment de terminer l'opération. Après avoir pansé et quitté le malade, je dis à mes confrères que je prévoyais que sa guérison pourrait résulter de l'espèce d'accident par lequel nous venions d'établir une fausse route ; qu'il serait possible que les larmes passassent du sac lacrymal dans le sinus maxillaire, à travers l'ouverture pratiquée à la voûte, et de ce sinus dans la fosse nasale, à travers l'antre d'Hygmore.

Curieux de savoir ce qui résulterait de cette opération, nous convînmes de placer seulement un peu de taffetas gommé sur la fistule, et nous vîmes avec plaisir que loin de survenir des accidens de l'espèce de fracture faite à la voûte du sinus maxillaire, la narine s'humectait et que la fistule se disposait à guérir. Au bout de quinze jours, elle fut en effet guérie, au point que pendant huit ans que ce domestique a servi Monsieur le préfet, on ne voyait pas de quel côté il avait été opéré. J'ai toujours pensé que les larmes avaient suivi et continuaient à suivre le trajet que je viens d'indiquer.

Après avoir pratiqué une incision au grand angle de l'œil au nommé Touton, courrier, affecté d'une fistule lacrymale, je faisais des tentatives pour rétablir le canal naturel des larmes, et je poussais mon stilet qui me paraissait engagé dans le canal, lorsque je vis son extrémité se manifester à la partie inférieure interne de la cloison de la fosse nasale. En vain je le retirai plusieurs fois pour en changer la direction et le porter dans celle du canal ; en le poussant, sa pointe venait toujours se prononcer au même endroit. Le malade se trouvant fatigué, je me décidai à faire de suite une petite incision à la partie de la membrane pituitaire que je poussais avec la pointe de mon stilet, et à faire sortir par cette ouverture le stilet à l'extrémité duquel était un œil dans lequel était engagée une mèche de fil ciré : en le tirant, je passai la mèche dans le trajet fait avec la sonde. Mon opération présentait donc cette particularité, que la mèche au lieu de sortir par la partie inférieure du canal nasal, sortait par l'ouverture que j'avais pratiquée à la partie inférieure de la face interne de la fosse nasale. Le malade a porté pendant environ deux mois cette mèche, que je promenais de tems en tems dans le trajet qu'elle parcourait, et par lequel on voyait que les larmes sortaient. Au bout de ce tems, je l'ai supprimée. La plaie faite au grand angle de l'œil fut bientôt cicatrisée ; le malade a parfaitement guéri par cette opération et par l'usage de la pommade de Desault. Plusieurs fois j'ai vu une goutte de larmes qui sortait par le petit trou qui existe à l'endroit où j'ai incisé la pituitaire et passé le séton.

Ne pouvant par aucun moyen rétablir le canal naturel des larmes chez Mlle L....., il fallait en pratiquer un artificiel ; et pour y parvenir, je voulus me servir de l'emporte-pièce de Hunter qui était en très-bon état. Après avoir placé la plaque de corne contre la paroi externe de la fosse nasale, je portai l'emporte-pièce, dirigé par la pince ouverte, dans l'ouverture pratiquée au grand angle de l'œil, et pressai de toutes mes forces, en tournant sur la partie où je présumais qu'était l'os unguis pour le couper et pénétrer dans la fosse nasale. Mais quelques forces que j'employasse, je ne pus y parvenir même à plusieurs reprises. Cette demoiselle qui a le nez très-écrasé s'étant refusée à toute nouvelle tentative, et sur-tout à la proposition que je lui ai faite de percer l'os avec une espèce de vilcbrequin, conserve sa fistule.

DE LA GONORRHÉE

ET

DE LA VÉROLE.

LA gonorrhée et la vérole forment une partie trop essentielle des affections qui retiennent le soldat éloigné de ses drapeaux pour ne pas mériter une place dans un travail qui a ces mêmes maladies pour objet. On ne s'écarterait pas beaucoup de la vérité en disant qu'elles sont au moins pour le quart dans celles auxquelles les militaires sont sujets. En effet, cette classe intéressante de la société se composant en grande partie de célibataires dans la force de l'âge, que les circonstances astreignent souvent à une abstinence prolongée, cherche à s'en dédommager chaque fois que l'occasion se présente, et fournit les victimes les plus nombreuses de cette double affection. D'ailleurs la chirurgie militaire ayant dans ces derniers tems examiné ces maladies au flambeau de l'analyse, et en ayant perfectionné le traitement ; ce perfectionnement ne doit point être passé sous silence par celui qui essaie de faire connaître ses progrès.

Pour les rendre plus manifestes, il est utile de rappeler qu'au commencement de nos dernières guerres, dans tous ou presque tous les hôpitaux de vénériens, on ne faisait presque aucune différence entre les malades affectés de vérole et ceux qui avaient la gonorrhée ; que l'on regardait généralement comme identique le principe de ces deux maladies ; et que toutes deux étaient soumises à un traitement banal qui consistait quelquefois, quoique rarement, dans une ou deux saignées, mais principalement dans l'usage de quelques bains, de purgatifs, de frictions mercurielles ou de la liqueur de Van—Swieten, ou de pilules de Beloste. Quelquefois, lorsque les symptômes ne cédaient pas à ces moyens, on recourait à quelques préparations opiatiques : seulement, lorsque la gonorrhée contre laquelle on employait aussi ce traitement, y résistait, comme cela arrivait le plus souvent, on la combattait par des bols de térébentine, le beaume de Copahu, etc.

C'est à l'observation du résultat de ce traitement, faite il y a plus de vingt ans, que je dois le premier doute sur l'identité du virus de la vérole et de celui de la gonorrhée : et l'étude la plus approfondie, la méditation la plus attentive faites depuis ce tems sans interruption, ont fortifié ce doute, et m'ont donné sur ces maladies une opinion motivée sur une telle série de faits et de raisonnemens qu'il n'en est peut-être pas en médecine qui repose sur de pareils fondemens. D'abord :

1.º La gonorrhée ne s'est manifestée en

Europe que long-tems après la vérole. Falope dit qu'elle y a paru en 1545, et la vérole en 1494. Voilà donc un espace de cinquante-un ans pendant lequel la vérole ne s'accompagnait pas de la gonorrhée : et ce tems était, comme l'on sait, celui de la plus grande violence de la vérole. Comment concevoir cette exclusion en admettant la même nature? Et comment la maladie, en s'affaiblissant, aurait-elle donné lieu à un nouveau symptôme?

2.° Astruc qui a si bien écrit sur l'histoire de la vérole, nous affirme que ses relations en Chine lui ont fait connaître que la gonorrhée n'était point connue dans ces vastes contrées : et l'on sera disposé à admettre l'exactitude de ses renseignemens en voyant qu'on n'y omet aucun symptôme de la siphilis.

3.° On a vu que la vérole débutait ordinairement par un ulcère : on a cru long-tems que la gonorrhée dépendait d'un ulcère du canal de l'urètre : et comme on voyait d'un ulcère vénérien provenir la vérole, on a dû croire et on a cru que du prétendu ulcère du canal pouvait aussi résulter la vérole. Première cause d'erreur. Depuis, les immortelles dissections de Morgagny, et l'observation constante ont bien prouvé qu'il n'existait presque jamais d'ulcère dans le canal de l'urètre. Alors l'opinion de l'identité du virus se trouvant en contradiction avec l'observation, a conservé ses fondemens dans l'habitude et dans l'assentiment général.

4.° La gonorrhée et la vérole se contractent ordinairement de la même manière et par les mêmes parties. L'identité du mode d'infection a naturellement conduit à admettre identité dans la cause. L'identité du siége a encore augmenté la vraisemblance. Autre cause d'erreur. Eh, parce que la petite vérole et la gale se contractent de la même manière, et qu'elles ont aussi leur siége à la peau, a-t-on jamais pensé à admettre leur identité de nature?

5.° Quoique la chose ne soit pas toujours facile à constater, j'y ai apporté toute l'attention dont je suis capable, et j'ai reconnu avec Tode, Lilie, Duncan, Bell que la gonorrhée était toujours le produit de la gonorrhée. Je déclare également avec Grant, si justement célèbre en Allemagne; avec Frank le père, que le nord de l'Europe proclame le premier praticien de ces régions; avec Trotter, qui marche sur les traces de ces deux grands hommes; avec Clossius, célèbre professeur à Tubingue; Theden, premier chirurgien de la

Prusse ; Gallisen, dont la chirurgie est si estimée, et un grand nombre d'autres non moins célèbres, que je n'ai jamais remarqué que la vérole fut produite par la gonorrhée.

6.º Dans les maladies qui se communiquent par contagion, les phénomènes sont toujours semblables, identiques, au moins les essen—tiels ; ils sont toujours les mêmes que ceux de la maladie dont ils proviennent. Cette vé—rité qui résulte de toutes nos observations dans les maladies contagieuses, et qui n'a be—soin que d'être énoncée pour être admise, n'en serait pas une, si le même virus pouvait produire quelquefois la gonorrhée, quelquefois la vérole.

7.º Le professeur Duncan rapporte qu'un étudiant en médecine s'inocula plusieurs fois la gonorrhée, et rien que la gonorrhée, en s'introduisant dans le canal une sonde cou—verte de virus gonorrhoïque : ce qui prouve, d'un côté, que la nature spéciale de ce virus est de produire constamment le même effet ; effet qui, comme on le pense bien, peut varier en intensité suivant la variété des corps et des organes qui le reçoivent ; de l'autre, qu'il suffit de mettre ce virus en contact avec le canal pour qu'il produise la gonorrhée.

Swédiaur a souvent employé l'inoculation du virus gonorrhoique comme moyen thérapeutique, et en a obtenu les mêmes effets.

8.º La gonorrhée ne produit essentiellement d'ulcération ni dans le vagin des femmes ni dans l'urètre chez l'homme, quoiqu'en aient dit Hunter et Swédiaur qui pensaient que sur dix gonorrhées, une était accompagnée d'ulcères. Peut-être même est-il de sa nature de n'en produire jamais. Elle occasionne bien de légères et superficielles excoriations, mais qui ne ressemblent nullement aux ulcères siphilitiques par lesquels se manifeste ordinairement la vérole, et guérissent toujours aisément et sans le secours du mercure nécessaire à ceux-ci.

9.º Les observations dont on conclut l'identité des virus vérolique et gonorrhoïque sont principalement tirées de femmes que l'on dit avoir communiqué aux uns la gonorrhée, aux autres la vérole, à d'autres encore la gonorrhée et la vérole en même tems : et c'est sur-tout dans ces derniers tems qu'on a le plus renouvelé cette objection. Mais d'abord il est de toute impossibilité d'affirmer qu'une femme n'est affectée que de gonorrhée ou de vérole seulement. Pour que l'observation fut vraiment concluante, il faudrait qu'elle portât qu'un homme affecté de gonorrhée seulement a donné la vérole; qu'un autre affecté de vérole seulement a communiqué la gonorrhée; que tous deux ont communiqué indifféremment la gonorrhée aux uns, la vérole à d'autres. Or, les annales de l'art ne contiennent, que je sache, rien de semblable. Qu'y a-t-il d'étonnant qu'une femme donne la gonorrhée et la vérole, si elle a l'une et l'autre? L'observation ne nous les montre-t-elle pas souvent unies? Ne sont-elles pas également infectantes toutes deux? Quelle difficulté y a-t-il donc que tel individu communique davantage avec la partie qui est le siége du chancre, tel autre avec celle qui est le siége de la gonorrhée? Que tel autre ait plus de communication avec les parties saines seulement et ne contracte rien? Ne peut-on pas admettre chez plusieurs individus différens degrés de susceptibilité de contracter un virus? et de contracter tel virus plutôt que tel autre? Différentes proportions des parties infectantes ou infectées, le gland plus ou moins découvert; un plus ou moins grand degré d'érétisme; le tems de la copulation plus ou moins long, etc. etc., ne sont-ce pas autant de circons-

tances impossibles à apprécier, et seules suffisantes pour empêcher d'admettre d'un seul
fait une conséquence aussi majeure que celle
qu'on voudrait en tirer? D'ailleurs ne sait-on
pas que quelquefois une personne saine communique la gonorrhée? N'a-t-on jamais dé-
claré saine une personne qui a communiqué
la gonorrhée à plusieurs autres? Les individus
qui ont cru avoir contracté telle affection avec
telle femme n'en portaient-ils déjà pas le germe?
N'ont-ils pas pu communiquer à la femme
une maladie qu'ils ne croyaient pas avoir,
qu'elle à son tour a communiquée à ceux qui
l'ont vue après. N'a-t-on jamais pris et traité
des excoriations pour des chancres? Les auteurs
de l'observation l'ont-ils bien faite, bien constatée?

10.º Hunter prétend que la nature différente des parties affectées dans la vérole et
dans la gonorrhée est la principale cause de
la différence des symptômes des deux maladies. Mais ne sait-on pas que la gonorrhée
peut aussi affecter le gland, la surface interne
du prépuce, et même toutes les parties recou-
vertes de la membrane muqueuse, les mêmes
qui sont ordinairement et le plus souvent affectées dans la vérole ; qu'elle y produit un

écoulement aussi abondant et de même nature que celui de la gonorrhée chez les
femmes ? que d'ailleurs c'est très — rarement
l'urètre qui est le siége de la gonorrhée chez
les femmes ?

11.º S'il y avait identité de nature entre
le virus vénérien et le virus gonorrhoïque ; et
si , comme le voulait Hunter , la gonorrhée
dépendait d'une moindre intensité de ce virus ;
on verrait constamment un chancre léger communiquer la gonorrhée , et une gonorrhée très-
grave donner la vérole. Or , le contraire a lieu
constamment ; d'où l'on peut conclure que la
force ou la faiblesse , l'âcreté ou la douceur ,
la quantité , l'ancienneté des virus gonorrhoïque
ou siphilitique ne peuvent rien changer à leur
nature , et que , dans aucuns cas , aucunes
circonstances , ils ne sont identiques.

12.º Si la gonorrhée pouvait donner la
vérole , pourquoi ne la donnerait—elle pas
toujours ? Un chancre quel petit qu'il soit la
donne toujours , s'il n'est soumis à un traite—
ment mercuriel. Pourquoi sur-tout la gonorrhée ne donnerait—elle pas la vérole lorsqu'elle
est très-intense ; lorsque le gland , le prépuce
sont continuellement lavés avec le mucus
abondant qui suinte de l'urètre ? lorsqu'elle

porte son effet inflammatoire sur les testicules, sur la prostate, sur toute la membrane interne des voies urinaires, sur la conjonctive, sur la pituitaire, sur les glandes inguinales, etc. etc.? lorsqu'elle reste long-tems dans un état aigu? Or, on sait que cela n'a pas lieu et que tous ces accidens sont purement inflammatoires comme la gonorrhée elle-même, qu'ils cèdent aux mêmes moyens qu'elle, et qu'ils ne cèdent qu'à eux.

13.º Swédiaur, le plus célèbre partisan de l'opinion que je combats, dit que « si un malade attaqué de la chaude-pisse ne prend pas soin de tenir le gland et le prépuce bien propres, il lui survient très-souvent, même quelque tems après que l'écoulement est considérablement diminué, des chancres ou ulcères siphilitiques qui, à la fin, produisent des bubons ou d'autres symptômes véroliques, dont on ne peut raisonnablement rapporter la cause qu'à la matière même qui a produit la chaude-pisse. »

Ce témoignage est précis : un examen attentif le rendra peut-être moins concluant. Sa manière de s'exprimer prouve d'abord que Swédiaur n'est pas bien sûr des faits. Les chaudes-pisses sont très-fréquentes ; et cependant, suivant l'auteur, ce n'est qu'à la fin qu'elles produisent des bubons et d'autres symptômes véroliques. Est—ce là la marche des chancres? Attendent-ils à la fin pour produire des bubons, sur—tout lorsqu'ils sont dans un état d'irritation? Le suintement qui humecte le gland et le prépuce, et que Swédiaur veut que l'on enlève, est-il autre chose que le produit de la maladie et non la maladie elle—même? Et préviendrait-il le développement des symptômes siphilitiques en nettoyant le pus que fournirait un chancre? Dans le même ouvrage, Swédiaur dit qu'il compte au plus cinquante cas de gonorrhées auxquelles il ait pu attribuer la production de la vérole dans l'espace de vingt-neuf ans : et plus haut, il dit que *très—souvent* la gonorrhée produit des ulcères siphilitiques et la vérole. Ces deux assertions sont contradictoires : évidemment il faut que l'une soit fausse si l'autre est vraie ; et, dans le choix, je ne peux me décider que pour la nature non—vénérienne de la gonorrhée ainsi que des excoriations qu'elle produit quelquefois ; car si elles produisaient très—souvent la vérole, Swédiaur aurait dû nécessairement en voir plus de cinquante exemples dans une pratique de vingt-neuf ans aussi étendue qu'il y en eût jamais.

14.º Tous les auteurs qui y ont apporté un peu d'attention ont remarqué les différences essentielles qu'il y a entre l'excoriation gonorrhoïque et l'ulcère siphilitique. La première, toujours étendue, est l'effet d'une inflammation vive, souvent considérable, d'une irritation qui n'a rien de virulent, que tout irritant produirait. Son pus est abondant, de bonne nature ; elle guérit en quelques jours par de simples lotions ; ne 's'accompagne jamais de perte de substance ; ne donne jamais la vérole. L'ulcère vénérien n'est point accompagné d'une inflammation aiguë ; sa cause est locale, essentiellement ulcérante ; son inflammation est circonscrite, chronique ; ses bords sont durs, calleux ; sa surface est lardacée ; il creuse en profondeur ; son pus est rare, de mauvaise nature, infectant ; il creuse, il ronge, il détruit les parties qu'il attaque ; il donne toujours la vérole si on ne lui oppose le mercure. Il n'est aucun observateur attentif qui n'ait reconnu ces différences ; et peut-être n'est-il rien de plus déplacé que de les rapporter ici.

15.º La marche des deux maladies est non-seulement différente, mais même entièrement opposée. Dans la gonorrhée, marche rapide dans le principe; peu de jours suffisent pour la porter à son plus haut degré d'intensité : livrée à elle-même, elle diminue constamment, disparaît souvent d'elle-même et sans secours. Une éruption herpétique qui survient aux parties génitales, suivant l'observation de Selle, la dissipe et la guérit souvent. Dans la vérole, marche lente et chronique : maladie très-legère dans le principe, et à laquelle il faut beaucoup de tems pour arriver à son plus haut degré d'intensité. Livrée à elle-même, elle augmente toujours, infecte de plus en plus l'économie animale, altère et détruit tout ce qu'elle affecte. Une éruption herpé-tique paraît-elle, elle annonce les progrès de la maladie; l'infection se répand; la destruction se propage; à peine est-il tems d'entraver sa marche et de conserver ce qu'elle a respecté. De cette marche différente, opposée même des deux maladies, ne doit-on pas conclure que le principe en est différent?

16.° Lorsqu'il existe de véritables ulcères dans le canal de l'urètre, ce qui est rare, ces ulcères ne dépendent point de la gonorrhée, ils sont vénériens, comme s'ils avaient leur siége sur le gland ou le prépuce : ils s'accompagnent de symptômes différens de ceux de la gonorrhée. Lorsqu'ils ont lieu en même tems qu'elle, ils sont indépendans l'un de l'autre, et peuvent guérir séparément.

17.° Harrison dit avoir introduit dans l'urètre le pus d'un ulcère siphilitique, et avoir produit la gonorrhée. Cette observation est la seule que je connaisse : et peut-on, et doit-on déduire une conséquence aussi importante d'un seul fait ? L'inoculation ne peut-elle pas avoir manqué ? Et quelque autre cause ne peut-elle pas avoir donné lieu à cette gonorrhée dont on ne nous fait connaître ni le développement, ni la marche, ni la durée ? Bell rapporte que deux jeunes gens s'introduisirent aussi plusieurs fois dans le canal de l'urètre du pus provenant de chancre et de bubons en suppuration ; qu'il se développa de la douleur, de l'irritation, mais point de gonorrhée : ce qui semble prouver que dans l'observation de Harrison, quelque circonstance particulière étrangère à l'inoculation aura pu produire la gonorrhée. Et l'on admettra aisément cette conséquence, si l'on veut se rappeler que, dans le phimosis produit par un ou plusieurs chancres, l'orifice de l'urètre

toujours en contact avec le pus des chancres qui y séjourne, toujours lavé par lui,
il ne se manifeste néanmoins point de gonorrhée. De cette dernière observation peut-être
serait-il plus permis de conclure que le virus
vénérien est de tous les excitans le moins
propre à produire la gonorrhée, que de tirer de l'observation de Harrison la conséquence qu'on veut en déduire.

18.º Il serait, en effet, plus naturel de
dire que la gonorrhée est une maladie arthritique, vermineuse, dartreuse, psorique, scro-
phuleuse, que siphilitique, puisqu'il est prouvé qu'elle peut dépendre de la goutte, des
vers, des dartres, de la gale, des écrouelles ;
qu'elle peut enfin être épidémique ; tandis
qu'il n'est pas prouvé que jamais la vérole
ait produit la gonorrhée. En effet, Murray,
Vandenbosch, Stoll, Frank le père ont vu,
j'ai vu moi-même des gonorrhées produites
par une affection arthritique. Clossius, Tode
ont observé des gonorrhées occasionnées par
des vers. Clossius, Hecker, Tode, Swédiaur
l'ont observée amenée par des dartes; Wich-
mann et Guldner par la gale. Hecker, Selle,
Tode, Clossius, Chambon, Baumes par les
scrophules. On a des observations de gonor-

rhées épidémiques. Girtanner produisait la gonorrhée avec des onctions irritantes sur la verge. Swédiaur ne se l'est-il pas donnée avec une injection dans laquelle entrait de l'ammoniaque? Et l'on doit noter que ces gonorrhées ont les mêmes symptômes, la même marche, la même terminaison que la gonorrhée appelée virulente ; qu'elles sont contagieuses, par conséquent qu'elles tiennent toutes à une irritation de l'urètre qui n'annonce rien, qui ne peut rien avoir de vénérien. Là où l'effet est si banal, peut-on voir l'action d'un virus qui n'a que des effets spéciaux par-tout où il se montre? Et le virus siphilitique qui est susceptible de se porter par-tout, ne se porte presque jamais sur le canal de l'urètre ; ou, lorsqu'il s'y porte, il y produit un chancre et jamais la gonorrhée; parce qu'il est de sa nature de ne point occasionner l'inflammation qui la donne ou plutôt qui la constitue. Le virus siphilitique est donc moins propre à produire la gonorrhée que ceux que nous avons énumérés.

19.º Hunter, Swédiaur et les partisans de l'identité ont dit que le virus gonorrhoïque ne produisait pas toujours la vérole, parce qu'il se trouvait abondamment délayé dans le mucus qui l'accompagne. Mais c'est ici une supposition très-gratuite. Le virus siphilitique, rabique et tous les virus perdent-ils leur action pour être délayés ? Ne voit-on pas tous les jours le virus siphilitique donner la vérole quoiqu'abondamment délayé dans le sperme, dans le lait, dans la salive, etc. ?

20.º L'éruption herpétique qui survient dans la gonorrhée comme à la suite de la vérole, et que de simples apparences pourraient faire regarder comme de même nature et prouvant l'identité de leur cause, est, à mon avis, une des plus grandes preuves de la différence de nature de ces deux maladies. En effet, lorsqu'à la suite d'un chancre aux parties sexuelles, il paraît cette éruption dans les parties environnantes, le chancre continue ses progrès, et l'absorption du virus siphilitique est certaine : la maladie est bientôt universelle. Lorsqu'au contraire cette éruption s'annonce avec la gonorrhée, celle-ci disparaît aussitôt sans que cette disparition soit accompagnée d'aucun symptôme siphilitique. Dans le premier cas, l'absorption seule produit l'éruption herpétique : dans le second, c'est un changement de point d'irritation. Dans le premier, l'infection devenue générale n'empêche point , empire même l'affection locale. Dans le second , le point irrité , la cause de l'inflammation en un mot , ne peut point changer , sans que l'affection change ; la production de la seconde détruit nécessairement la première. L'absorption , dans le premier cas , produit donc bien cette affection herpétique avec infection générale. Dans le second , l'absorption a lieu , mais sans infection générale , sans éruption herpétique : celle-ci dépend de toute autre cause. Il est donc impossible de choisir deux phénomènes plus identiques , et dont les causes , les résultats soient plus opposés. Il est donc évident que lorsque deux maladies se comportent si différemment dans des circonstances si semblables , il ne s'agit plus de la différence des degrés ; on ne peut plus admettre que l'opposition la plus absolue dans leur nature.

21.º Il y a également une différence essentielle dans les engorgemens inguinaux qui accompagnent quelquefois la gonorrhée et ceux qui sont la suite d'un ou de plusieurs ulcères. Les premiers produits de l'irritation gonorrhoïque disparaissent avec elle , ne viennent point à suppuration ; il n'y a ordinairement qu'une seule glande enflammée. Le bubon vénérien acquiert le plus souvent assez promptement un volume considérable à moins qu'on n'arrête sa marche par le mercure : plusieurs glandes participent communément à l'engorgement et suppurent. L'engorgement gonorrhoïque diminue et disparaît entièrement par la seule diminution de l'irritation de l'urètre. Le bubon vénérien ne cède qu'au traitement mercuriel. Leur différence ajoute donc encore une nouvelle preuve à la non-identité de leur cause.

22.° Le phimosis et le paraphimosis nous fournissent encore sous le rapport de l'opération qu'on pratique quelquefois, une preuve favorable à notre opinion. On voit en effet tous les jours guérir facilement les petites plaies qui résultent de cette opération faite à la suite de la gonorrhée ; tandis qu'elles se changent constamment en ulcères lorsque l'opération est pratiquée pour quelques symptômes de vérole. (*Bell.*)

23.° La même différence se remarque dans l'ophtalmie gonorrhoïque et dans l'ophtalmie vénérienne ; ou plutôt, dans ces deux maladies, tout est semblable quant aux phénomènes ; tout est différent, opposé même dans la cause et les effets. L'ophtalmie gonorrhoïque qui paraît souvent à la suite d'une répercus-sion prompte de l'irritation urétrale , se dis-sipe en rappelant cette irritation , tandis que l'ophtalmie vénérienne ne cède qu'à **un** trai-tement mercuriel complet (*Swédiaur*). Dans l'ophtalmie gonorrhoïque , il y a déplacement d'irritation , mais point d'affection générale ; tout est local ; le traitement interne est nul s'il n'est pas nuisible. Dans l'ophtalmie véné-rienne , il y a absorption du virus ; les autres symptômes persistent ; il y a infection géné-rale ; le traitement mercuriel seul guérit.

24.º Les excroissances gonorrhoïques et celles qui résultent d'un chancre quoique semblables en apparence , viennent encore à l'appui de notre opinion. Celles qui résultent de la go-norrhée ne donnent jamais la vérole , disent Tode , Swédiaur et Bell ; tandis que chacun sait qu'elles sont un signe de vérole quand elles succèdent aux chancres. La propreté , les lotions saturnines suffisent souvent pour guérir les premières quand elles sont récentes; et quand elles sont anciennes , il faut les cou-per ou les brûler : le mercure ne les guérit point , tandis qu'il les guérit constamment quand elles sont vénériennes. Si , pour ces dernières, on n'emploie pas ce moyen , elles reparaissent et sont plus graves.

25.º On dit aussi que si la gonorrhée ne donne pas ou donne aussi rarement la vérole, c'est parce qu'elle est accompagnée d'un écoulement considérable qui sert de crise à la maladie, et l'empêche d'infecter l'économie animale. Mais il est facile de voir que cette supposition n'est fondée que sur le besoin de prouver une hypothèse démentie par l'observation. L'écoulement considérable ne favorise-t-il pas l'absorption loin de l'empêcher ? La suppuration abondante d'un chancre en empêche-t-elle donc l'absorption ? Ne la favorise-t-elle pas au contraire ? Si l'écoulement servait de crise et prévenait l'absorption , ne faudrait-il pas l'entretenir, le favoriser même pour prévenir la vérole ? Serait-il permis de songer même aux injections, ce moyen si efficace lorsqu'il est indiqué par l'état de la maladie ?

26.º Dans la gonorrhée le traitement comme la maladie est local dans tous ses périodes. Dans la vérole, les moindres symptômes tenant à un vice général , demandent, exigent un traitement général joint au traitement local. Le traitement mercuriel inutile , nuisible dans la gonorrhée (*Sydenham*, *Astruc*, *Guisard*, *Balfour*, *Hale*, *Duncan*, *Tode*, *Richter*, *Selle*, *Swédiaur*, *Bell*, etc. etc.), presqu'exclusivement utile au contraire dans la vérole, prouve encore que ces deux affections ne sont pas de même nature, ne reconnaissent pas le même principe.

Swédiaur néanmoins repousse cette conséquence en disant que ce n'est pas parce que la maladie n'est pas siphilitique que le mercure n'agit pas alors, mais parce que le virus siphilitique se trouve hors de la circulation. J'avoue franchement que je ne conçois pas cette objection : le fluide de l'écoulement gonorrhoïque est hors de la circulation sans doute puisqu'il est sécrété ; mais est-ce ce fluide sécrété qui constitue la maladie ? Est-ce lui qu'il faut atteindre ? Non sans doute. Le chancre fournit aussi un pus qui est hors de la circulation ; mais ce n'est point ce pus qui constitue le chancre ; ce n'est point lui qu'il faut neutraliser. Sans doute ce pus absorbé produit la vérole ; mais c'est la lésion qui le fournit, c'est le chancre qui est l'affection vénérienne ; c'est sur lui que doivent agir les médicamens. Dans la gonorrhée aussi, c'est l'inflammation de l'urètre qui est l'affection maladive ; l'écoulement n'en est que le produit.

27.º Légère, la gonorrhée résiste au mercure ; opiniâtre, elle ne trouve point son remède en lui (*Tode*); forte, elle continue son cours, est même détériorée par le mercure (*Duncan*). Lorsqu'elle est légère, si elle était siphilitique, elle devrait facilement céder au mercure, comme nous l'observons dans toutes les affections siphilitiques légères. Forte, opiniâtre, le virus siphilitique y serait concentré en forte proportion ; le mercure devrait nécessairement produire son effet sur lui ; elle ne devrait même pouvoir guérir sans lui si sa nature était vénérienne. Donc ce défaut d'effet, d'action de la part du mercure employé dans la gonorrhée ; la détérioration qui en résulte même lorsque son action devrait être la plus évidente, la plus nécessaire, prouvent de plus en plus que sa nature n'est aucunement siphilitique. D'ailleurs, lors même que de bons effets résulteraient, auraient paru résulter quelquefois de l'usage du mercure dans la gonorrhée, cela ne prouverait point encore son caractère siphilitique, puisque le mercure en produit de bons dans un grand nombre d'affections et sur-tout d'affections inflammatoires, qui n'ont rien de vénérien.

En effet Clarke, Murray, Lind, Cramford, Hamilton regardent le mercure doux comme spécifique dans l'inflammation du foie. Lind, Vogel l'ont trouvé utile dans l'entéritis. Lind, Hamilton, Huxam, Cheyne, Stoll, Vogel, Rëil dans les pneumonies typhodes. Lind, Wilson, Cleghorn, Pringle dans la dyssenterie. Michaëlis, dans l'angine même non vénérienne. Chacun le donne dans les affections vermineuses, etc. etc. Il faut donc que l'inflammation gonorrhoïque ait en elle quelque chose de particulier qui, non-seulement ne la rende pas susceptible d'être combattue avec avantage par le mercure, mais fasse même que le mercure lui soit contraire; puisque tous les observateurs, ceux mêmes qui sont le plus opposés à l'opinion que je défends, lui accordent si peu d'efficacité, prétendent même qu'il a de mauvais effets dans l'inflammation gonorrhoïque.

28.º Essayons maintenant de tracer d'après l'observation, le tableau qui, je crois, sera trouvé fidèle, de l'affection gonorrhoïque générale; et mettons-le en rapport avec le même tableau de l'affection siphilitique universellement répandue dans l'économie animale. 1.º Le virus gonorrhoïque disséminé ne produit qu'une affection longue, peu grave en général. Absorbé par le système lymphatique, c'est ce système qui en éprouve davantage les effets. Aussi remarque-t-on la peau durcie et dartreuse sur-tout autour des parties génitales, des engorgemens aux testicules, aux aines, à la prostate, au col de la vessie, des écoulemens de l'urètre, du vagin, des ophtalmies peu douloureuses, mais opiniâtres. Quelquefois l'affection se fixant sur les organes pulmonaires y produit des tubercules qu'annonce une toux continuelle, petite, sèche, qu'accompagnent la pâleur du visage, une fièvre d'abord insensible et qui mène souvent à la phthisie. 2.º Le virus vérolique disséminé se manifeste par des ulcères, des douleurs ostéocopes, la carie, les exostoses, les nécroses, les pustules à la tête, au front, au menton, à l'anus, l'alopécie, etc. etc.

Ainsi donc dans leur état de dissémination, ces deux affections s'accompagnant de symptômes différens, diffèrent aussi dans leur cause. D'un côté, lenteur dans la propagation ; de l'autre, rapidité dans la marche. Dans l'affection gonorrhoïque universelle, tout paraît dépendre d'un état de débilité, d'engorgement.

Dans l'affection siphilitique générale, il y a altération, corrosion, destruction des parties. peut-être serait-il difficile de trouver deux maladies qui, dans l'état de dissémination, différassent davantage entre elles.

29.° Cette différence n'est pas moins grande, pas moins probante quant au traitement qui réussit le mieux dans chacun de ces cas. Dans le premier, quand les forces sont suffisantes, les bains tièdes, les excitans légers, tels que l'extrait d'aconit, l'oxide de mercure sulfuré noir, l'oxide d'antimoine sulfuré, le phosphate de mercure, paraissent avoir les meilleurs effets. Mais il faut les donner à très-faible dose, et avec une sage lenteur. Il ne faut point ici une action semblable à celle nécessaire dans la vérole qui se montre sur la bouche, sur les premières voies, sur toute l'économie. Il ne faut que produire sur le système lymphatique un état permanent d'excitation. Tous les moyens capables de produire et d'entretenir cet état sont également convenables. Quand la faiblesse est très-grande, et la phthisie imminente ou déclarée, c'est vers ces symptômes que doit se diriger le traitement. Mais ce traitement serait-il donc celui qui conviendrait à une vérole disséminée? Ne

...it-on pas que, dans ce cas-ci, plus la maladie est invétérée, plus on doit insister sur l'usage du mercure long-tems continué ? Lorsque, dans le cas de gonorrhée invétérée, on emploie quelques légères doses de mercure, ce n'est point comme spécifique, mais bien comme excitant qu'il agit. C'est bien toujours le mercure qui agit, qui guérit ; mais c'est d'une autre manière qui en change et l'indication et les effets. Ainsi, c'est bien le même ipécacuanha qui, mis en usage à petites doses dans la dyssenterie, à une plus forte provoque le vomissement ; mais cette différence de doses part d'indications différentes, quelquefois même opposées, et produit des effets qui ne le sont pas moins.

30.º Mais Fabre a vu la vérole résulter d'une gonorrhée avortée. Hunter a vu deux fois des ulcères à la gorge, et une infection vénérienne générale à la suite de gonorrhées traitées sans mercure. Whately a traité plusieurs vénériens qui n'avaient eu que des gonorrhées pour symptômes primitifs de la vérole. Swédiaur n'a vu aucune blennorragie accompagnée d'ulcères dans le canal de l'urètre qui n'ait donné la vérole. M. Cullerier cite plusieurs exemples de bubons, d'exostoses, de carie, d'ulcères du nez, du palais, à la suite de gonorrhées supprimées. Enfin dans un ouvrage qui a pour objet la question que je discute, M. Frétau, en réclamant contre la décision d'une société de médecine dont je m'honore d'être membre, et de partager les opinions, cite quelques observations tirées de sa pratique et de celle de quelques auteurs, tendantes à prouver l'identité des virus gonorrhoïque et siphilitique. Voilà, je crois, les observations les plus fortes et les plus opposées à l'opinion que je professe avec la plus franche conviction. Il en est probablement encore quelques autres de même nature qui trouveront également ici leur réfutation.

D'abord ces faits sont rares, et leur rareté même dans une maladie si commune annonce déjà que la gonorrhée ne donne la vérole que très-rarement, et qu'habituellement elle ne la donne pas. Pourrait-on les comparer avec les cas de gonorrhées très-graves qui, quoique traitées et guéries sans mercure, n'ont jamais été suivies des plus légers symptômes siphilitiques? Les auteurs qui ont eu la pratique la plus étendue, ne citent que quelques cas de véroles précédées de gonorrhées. Cette rareté même n'est-elle pas extraordinaire? Et un cas

extraordinaire, une exception à une règle générale, n'ont-ils pas besoin d'un examen
rigoureux, de l'absence de toute circonstance
qui pourrait les rendre douteux, pour être
admis par une analyse sévère, par une bonne
méthode de raisonner? Ne sait-on pas qu'en
contractant une gonorrhée, on peut gagner
en même tems de petits chancres qu'on n'a-
perçoit pas, qu'un phimosis cache, ou auxquels
on ne donne pas d'attention, qui guérissent
d'abord seuls ou par les moyens qu'on emploie
contre la gonorrhée, et qui donnent ensuite
la vérole? Ne sait-on pas que l'on peut contracter la vérole d'emblée sans qu'elle se manifeste par des symptômes primitifs? Et qui
peut nous assurer que les sujets des observations
rapportées plus haut n'étaient pas dans ce cas?
Qui peut aussi nous assurer qu'ils n'avaient
pas déjà le germe de la vérole lorsqu'ils se
sont exposés à contracter la gonorrhée ou
après l'avoir guérie? Toutes les observations
qu'on nous oppose portent-elles un caractère
d'authenticité? Ne sont-elles pas faites par des
partisans de l'opinion contraire à la nôtre?
Les sujets de ces observations n'avaient-ils
point d'intérêt à dissimuler la vérité? Ne sait-
on pas que la vérole ne se développe souvent

que long-tems après qu'on s'est exposé à la contracter? Qui peut assurer que les symptômes qu'on a regardés comme vénériens l'étaient réellement? Est-il donc si difficile de s'en laisser imposer sur la nature d'une maladie quand on est déjà prévenu? N'y a-t-il pas une infinité de manières de contracter la vérole? Dans les observations qu'on nous oppose, s'est-on garanti des nombreuses causes d'erreur, de méprise? A-t-on des moyens sûrs de les éviter? N'y a-t-il pas beaucoup de choses cachées dans le secret des ménages? Ne peut-on pas donner la vérole sans l'avoir réellement? c'est-à-dire, une homme qui voit une femme qui vient de contracter à l'instant la vérole, ne peut-il pas la gagner de cette femme et même la lui ôter? Swédiaur prétend que cela a lieu bien souvent. Et quel est l'auteur des observations que j'ai rapportées, ou que l'on pourrait citer, qui serait dans le cas d'assurer qu'aucune de ces circonstances n'a eu lieu? Et ces circonstances possibles ne sont-elles pas suffisantes pour atténuer, que dis-je, pour détruire toutes les conséquences qu'on pourrait déduire de ces observations, sur-tout quand on réfléchit que ces observations mêmes sortent de la règle générale, sont

une exception manifeste à ce qu'on observe
tous les jours ? Et lors même qu'on nous
objecterait encore que ces maladies, produit
évident de la gonorrhée, n'ont cédé qu'au
mercure, n'aurions-nous pas à répondre que
lors même qu'elles ont guéri pendant l'usage
d'un traitement mercuriel, ce n'est pas une
raison pour qu'elles aient été essentiellement
vénériennes, puisque la gonorrhée à laquelle
nous avons bien prouvé que le mercure ne
convient pas, à laquelle il est plus nuisible
qu'utile, guérit quelquefois pendant et malgré
l'usage de ce moyen. D'ailleurs, si nous ne
craignions de faire ici usage d'une érudition
qui serait surement déplacée, il ne nous serait
pas difficile de prouver que c'est sur-tout dans
certains ulcères, dans certaines affections de
la peau, dans certaines excroissances, dans
certaines inflammations; enfin dans les affections
en général, qui, sans être vénériennes, ont
le plus de ressemblance avec les maladies
vénériennes, que le mercure produit le plus
communément les meilleurs effets : et l'on voit
combien ce genre de preuves contribuerait à
détruire, à renverser celles que l'on tire des
bons effets du mercure pour prouver la nature vénérienne de certaines affections.

24

J'ai dit que la chirurgie militaire avait fait des progrès dans le traitement de la gonorrhée et dans celui de la vérole ; et si je ne me suis pas trompé dans l'opinion que je viens d'émettre, je pourrais ajouter que je ne crois pas être entièrement étranger à ces progrès. Chargé plusieurs fois, pendant la dernière guerre, du traitement des vénériens dans différens hôpitaux tant en France qu'en Allemagne et en Italie, j'ai toujours basé ce traitement sur la différence de nature du virus qui donne la gonorrhée et de celui qui donne la vérole ; j'ai constamment séparé les individus affectés de ces différentes maladies ; je n'ai point administré de mercure dans les gonor-rhées qui étaient ordinairement assez graves ; car on sait qu'on n'a pas coutume d'admettre, en tems de guerre, dans les hôpitaux, les militaires affectés de gonorrhées simples. J'ai eu également de très-fréquentes conversations à ce sujet avec mes confrères, et il en est bien peu qui n'aient été convaincus de la solidité des preuves que j'apportais à l'appui de mon opinion.

GALE.

La gale est une maladie trop incommode, trop facile à contracter, trop fréquente chez les soldats qui vivent habituellement dans une réunion et une intimité si favorables à sa propagation : elle est quelquefois trop difficile à guérir, trop fâcheuse dans ses suites, pour ne pas avoir depuis long-tems fixé l'attention des chefs et sur-tout des chirurgiens militaires. Les réglemens de police relativement à la propreté mieux exécutés ; l'isolement et le traitement des militaires affectés avant la dissémination de la maladie ; des soins plus méthodiques et mieux entendus n'ont pas peu contribué à diminuer la quantité des galeux. Autrefois l'on estimait à un dixième le nombre des militaires éloignés de leurs corps pour cause de gale. Combien le tableau de ceux qui en ont été absens pour la même cause pendant nos dernières guerres, ferait voir que cette branche de la chirurgie militaire a été perfectionnée! Il serait une preuve sans réplique de la supériorité de nos moyens tant prophylactiques que thérapeutiques. Si l'on a vu quelques chirurgiens militaires faire de la gale l'objet d'une étude plus spéciale ; ce n'a jamais été pour constater si son principe consistait dans l'humeur mélancolique de Galien, dans l'acide corrosif de Sylvius, dans l'acrimonie séreuse des humoristes, ou dans la présence de l'insecte dont les médecins observateurs ont reconnu l'existence et qu'ils ont, à juste titre, regardé comme cause constante et unique de la maladie. Ils n'ont pas cherché d'avantage à accorder entre eux les nosologistes, et à classer la gale dans tel ou tel ordre systématique. Toutes leurs recherches ont eu pour but les moyens de prévenir la contagion, de l'arrêter dans sa marche, de hâter la guérison lorsque la maladie était contractée : toutes ont été dictées par le désir de diminuer le nombre des malades, et de rendre le plus promptement possible à leurs corps ceux qui en étaient éloignés par ce motif. Les moyens par lesquels on remplissait la première indication, étaient l'usage des bains devenu plus fréquent parmi les militaires, des vêtemens plus souvent renouvelés ; mais sur-tout l'attention que les chirurgiens des corps apportaient à isoler et traiter promptement les individus qui se trouvaient infectés. Ce traitement consistait ordinairement dans l'usage de quelques bains tièdes, lorsque cela était possible, et du souffre extérieurement et quelquefois intérieurement. Lorsqu'ils employaient cette substance de cette dernière manière, ce n'était pas dans l'intention de purifier le sang, mais bien comme dit Pringle » pour en répandre plus sûrement » les vapeurs à travers la peau, y ayant » grande raison de croire que les animalcules » sont quelquefois si profondément enracinés » qu'on ne peut les détruire totalement par » des frottemens externes. » La pommade dont on usait le plus communément était composée de souffre brut, de sel ammoniac et d'axonge : et peut-être, malgré les nombreux moyens qui ont été employés dans ces derniers tems, ce topique est-il encore le plus efficace et l'un des moins dispendieux. Peut-être serait-il aussi utile de chercher à lui enlever l'odeur désagréable qui l'accompagne toujours, et qui se conserve même après qu'on s'en est servi utilement, que d'imaginer des moyens nouveaux, puisque celui — là guérit aussi promptement et aussi sûrement.

D'après les conseils d'un médecin militaire, M. Béçu, on avait déjà, peu de tems avant les guerres de la révolution, mis en usage la décoction de tabac dans le traitement de la gale, et quelques inconvéniens qu'on avait cru lui remarquer l'avaient fait abandonner. Mais, dans le courant de l'année 1795, MM. les officiers de santé en chef de l'armée de Rhin et Moselle, ne pouvant se procurer la quantité de suif ou de sain-doux nécessaire pour la confection de l'onguent antipsorique, proposèrent de nouveau la décoction de ni- cotiane que quelques malaises, des lassitudes, des vomissemens, des coliques qu'éprouvèrent certains malades soumis à son action, firent encore abandonner. Toutefois, MM. les ins- pecteurs — généraux du service de santé des armées n'ont pas exclu ce moyen du formu- laire aujourd'hui en usage dans les hôpitaux militaires ; et , en parlant des inconvéniens qu'on lui a reprochés, ils disent : » Est-ce bien au remède qu'il faut les rapporter, ou au défaut d'attention de la part du traitant ? N'aurait-on pas outre—passé les doses prescrites, ou trop rapproché les frictions ? N'aurait-on pas mis un intervalle trop court entre celles-ci et les repas ? N'aurait-on pas oublié de respecter la région épigastrique , de calculer l'irritabilité des sujets , la texture de leur peau , etc. (*Lettre des Off. de santé en chef. Floréal an* 4.)

Parmi les moyens nouveaux opposés à la gale se distingue celui proposé par M. Helmerich , chirurgien militaire. Ce moyen consiste à frotter le corps dans un bain ordinaire avec un savon liquide , appelé savon de Flandres ; à le frictionner ensuite trois ou quatre fois le même jour et les jours suivans avec une pommade composée de huit parties d'axonge , deux de souffre sublimé , et une de potasse purifiée. Par ce moyen on guérit communément les gales simples et récentes en trois ou quatre jours ; celles plus abondantes et plus anciennes en six ou en sept ; et jamais il n'a fallu plus de vingt jours pour guérir les gales chroniques les plus opiniâtres.

Un autre moyen antipsorique a été proposé par M. Pyhorel , l'un des chirurgiens—majors les plus distingués des armées ; et ce moyen paraît supérieur aux précédens sous le rapport économique comme sous celui de la conservation du linge et des vêtemens. Il consiste en deux gros de sulfure de chaux que le galeux met dans la paume de sa main et dont il fait, dans le moment même, une pommade en ajoutant quelques gouttes d'huile d'olives. Il se frotte les mains avec ce mélange pendant un quart d'heure environ, et se met ensuite au lit ou se tient près du feu. On réitère ce moyen deux fois par jour.

M. Fournier pense avec raison qu'on pourrait perfectionner cette méthode en préparant la pommade à l'avance, y ajoutant quelque essence pour modifier l'odeur du soufre, et en faisant les frictions sur toutes les parties affectées de gale. D'après les calculs de M. Pyhorel, son remède administré dans un hôpital ne coûte que dix francs par cent galeux, ou deux sols par individu. Il joint à l'avantage d'être de tous le moins dispendieux, celui de guérir promptement, sûrement, d'épargner le linge, les vêtemens.

Citerai-je à côté de ces remèdes et de leurs estimables auteurs, la fameuse quintescence antipsorique de Mettenberg, remède le moins antipsorique et le plus dangereux de tous, dont l'auteur, se disant chirurgien-major des armées, a péniblement fait la découverte dans la Médecine des pauvres, livre le plus à sa portée, *article rogne*, *pag.* 447, et pour laquelle il a long-tems sollicité du gouvernement la modique gratification de 400,000 fr.? Terminons plutôt cet article en rapportant la consolante observation citée par M. le D. Fournier. (*Dict. des sciences méd. art. gale.*) » Avant la révolution, dit-il, la gale était épidémique dans une grande partie de la Basse-Bretagne, et s'y perpétuait de génération en génération. Depuis nos guerres civiles, dites de la Vendée, il s'est opéré dans ce pays la plus grande amélioration sous le rapport de son extinction. Avant cette époque d'ailleurs déplorable, puisqu'elle a vu couler des torrens de sang français versés par des Français, les paysans Bas-Bretons n'avaient point de communication avec d'autres habitans que ceux de leurs villages ou de leurs hameaux. Ils y vivaient isolés dans des cabanes grossières et malpropres. La guerre les a nécessairement mis en contact avec des armées où ils ont eux-mêmes été appelés à porter les armes. Une fois sortis de leur pays, et assujétis à la vie militaire, ils ont dû se

faire guérir. Rentrés dans leurs demeures na-
tales, ils y ont rapporté l'habitude d'une
santé dont ils n'avaient jamais joui, et dont
ils ignoraient par conséquent les avantages.
De—là le soin de se garantir de la gale ou
de s'en faire guérir : d'où il résulte que cette
affection est maintenant moins universelle en
Basse—Bretagne qu'elle ne l'était il y a vingt
ans. »

MANIÈRE GÉNÉRALE

*Dont la chirurgie a été faite aux armées
tant sur le champ de bataille que dans
les hôpitaux.*

A MESURE que la chirurgie a reconnu le
peu d'efficacité des onguens, des emplâtres,
des baumes et de la plupart des topiques décorés des noms les moins mérités ; elle s'est
convaincue des avantages d'un pansement convenable, d'un bandage méthodiquement appli-

qué. Assez communément cependant le vulgaire attribue et aime à attribuer des vertus
au médicament qu'il voit appliquer sur une
plaie, tandis qu'il regarde comme de nulle
ou de faible importance la manière dont on
la panse. Mais l'homme instruit raisonne différemment ; on peut même dire qu'il a une
opinion entièrement opposée. Toute espèce
de topique lui est presque indifférente, tandis qu'il donne une importance majeure au
mode de pansement. En effet, quel topique
que l'on applique sur une plaie, son effet n'a
guère lieu qu'au moment de son application
ou peu de tems après ; bientôt le sang qui
s'écoule de la plaie, ou le pus qui en suinte,
vient former entre la plaie et le topique dont
on la couvre un intermédiaire qui rend ce
dernier de nul ou presque nul effet ; tandis
que le bandage agit continuellement, agit
d'un pansement à l'autre, produit des effets
constamment bons s'il est bien appliqué, des
effets constamment mauvais s'il l'est d'une
manière vicieuse.

Le bandage, cette importante branche de la
thérapeutique, est peut-être une de celles dont
la chirurgie militaire a su tirer les plus grands
avantages : c'est celle avec laquelle les chirur-

giens de tout grade étaient le plus familiarisés, et c'est, je crois, une de celles qu'ils ont le plus perfectionnées. Ce n'est pas qu'ils aient beaucoup inventé de bandages, d'appareils ou de moyens mécaniques nouveaux ; mais toujours ils ont su faire le choix le plus prompt, l'application la plus méthodique de ceux qui étaient connus. Comme ils avaient le plus souvent à peu près les mêmes espèces de plaies à panser, ils étaient plus familiarisés avec les pansemens, et ils pouvaient ordinairement préparer à l'avance tout ce dont ils avaient besoin. Lorsqu'ils n'avaient pas eu le tems de le préparer, ou lorsqu'on n'avait pas mis à leur disposition ces objets mêmes, c'est alors qu'on les voyait transformer en un instant tout ce qui se présentait à eux en objets utiles aux blessés, le disposer de la manière la plus favorable, et en tirer les mêmes avantages qu'ils auraient pu faire des objets mêmes qu'ils auraient pu désirer.

Lorsque j'étais employé aux ambulances légères ou aux ambulances divisionnaires, je faisais préparer à l'avance tout ce dont mes confrères et moi pouvions avoir besoin pour panser deux, trois ou quatre mille blessés, quelquefois même un plus grand nombre, suivant les besoins présumés. Provision de charpie ; bandes de toute grandeur ; compresses de toute taille et de toute forme ; emplâtre agglutinatif étendu ; bandages de toute espèce ; tout était préparé, casé, étiqueté, numéroté dans des caisses qui ne quittaient pas l'ambulance : tout tombait sous nos mains aussitôt que nous avions besoin. D'un œil, nous voyons la nature de la blessure; de l'autre, le secours le plus convenable. Un guerrier venait-il de recevoir un coup de feu ; la balle restée paraissait-elle accessible à nos instrumens évulsifs, la partie blessée était aussitôt placée dans la position la plus convenable ; deux incisions, si elles étaient jugées nécessaires, avaient bientôt agrandi le trajet de la balle et favorisé sa recherche, et bientôt on ne savait lequel était le plus satisfait du chirurgien qui la présentait au blessé, ou du blessé qui la recevait de la main du chirurgien. Nous apportait-on un blessé ayant une fracture de la jambe ou de la cuisse ; ou quelquefois encore étions-nous appelés pour porter de prompts secours à un malheureux qui venait d'éprouver l'un ou l'autre de ces accidens ; sourds au bruit du canon, affrontant le péril, munis de tous les objets dont nous avions besoin , nous étions aussitôt rendus à l'endroit même où 'le soldat avait reçu le coup fatal. Là , les incisions nécessaires étaient faites , les esquilles et les corps étrangers étaient extraits ; la fracture était réduite ; les plaies étaient pansées ; la cuisse ou la jambe convenablement placée dans un bandage à bandelettes , était solidement maintenue entre deux attelles : et tout cela était fait sur le champ de bataille même , aussi méthodiquement et sur-tout plus promptement qu'on ne pourrait le faire dans l'hôpital le mieux organisé. Enfin , dans ces effroyables combats où plusieurs centaines de mille hommes épuisaient tout ce que la barbarie a imaginé de plus atroce pour s'entre-détruire , il semblait qu'il n'y avait d'humanité que parmi les chirurgiens ; qu'il n'y avait plus d'art que la chirurgie.

Cette conduite avait nécessairement sur le résultat des batailles l'influence la plus avantageuse. Nos soldats développaient leur impétueuse activité avec plus d'ordre et de persévérance , lorsque , plongés dans la nuit du carnage , ils savaient que la prévoyante humanité , le zèle éclairé , les talens , l'expérience avaient réunis pour eux et près d'eux l'appareil de leurs secours ; que tout était prêt pour leur prodiguer les soins les plus actifs et les plus affectueux. Ce n'était point la mort qu'ils redoutaient : tant de fois ils l'avaient bravée dans les combats ! Ils craignaient que leurs blessures ne fussent abandonnées à des mains malhabiles : ils tremblaient de ne pouvoir plus affronter de nouveaux hasards, moissonner de nouveaux lauriers, et montrer d'honorables et nombreuses cicatrices.

Une attention importante à laquelle ne manquaient guère la plupart des chirurgiens militaires, consistait à ne jamais pratiquer une amputation ni même une opération tant soit peu grave à un blessé fortement saisi par le froid. Ils avaient remarqué, dès le commencement des campagnes faites en hiver, que dans cet état, l'action vitale jouissant d'un bien moindre degré de force, peut succomber plus aisément, et qu'il est un terme, un moment où la moindre secousse peut faire perdre l'équilibre à la machine, et anéantir un être vivant. » J'ai vu, leur avait dit Boi, chirurgien en chef de l'armée du Rhin, quelques blessés opérés ainsi saisis par le froid, et je suis sûr que la mort prompte qui les a frappés est due en grande partie à ce qu'on n'a pas eu l'attention si simple, si naturelle de n'opérer qu'après avoir réchauffé ces malheureux. Il n'est point de petite attention quand il s'agit de la vie des hommes. » (*Quelques réflexions sur les plaies d'armes à feu.*)

Transportés du champ de bataille dans les premières ambulances, les blessés n'y recevaient pas des soins moins empressés, n'y étaient pas pansés moins méthodiquement, moins convenablement à leur état, quand toutefois il n'y avait pas encombrement; quand le nombre des chirurgiens était proportionné à celui des blessés, et quand on n'était pas dans la dure nécessité de les faire refluer sur les hôpitaux de deuxième et de troisième ligne. La méthode générale de pansement qu'on suivait, consistait à ne jamais rien faire sans motifs. On employait avec succès, et presque toujours jusqu'à parfaite guérison, l'eau froide dans les blessures faites par armes blanches; dans les cas de stupeur; dans les plaies des tendons, des aponévroses, des capsules, des membranes : l'eau tiède dans celles faites par armes à feu et qui étaient en suppuration. On y ajoutait quelquefois un peu d'acétate de plomb lorsqu'il était question de resserrer la surface trop dilatée des tuyaux

celluleux purifères. On se servait d'eau ma-
rinée ou aiguisée d'alkool lorsqu'il fallait résoudre des échimoses, ranimer les parties,
leur donner du ton. On avait la précaution de
faire plonger dans un bain, avant le pansement, la partie blessée, lorsque ce moyen
était praticable : dans le cas contraire, on
faisait quelquefois prendre des bains entiers.

En général, les chirurgiens militaires re-
tiraient autant et plus d'avantages de l'usage
de l'eau que de celui de tous les autres remèdes réunis; et pour mon compte, je déclare que j'aimerais autant qu'il n'y eût point
de pharmacie à l'hôpital où je fais la chirurgie
que de n'y avoir point de bains. J'abandon-
nerais la chirurgie si l'on m'interdisait l'eau,
comme autrefois Sydenham disait qu'il renon-
cerait à la médecine si on lui ôtait l'opium.

Les pansemens à sec étaient sur-tout en
usage dans les cas où il s'agissait d'absorber
l'abondance de la matière purulente, lui donner
de la consistance, et dans la vue de rétablir
insensiblement l'énergie des solides qui la
laissaient échapper. Le pansement des plaies
simples faites par des balles se réduisait à
l'application d'un peu de charpie douce et
molle, recouverte de compresses imbibées d'eau

tiède ou recouverte de cataplasmes émolliens
que l'on renouvelait suivant le besoin. Cette
charpie était appliquée de manière à remplir
exactement les vides, et avec la légèreté et la
mollesse qu'exigent des parties souffrantes.
L'imbibition des compresses, l'usage des cataplasmes étaient discontinués à la cessation des
accidens inflammatoires. Rien, en général,
n'était plus méthodique que les attentions
qu'apportaient les chirurgiens militaires à ne
lever le premier appareil que lorsqu'il était un
peu humecté par un commencement de suppuration ; à diminuer l'étendue de certaines
plaies par le rapprochement de ses bords, de
ses lambeaux ; à renouveler fréquemment les
pansemens lorsque la suppuration était abondante ou de mauvaise qualité ; à les épargner
au contraire lorsqu'elle était en moindre quantité, et que la plaie marchait vers la guérison ;
à prévenir le séjour du pus ; à employer les
toniques, les stimulans lorsque les chairs lan-
guissaient, que la plaie était blafarde ; à appliquer des bandelettes enduites de cérat sur
les bords, pour en favoriser la cicatrice et en
prévenir l'irritation et le déchirement au re-
nouvellement de l'appareil : enfin, à remplacer
par les frictions sèches l'exercice auquel cer-

taines blessures ou l'état du malade s'opposaient.

C'est aux armées que j'ai vu, pour la première fois, appliquer sur les grandes plaies des compresses fines fenêtrées, sur lesquelles on ajoutait ensuite de la charpie : manière qui procure l'avantage d'enlever doucement, facilement et sans douleurs toutes les pièces d'appareil qui quelquefois sont collées au fond de la plaie, et qu'on a de la peine à enlever brin par brin lorsque la suppuration n'est pas encore bien établie. Cette pratique m'a paru tellement avantageuse que je l'emploie assez fréquemment dans la plupart des plaies et sur-tout de celles des doigts, des orteils qui sont si difficiles et si longues à panser avec la charpie ordinaire.

C'est encore aux armées que j'ai vu retirer et que j'ai retiré moi-même les plus grands avantages des bandelettes agglutinatives, non-seulement pour panser en premier appareil la plupart des plaies faites par armes blanches, mais encore les plaies d'armes à feu, après la chute des escharres, pour en rapprocher et maintenir en contact les bords et le trajet, et en opérer plus promptement l'agglutination. On employait encore ce moyen dans le pansement de la plupart des ulcères dont la guérison se fait toujours si long-tems et quel-quefois vainement attendre dans les hôpitaux quand on n'emploie qu'une méthode banale et nullement raisonnée.

Dans l'impossibilité de rapporter ici toutes les précautions que prenaient les chirurgiens militaires dans les pansemens, les modifications commandées par les circonstances, je me contenterai d'en citer quelques-unes que ma mémoire me rappelle. Ils avaient remarqué que les blessés qui avaient perdu une certaine quantité de sang à la suite de leurs blessures éprouvaient, en général, moins d'accidens, et guérissaient plus promptement que ceux qui n'en avaient pas perdu ; ce qui, comme l'observe Bell, rend le sort des soldats qui ne sont pansés que les derniers, préférable sous ce rapport à celui des militaires dont le rang commande des égards, que l'on panse les premiers, et qui perdent par conséquent moins de sang. Cette observation les engageait à laisser un peu saigner ces plaies ; quelquefois à les faire saigner au moyen de quelques incisions ; quelquefois à appliquer des sangsues autour de la plaie ; mais toujours à les couvrir de cataplasmes émolliens, à imposer une diète sévère, lorsqu'ils croyaient avoir à redouter le développement d'accidens inflammatoires.

Une balle avait-elle traversé un membre; la suppuration après avoir détaché les escharres avait-elle rapproché la plaie de l'état d'une plaie simple; le chirurgien ne se bornait pas à un bandage circulaire. Appliquant une ou plusieurs compresses épaisses sur le trajet de la plaie, et imitant ainsi ce que l'on fait dans la fracture de l'avant-bras, il refoulait les chairs, en favorisait la réunion, prévenait les fusées purulentes, et abrégeait la guérison.

Lorsque échappée aux premières recherches, après avoir occasionné plus ou moins de douleurs et d'accidens, la balle manifestait sa présence à un endroit accessible à nos ins-trumens, une incision hardie et sûre la mettait à découvert; le doigt, le bec de la spatule, ou la pince à pansement suffisaient pour l'extraire. Et jamais, pendant dix années passées tant aux ambulances de première ligne que dans les principaux hôpitaux, je n'ai employé, ni vu employer, ni su qu'on avait été obligé d'employer ni la curette-tire-balle de M. Thomassin, ni le tribulcon de M. Percy, ni aucune des parties dont celui-ci est composé. Ces instrumens sont ingénieux sans doute; mais vingt-quatre années d'une guerre sanglante, en prouvant qu'ils pouvaient être avantageusement remplacés par la simple pince à pansement un peu forte et un peu alongée, en ont, je crois, fait reconnaître la presque inutilité comme de tant d'autres. Et c'est encore là un des caractères qui distinguent l'époque de la chirurgie que nous essayons de faire connaître.

Dans les fractures des extrémités inférieures, sur-tout des cuisses, compliquées de plaies, lorsque ces plaies étaient dirigées d'avant en arrière, comme cela avait lieu le plus souvent, il fallait ou mal panser la plaie postérieure, ou nuire à l'état des parties et au travail de la nature dans la formation du cal. Dans quelques hôpitaux, les chirurgiens militaires avaient fait construire des matelas brisés dont on enlevait à volonté une pièce, ce qui facilitait singulièrement le pansement, sans nuire à la plaie, sans déranger le malade, et sans communiquer au membre fracturé des mouvemens capables de renouveler les douleurs et d'en retarder la consolidation.

Telle est une faible partie des moyens qu'employaient, des précautions que prenaient les chirurgiens militaires pour diminuer la somme des douleurs, prévenir les accidens, et assurer la guérison. Il en était sans doute une multitude d'autres que leur inspiraient le génie et les circonstances, et que je ne puis pas plus rapporter ici que je ne puis me rappeler les cas pour lesquels on les employait.

Ce sont également les chirurgiens militaires que l'on a vus recourir avec autant de courage que de confiance aux scarifications, aux ventouses, au moxa, au feu lui-même, moyens énergiques si usités par les anciens, si négligés par les modernes, que la médecine humaine a presque abandonnés à la médecine Hippiatrique; comme si une longue suite d'expériences avait démenti les succès qui leur ont été attribués, ou s'ils avaient été remplacés par d'autres qui leur fussent supérieurs. A la vérité, c'est dans la chirurgie militaire qu'on trouve plus de facilité à employer ces moyens ; et c'est peut-être une des causes de ses succès. Je m'en étais presque fait une habitude dans les hôpitaux militaires ; et je me suis convaincu que ces moyens n'étaient pas au-dessous des éloges que les anciens, et parmi les modernes, Pouteau, Stoll et M. Percy leur ont donné. J'ai reconnu, avec Stoll, que les ventouses scarifiées étaient bien préférables aux rubéfians et aux vésicatoires dans les péripneumonies ca-

tarrhales. J'ai guéri bien des rhumatismes chroniques par le moxa appliqué successivement
sur différentes parties du corps : j'en ai obtenu et vu obtenir des effets tels que je suis
disposé à croire que si l'on soumettait à ce
moyen une grande partie des militaires qui
ont été réformés pour des affections rhuma-
tismales, et qui jouissent paisiblement dans
leurs foyers d'un traitement de réforme plus
ou moins mérité, un assez bon nombre serait
rendu à l'État. M. Larrey nous apprend que
les principaux moyens curatifs employés par
les Égyptiens, sont le moxa, les ventouses
scarifiées, les mouchetures, le feu, les frictions
sèches ou huileuses, le massement à la suite
des bains de vapeurs. Il a, l'un des premiers,
osé renouveler parmi nous la pratique des
anciens qui ne se bornaient pas, comme les
modernes, à l'application d'un petit nombre
de cautères, de ventouses, de moxa, mais
qui en appliquaient douze, quinze ou vingt.
Il employait les ventouses scarifiées au col
dans les fièvres contagieuses ; appliquait promptement le cautère actuel ou potentiel sur les
bubons qui en résultent, les ouvrait grandement. Il a employé avec le succès le plus
encourageant le moxa répété pour rappeler

la sensibilité dans des parties affectées de paralysie.

Frappé des inconvéniens qui résultent quelquefois des grandes ouvertures que l'on pratique assez souvent aux foyers purulens ; du prompt et de l'entier rétablissement des parties qui, par l'effet d'une métastase, cessent d'être le siége des dépôts ; de la petitesse des ouvertures que la nature emploie pour ouvrir ces dépôts ; j'ai suivi avec succès le procédé indiqué par Petit de Lyon, qui consiste à percer le dépôt purulent avec un bistouri à lame étroite, ou avec un petit trocar, et à le vider entièrement du liquide qu'il contient, au moyen d'une ventouse appliquée à l'ouverture. Quelquefois aussi, après avoir vidé le dépôt au moyen de la ventouse, ou sans elle lorsque je pouvais m'en passer, je faisais une injection de vin tiède, quelquefois animé suivant l'état de sensibilité des parties auxquelles j'avais à faire, et il m'est arrivé nombre de fois de guérir ainsi ces dépôts. Je suis encore assez fréquemment cette pratique à l'hôpital dont la partie chirurgicale m'est confiée ; et jusqu'à présent j'en ai obtenu des succès propres à m'encourager.

Tandis qu'on suivait aux ambulances et

dans les hôpitaux des armées françaises cette manière simple et naturelle ; combien était éloignée de cette savante simplicité la chirurgie allemande.

Je donnais des soins dans une ville de la Souabe à deux officiers généraux autrichiens prisonniers, dont l'un avait une fracture compliquée de plaies et d'esquilles à la partie inférieure de la jambe droite. L'autre avait reçu un coup de feu dont la balle, après avoir traversé le bras gauche à sa partie moyenne et interne, avait effleuré la poitrine. Je n'employais dans mes pansemens que de la charpie douce et de l'eau tiède, lorsqu'un gonflement inflammatoire assez considérable qui semblait présager la formation prochaine de dépôts à la jambe fracturée, m'y fit appliquer pendant quelques jours des cataplasmes émolliens, tenir le malade à une diète sévère, et employer quelques prises de tartrite acidule de potasse. Ce traitement dissipa assez promptement le gonflement de la jambe, ainsi qu'une disposition saburrale qui l'accompagnait. L'état de mes deux malades répondait entièrement à leurs désirs et aux miens, lorsqu'un voyage imprévu que je fus obligé de faire à Strasbourg me força de prier le chirurgien alle—

mand qui jouissait dans la ville de la meilleure
réputation de vouloir bien leur donner des
soins pendant mon absence. A mon retour,
mes deux malades me firent dire qu'ils dé—
siraient me voir. Je me rendis d'autant plus
volontiers à leur invitation que je m'étais
attaché à eux d'amitié, et que je cherchais
l'occasion de voir faire de la chirurgie alle—
mande. Je me transportai le lendemain près
d'eux à l'heure du pansement. Mon traitement
avait été totalement changé. Le malade qui
avait le coup de feu au bras et à la poitrine,
et qui, à l'époque de mon départ, n'était
pas à plus de dix jours de sa guérison, avait
été pansé deux fois par jour, avec un mé—
lange d'eau-de-vie, d'eau vulnéraire, et d'eau
végéto-minérale. Ses plaies étaient dégénérées
en ulcères dont les bords durs et relevés
formaient un obstacle au travail de la cica—
trice. Celui qui avait la fracture de la jambe
était dans l'état le plus pitoyable. D'abord
l'appareil qui, pendant le tems que je pansais
le malade, avait consisté en un bandage à six
chefs soutenu de celui à bandelettes, et con—
tenu dans un linge armé de deux attelles,
avait été remplacé par un simple bandage à
dix-huit chefs aussi mal fait que mal appli—

qué. Le topique dont on se servait non-seulement pour imbiber les plumasseaux, mais même que l'on versait dans la plaie, était, me dit-on, composé avec le styrax, le baume du commandeur, la teinture de myrrhe et d'aloès, la décoction de kina, l'eau-de-vie camphrée, etc. etc. La jambe qui, pendant le tems que je l'avais pansée, avait été main-tenue dans une bonne position au moyen du bandage à bandelettes et des attelles, avait été livrée, par leur suppression, à l'action des muscles, et aux mouvemens du malade qui n'était rien moins que patient. Aussi était-elle contournée, raccourcie et difforme. L'appareil et le lit étaient garnis de vers. Des dépôts qui s'étaient manifestés n'avaient point été ouverts : le pus séjournait dans le fond des plaies que l'on recouvrait de plumasseaux bien peignés et bien imbibés du mélange décrit plus haut. J'avais vingt ans : le chirurgien allemand en avait soixante : je crus qu'il ne me convenait pas d'improuver le traitement qu'il avait substitué à celui que j'employais ; mais mon visage peignait le mécontentement que ma bouche n'osait exprimer. Mes malades me prièrent, même en présence du chirurgien allemand, de leur continuer mes soins. Mais la division à laquelle j'appartenais était partie, et je devais la suivre. Quelque tems après je fus fais prisonnier, et n'eus aucun moyen d'avoir des nouvelles de mes infortunés malades.

A ce fait je pourrais en joindre bien d'autres tendans à faire connaître la grande distance qui, pendant les dernières guerres, séparait la chirurgie militaire allemande, de la chirurgie militaire française. A tout ce que j'ai eu occasion de remarquer pendant ma captivité, je pourrais ajouter l'histoire de nombre de blessés français faits prisonniers et traités dans les hôpitaux de l'ennemi; repris ensuite par les Français dans différentes villes : je pourrais dire dans quel état j'ai vu des milliers de blessés autrichiens dans des hôpitaux qui tombaient au pouvoir des Français. Mais ce tableau, qui ne serait point ici à sa place, ferait souvent horreur : je préfère le remplacer par ce mot de M. Siebold, chirurgien en chef de l'armée autrichienne, aux officiers français blessés et prisonniers après la bataille de Wurtzbourg; mot qui peint en même tems le regret que les Français avaient d'être traités par des chirurgiens allemands, et la haute estime que le chirurgien en chef allemand

avait pour la chirurgie française : » *Consolez-*
» *vous, mes amis, vous êtes entre les mains*
» *d'un chirurgien français.* »

<hr>

TRANSPORT

ET

ÉVACUATION DES BLESSÉS.

» LE premier besoin du guerrier qui a été
gravement blessé dans le combat, dit M.
Percy, c'est d'être retiré de la mêlée et transporté en un lieu où il puisse recevoir sans
retard et sans de nouveaux dangers les secours qu'exige sa blessure. Durant le siége de
Troye, les Grecs le plaçaient sur un char
léger que Nestor conduisait rapidement vers
la flotte : les Lacédémoniens le rapportaient
sur un bouclier ; les Athéniens sur des lances
croisées ; les Celtes derrière leurs chevaux ;

les Francs sur leurs pavois ; les Romains entre leurs bras disposés en forme d'hémicycle : et l'on voit, par la variété de ces moyens, que le salut du blessé dépendait de l'industrie courageuse de ses compagnons qui, souvent occupés de leur propre défense, ou entraînés par leur belliqueuse ardeur, négligeaient ou différaient d'en prendre soin. » (*Dict. des scienc. méd.*)

Alors les fractures étaient rares à la guerre à raison des armes dont on se servait, et il devait par conséquent être plus facile de ramener ou de rapporter les blessés. Depuis la découverte de la poudre, et l'usage des armes à feu, c'est une tâche que la fréquence de cet accident et celle des mutilations bien plus terribles encore ont rendue très-difficile, et on n'y a encore songé que par intervalles et d'une manière imparfaite. Le blessé qu'une fracture de l'une des extrémités inférieures, une mutilation grave, une commotion, une syncope, etc. etc., empêche de se transporter hors du champ de bataille, et d'aller chercher les secours dont il a besoin, est réduit à attendre une nouvelle blessure ou la mort même à l'endroit où déjà il a été frappé, ou à implorer la commisération de ses camarades qui manquent d'adresse et de moyens de le soustraire à de nouveaux dangers. Dans ce cas, qu'arrive-t-il? Trois ou quatre soldats portent dans leurs bras, ou sur leurs fusils, sur des branches, dans des manteaux, des capottes, quelquefois au moyen de ses seuls vêtemens le guerrier qui vient d'être blessé; un cinquième se charge de son sac, un sixième de son fusil, un autre de son schakos; enfin six ou huit quittent la ligne pour un seul qui est atteint; et un régiment qui a vingt ou trente blessés voit bientôt diminuer d'un tiers le nombre de ses soldats. Souvent, à la vérité, le zèle des chirurgiens militaires les porte à se rendre sur le champ de bataille même pour y pourvoir de suite aux pansemens des blessés, à leur mise en sureté et à leur transport; mais outre que les moyens de transport leur manquent également, et qu'ils sont le plus souvent réduits à ne pouvoir donner que d'inutiles conseils sur la manière la moins nuisible de les rendre à la première ambulance, c'est qu'on ne peut pas exiger que des hommes chargés spécialement de conserver la vie des autres, compromettent aussi essentiellement leur propre existence. Le soldat blessé, étendu sur le champ d'honneur, ne souffre pas, ou souffre peu.; mais il redoute les douleurs du transport. Si on ne sait pas les lui ménager; si on ajoute à ses blessures l'effet de secousses brusques, d'une marche inégale, d'une position malentendue; quels horribles déchiremens l'infortuné n'éprouve-t-il pas? C'est après avoir été nombre de fois témoin de cet affligeant spectacle; c'est pour avoir entendu les cris des soldats, des officiers, des généraux mêmes rapportés de cette manière quelquefois à une demi-lieue du champ de bataille, que M. Percy, toujours attentif au sort des guerriers, a proposé la formation d'une classe d'*infirmiers de bataille* chargés d'enlever et transporter promptement et d'une manière commode, les militaires gravement blessés et hors d'état de pouvoir être emmenés autrement. L'institution des *brancardiers* a déjà eu aux armées un commencement d'exécution, et l'on peut voir, au mot *Despotat* du dictionnaire des sciences médicales, comment l'auteur aussi ingénieux que philantrope a su faire un moyen de défense et un objet d'agrément de la chose la plus utile au guerrier blessé.

Il y a une bien grande différence dans le sort du citoyen à qui il arrive un accident dans ses foyers et du soldat qui est blessé à l'armée. Le premier reçoit chez lui ou dans un bon hôpital tous les soins, tous les secours que réclame son état jusqu'à la terminaison de sa maladie. Le soldat blessé ne trouve au contraire le plus souvent sa guérison, disons mieux, la terminaison de son mal, qu'après avoir parcouru un plus ou moins grand nombre d'hôpitaux; et il est bien rare que les déplacemens, les fatigues qu'ils occasionnent, les accidens qu'ils renouvellent, la différence de secours, de nourriture n'apportent à l'état du blessé un changement défavorable; ce qui a fait désirer à tous les amis de l'humanité qu'on respectât, même à la guerre, le séjour de la douleur, c'est-à-dire les hôpitaux. Mais il est probable qu'on sera encore long-tems sourd à ce vœu, à ce cri de la raison. Qui pourrait dire combien sont morts de militaires qui auraient guéri s'ils n'eussent été voiturés sur des chars lourds et incommodes, par toutes sortes de tems, de saisons, quelquefois la nuit comme le jour, dans des instans où le repos leur était si nécessaire? Combien n'ont pas gelé sur les voitures? Que de cris douloureux et inentendus n'ont pas poussé ceux qui conservaient dans leurs plaies le corps vulnérant ou des esquilles;

ceux dont les plaies étaient en proie à la série des accidens inflammatoires ? Combien ne sont pas arrivés morts dans les hôpitaux où on les envoyait chercher la guérison ? Combien n'y sont pas même arrivés, et qui n'ont eu d'autre tombeau que le fossé dans lequel on les jetait, ou le chemin sur lequel on les laissait ? Mais j'oubliais que je dois moins ici faire un effroyable tableau, que rappeler, suivant le vœu du programme, parmi les moyens qui ont été employés pour transporter les honorables victimes de la guerre, ceux dont on a retiré le plus d'avantages.

Le grand nombre de blessés qu'il y a souvent après une ou plusieurs batailles ; la difficulté, l'impossibilité même de les contenir dans un même local ; la nécessité de pourvoir à leurs besoins, à leur sûreté, et beaucoup d'autres motifs obligent de les éloigner du champ d'honneur. Leur transport entre donc pour une part essentielle dans les secours que nous leur devons ; leur état de souffrance demande, exige que, dans la pénible obligation où nous nous trouvons de les envoyer chercher plus loin des secours que nous voudrions pouvoir leur prodiguer où ils sont, nous prenions toutes les précautions pour rendre le trajet le moins incommode pour eux, le moins préjudiciable à leurs blessures. Mais pouvons-nous toujours remplir à notre gré ces conditions essentielles? Avons-nous toujours à notre disposition les moyens que nous désirerions ? Non sans doute : il y a plus; nous ne les avons presque jamais ; nous sommes dans l'obligation de nous servir de ce que nous avons, des moyens de transport qu'offre le pays dans lequel nous nous trouvons ; moyens dans lesquels se rencontrent trop rarement quelques unes des qualités que réclame l'état des blessés, et que nous aimerions à leur trouver.

Lorsque j'étais employé aux ambulances légères, nous avions habituellement avec nous de vingt à vingt-cinq petites voitures suspendues, couvertes, et mollement garnies à l'intérieur, dans chacune desquelles pouvaient aisément être couchés deux malades, lorsque le genre de leurs blessures exigeait qu'ils fussent dans cette position. Quatre pouvaient y entrer lorsqu'ils n'étaient pas obligés d'être couchés. Ces voitures, atelées d'un seul cheval, transportaient à fur et mesure les blessés à l'hôpital le plus voisin, et faisaient

quelquefois quatre, cinq ou six fois le chemin pendant la journée. Les individus que
leurs blessures empêchaient de marcher étaient
seuls admis dans ces voitures qui, de tous
les moyens de transport que j'ai eu occasion
de voir, m'ont paru les meilleurs. Il serait
sans doute bien à désirer qu'il pût y en avoir
un assez grand nombre de semblables à la
suite de chaque division militaire, comme à
la suite des hôpitaux ambulans, et de tous
ceux dont on peut être obligé d'évacuer des
malades. Mais ces voitures ainsi que leur en-
tretien deviendraient dispendieux ; et il est
assez probable que, sans égard pour les honorables victimes de la guerre, le service des
évacuations se fera encore longtems comme il
a été fait jusqu'à présent, c'est-à-dire, en se
servant des moyens de transport qu'offre le
pays dans lequel on est.

Étant en Suisse, j'ai fait plusieurs évacuations de blessés qui allaient dans de grands
bateaux sur le lac des quatre cantons, de
Fluélen à Lucerne. J'en ai fait de semblables
de Locarno à Milan sur le lac Majeur. En
hiver, j'en ai fait sur la neige, de Lucerne
à Zurich ou à Berne, sur des traineaux qui
allaient très-rapidement. Mais tous les pays

et toutes les saisons n'ont pas des lacs ou de la neige : et il n'est pas beaucoup de chirurgiens militaires qui aient eu à leur disposition ces ressources locales. Dans l'Allemagne, le Palatinat, nous nous servions de petites voitures d'osier très-légères, qui sont en usage dans le pays, et dans lesquelles deux blessés n'étaient pas mal. En France, où l'on se sert ordinairement de voitures à quatre roues et à échelles, sur lesquelles on entasse jusqu'à douze et quinze malades, sans avoir l'attention de les garnir d'un peu du foin ou de la paille qu'elles sont destinées à charier ; les malades ne peuvent pas être plus mal. Dans les Alpes, dans les Grisons, dans la Valteline, dans l'Engadine et dans la Suisse italienne où j'ai fait la guerre, et où les chemins sont on ne peut plus mauvais, et les voitures extrêmement rares, j'ai fait des évacuations de blessés sur des mulets qui sont communs dans ces pays auxquels ils sont habitués. Et lorsque quelques blessés ne pouvaient pas être ainsi transportés, je les faisais porter par des hommes du pays, comme M. Larrey l'a fait faire en Égypte par des soldats. Dans ce pays, il a aussi fait construire un double panier porté sur des chameaux, et de chaque côté desquels ou pouvait placer un malade assez commodément. Quelquefois il a fait des évacuations par mer. Rien n'est plus intéressant que son rapport sur l'évacuation des blessés qui résultèrent du siége de St.-Jean-d'Acre.

Tous ces blessés , dit-il, furent évacués en Égypte pendant le siége ou à l'époque du départ de l'armée : huit cents passèrent par les déserts, et douze cents par mer dont la plupart s'embarquèrent à Jafa. l'une et l'autre traversée furent extrêmement heureuses ; car nous n'en perdîmes qu'un très-petit nombre. Le manque absolu de moyens de transport réduisait tous ces blessés à la dure alternative ou d'être abandonnés dans nos ambulances, et même dans les déserts, exposés à y périr de faim ou de soif, ou d'être égorgés par les Arabes. Le général en chef ordonna que tous les chevaux qui étaient à l'armée, sans en excepter les siens, fussent employés au transport des blessés ; chaque corps fut chargé de la conduite de ceux qui lui appartenaient, et il ne resta pas un de ces braves en Syrie.

» On sera peut-être étonné d'apprendre, continue M. Larrey, qu'avec quelques galettes, du biscuit, un peu d'eau douce qu'on portait avec chaque blesssé, et l'usage seul de l'eau saumâtre pour leur pansement, un très-grand nombre de ces individus affectés de blessures graves à la tête, à la poitrine, au bas-ventre, ou privés de quelques membres, ont passé les déserts d'une étendue d'environ soixante lieues, qui séparent la Syrie de l'Égypte, sans nul accident, et avec de tels avantages que la plupart se sont trouvés guéris lorsqu'ils ont revu cette dernière contrée. Le changement de climat, l'exercice direct ou indirect, les chaleurs sèches du désert, et la joie que chacun d'eux éprouvait de son retour dans un pays qui, par les circonstances et ses grandes ressources, nous était devenu aussi cher que notre propre patrie, me paraissent être les causes qu'on peut assigner à ce phénomène. »

On voit d'après ce que je viens de dire que, dans l'impossibilité d'avoir, au compte du gouvernement, des moyens de transport uniformes, susceptibles d'être employés utilement dans tous les pays et dans toutes les saisons, on a été obligé de se servir de ceux des pays où l'on se trouvait, qui variaient nécessairement, et étaient toujours plus ou moins incommodes, plus ou moins nuisibles aux blessés ; et que, le plus souvent, toute la ressource des chirurgiens militaires qui devaient faire **une** évacuation de blessés se bornait à choisir, ou plutôt à tâcher d'obtenir ceux qui présentaient le moins d'inconvéniens.

MOYENS

Empruntés de la prothèse, mis en usage pendant la dernière guerre.

LES plaies auxquelles on est exposé aux armées étant faites par des corps qui enlèvent quelquefois entièrement les parties, ou qui en nécessitent l'ablation, il en résulte des pertes de substance, des difformités auxquelles la chirurgie a cherché à remédier. Mais combien il est difficile de remplacer des parties qui jouissent de la vie et de ses attributs; et combien la mécanique la plus ingénieuse est insuffisante pour les suppléer. Néanmoins la société de médecine à laquelle est destiné ce travail, désire connaître les moyens appartenans à la prothèse qui ont été mis en usage pendant les dernières guerres, et voici le peu de renseignemens que j'ai à lui donner à cet égard.

1.° Me trouvant en 1793 à une séance de la convention nationale, j'y vis présenter un militaire qui, ayant eu une partie du visage assez étendue enlevée par un boulet, portait un masque, ou plutôt un visage d'argent, qui diminuait la difformité qui devait nécessairement résulter d'une pareille perte de substance. Je ne pus m'assurer ni des parties du visage qui manquaient, ni de l'espèce de fonctions qu'exerçait ce masque. Le député Léonard Bourdon saisit cette occasion pour donner aux chirurgiens militaires des éloges dont on a été depuis bien avare à leur égard.

2.° J'ai donné des soins à un officier général dont l'œil droit avait été perdu et vidé par suite d'un coup de feu : et j'ai vidé l'œil droit d'un jeune ecclésiastique qui avait un staphilôme considérable et extrêmement difforme. J'ai adressé à différentes époques ces deux individus à M. Desjardins, boulevard du Temple, N.° 3 à Paris, qui leur a placé à tous deux un œil d'émail de sa composition qui représente si bien la couleur de l'iris, celle de la pupille, la grandeur, la figure, la cou-

leur de chaque membrane, les vaisseaux san-
guins de la conjonctive, que lorsqu'il est situé
convenablement dans l'orbite, on ne le dis—
tingue point de l'œil naturel. Ce mécanicien,
le seul, je crois, en France, qui travaille
aujourd'hui dans ce genre, s'est tellement
passionné pour son état, l'a cultivé avec tant
d'intelligence et de succès, qu'il imite la nature au point de produire une illusion com—
plète. Je me fais un devoir d'unir mon témoignage à celui, bien plus flatteur sans
doute, que lui a rendu en différens endroits
de son dictionnaire ophtalmologiste le cé—
lèbre oculiste M. Venzel.

3.º J'ai fait construire à deux militaires qui
avaient eu des fractures de l'humérus avec
perte de substance, et qui n'avaient pu être
consolidées par aucun moyen, deux espèces de
demi—gouttières en tôle, garnies intérieurement, qui entouraient parfaitement le bras,
et qui, y étant solidement fixées au moyen
de tresses ou de bandes, diminuaient considérablement l'incommodité résultante d'une
pareille non—consolidation. Les malades pouvaient au besoin placer et serrer eux-mêmes
à volonté ces gouttières. J'ai appris que, chez
l'un d'eux, elles avaient contribué à donner

de la solidité au membre et à former une espèce de cal. Je n'ai pu me procurer de renseignement sur l'autre. J'en fais porter depuis plusieurs années de semblables à un cultivateur qui, lorsque je l'ai vu, portait depuis douze ans une fracture non-consolidée du bras, et qui se trouve bien de l'usage de ce moyen.

4.° J'ai vu, en Italie, un jeune français qui avait eu le poignet gauche amputé dans l'articulation, et à qui un chirurgien militaire avait fait construire une main de bois fort légère avec un pouce à ressort. Il pouvait, avec cette main qui était garnie d'un gant, tenir un livre, la bride d'un cheval, manier un fusil, et exécuter beaucoup d'autres manœuvres qui lui auraient été impossibles s'il eût eu l'avant-bras coupé plus haut. Cette main était de la grandeur de la main naturelle, travaillée au bout d'une espèce d'étui dont la concavité avait de quatre ou cinq pouces de profondeur, échancrée dans toute sa longueur à ses parties latérales. Ces fentes ou échancrures avaient à peu près un pouce de largeur. Cette espèce d'étui était couverte de cuir taillé juste et parfaitement en rapport avec la grosseur et la longueur de l'avant-bras. On passait le moignon dans cet étui dont le fond était garni de coton, et on lassait par dessus jusqu'au pli du bras, ce qui l'affermissait sans le rendre incommode. Toute cette machine ne pesait pas plus que la main naturelle. On trouve la description d'une main artificielle à peu près semblable dans les Mémoires de chirurgie de Trécourt.

5.° J'ai fait construire à Milan pour un officier à qui j'avais coupé la cuisse, une portion de cuisse, une jambe et un pied en bois, bien conformes aux mêmes parties du côté opposé, et qui, au moyen de charnières et de ressorts, étaient susceptibles de s'étendre et de se fléchir. Mais je dois ajouter que ces parties, qui imitaient parfaitement celles du côté sain quand le malade était debout ou assis, étaient plus lourdes et point aussi commodes qu'une jambe de bois ordinaire dont cet officier préférait se servir.

———

RÉSUMÉ.

1.° J'ai tâché de faire connaître autant qu'il m'a été possible la conduite des chi—

rurgiens militaires pendant les guerres que la France vient de soutenir. J'ai dit quelle a été leur manière tant sur le champ de bataille que dans les hôpitaux. Sur le champ de bataille, je les ai montrés tels que je les ai vus, tels que je l'ai été moi-même, suivant tous les mouvemens des armées, accompagnant les troupes aux combats, affrontant les plus grands périls, aussi ardens, aussi prompts à porter les secours de leur art que l'artillerie l'était à porter la consternation et la mort; disputant quelquefois à l'ennemi de malheureux blessés à qui ils sauvaient en même tems la vie et les rigueurs de la captivité. Je les ai vus, dans les circonstances les plus difficiles, conservant tout le sang-froid et toute la présence d'esprit dont ils avaient besoin; discernant au milieu d'un grand nombre de blessés ceux qui avaient besoin des secours les plus prompts, et les leur prodigant sans distinction de grades, d'amis ou d'ennemis; ingénieux à se créer des ressources, et aussi prompts dans le coup d'œil que dans l'exécution; pratiquant sur le champ de bataille toutes les opérations urgentes même les plus délicates; employant les moyens les plus convenables pour relever les blessés, les placer sur des voitures ou les faire transporter aux hôpitaux les plus voisins. Mettant à profit les trop courts et trop rares instans de loisir pour préparer, pour disposer tous les objets que l'instant suivant pouvait rendre nécessaires. J'ai dit quelle influence cette manière avait sur le résultat des batailles.

2.º Dans les hôpitaux, je les ai montrés calculant froidement le degré du mal, les obstacles, les résistances, la relation des succès et des malheurs; comparant à loisir les uns et les autres; évitant de pratiquer toute espèce d'opération qui n'était pas indispensable. Simples et naturels dans leur thérapeutique; ils étaient heureux dans les résultats. Ils l'eussent été davantage si les militaires trop habitués à commander, les administrateurs et commissaires trop habitués à gouverner, les fournisseurs trop enclins à économiser, n'eussent été si souvent sourds à leurs justes demandes, à leurs pressantes réclamations; s'ils les eussent consultés plus souvent sur les localités, le placement des hôpitaux; s'ils eussent veillé à la qualité des alimens, des boissons, des médicamens, des fournitures, et à l'ensemble des objets qui contribuent et conduisent aux succès dans le traitement des malades.

3.º Dans les plaies faites par armes blanches,

l'eau froide pour les laver ; des bandelettes agglutinatives ou un bandage ingénieux pour en rapprocher et maintenir les bords, con—duisaient à une prompte guérison. Mais les charges de cavalerie fournissant aux armées des plaies d'une telle étendue qu'on en voit rarement de semblables dans la pratique civile, les chirurgiens militaires ont soumis à une révision les sutures trop proscrites, en général, et fait voir qu'elles étaient, dans ce cas, le seul moyen de guérison.

4.° J'ai indiqué une manière nouvelle de remplir avec une simple petite bande toutes les indications que présente la rupture ou la section du tendon d'Achille.

5.° Dans les plaies d'armes à feu, tous les phénomènes ont été expliqués, rapportés à leur véritable cause, et combattus avec mé—thode. Dans leur traitement, on n'a plus eu à redouter l'effet des spiritueux presque ex—clusivement mis en usage avant la guerre. L'eau, le plus souvent pure, quelquefois mo—difiée par l'addition de quelques liqueurs simples, a donné des résultats tels qu'ils sur—passent ceux obtenus par tous autres moyens. L'usage du séton a été réduit à ses rares indications.

6.º Au commencement de la guerre, les chirurgiens étaient partagés sur l'indication des incisions dans les plaies d'armes à feu. Les uns les incisaient toutes; d'autres n'en incisaient point. L'observation et l'expérience ont corrigé les uns et les autres. Les indications et contre-indications que nous avons posées sont maintenant unanimement admises.

7.º Prévenus d'abord en faveur de l'opinion de Faure relativement aux amputations à la suite des plaies d'armes à feu, les chirurgiens militaires ont bientôt reconnu que, bonne dans les circonstances ordinaires, cette doctrine n'était plus admissible aux armées où une réunion de motifs que nous avons fait connaître oblige, pour plus de sureté, à recourir promptement à l'extrême ressource. Les indications en ont été sévèrement posées. On a pratiqué avec succès des amputations auxquelles, avant la dernière guerre, on n'avait pas osé recourir. On en a évité un plus grand nombre qui, avant cette époque, paraissaient indispensables. Et en même tems que l'on a fait voir l'importance qu'on doit apporter à conserver autant que possible les extrémités supérieures, on a reconnu qu'il était des circonstances où, malgré la possibilité reconnue

27

de conserver les extrémités inférieures, il était préférable, plus sûr et plus humain de les soumettre à l'amputation.

8.º La doctrine relative aux plaies d'articulations a été soumise à une révision, de laquelle paraît devoir résulter une thérapeutique différente de celle admise aujourd'hui, même par les praticiens les plus recommandables.

9.º Les plus belles opérations de résection des extrémités articulaires des os ont été pratiquées par les chirurgiens militaires. L'extirpation de la cuisse dans son articulation coxale, de l'humérus dans son articulation scapulaire ne leur présentaient pas plus de difficultés qu'une amputation pratiquée dans la continuité du membre.

10.º A la suite des amputations, ils opéraient des réunions immédiates avant que l'expérience en eût fait un point de doctrine parmi les chirurgiens civils qui en niaient alors et la possibilité et les avantages.

11.º Se fiant peu à la compression, aux astringens, aux stiptiques pour arrêter les hémorragies, les chirurgiens militaires ont prouvé que l'entière section du vaisseau était quelquefois un moyen plus efficace. Ils ont reconnu que l'air extérieur arrêtait aussi certaines hémorragies. Ils ont fait connaître pourquoi elles étaient plus graves, plus difficiles à suspendre, plus sujettes à retour chez certains individus. Des connaissances plus positives en anatomie; une dextérité qui ne s'acquiert que par un grand usage, et sur-tout un grand sang-froid, les ont rendus plus hardis dans leurs opérations. On les a vus mettre à découvert et lier des vaisseaux qui paraissaient hors de la portée de leurs instrumens. Ils ont, par une heureuse hardiesse, conservé l'existence à des malheureux qui semblaient n'avoir que de très-courts instans à en jouir : et l'on ne sait quelles barrières respectera désormais leur audace.

12.º Dans le traitement des plaies de tête, la doctrine de Desault a reçu la sanction de vingt-cinq années d'observations suivies et jamais démenties. Le trépan, rarement employé, a été néanmoins placé sur des parties que l'on croyait auparavant se refuser à son application. On a observé des dépôts au foie survenus par suite de plaies situées à différentes parties, phénomène qu'on n'avait encore remarqué qu'à la suite de certaines plaies à la tête.

13.º Avant la dernière guerre, dans les

plaies pénétrantes de la poitrine avec épanchement, on mettait une extrême importance à maintenir l'ouverture de la plaie que l'on croyait nécessaire pour donner issue au fluide épanché. L'observation et le raisonnement ont fait connaître aux chirurgiens militaires les inconvéniens de cette pratique ; ils les ont mis en évidence : et maintenant il n'est aucun praticien qui ne reconnaisse, dans ces cas, les avantages de la réunion.

14.º Dans les plaies pénétrantes de l'abdomen avec lésion de quelques viscères, épanchement de quelques liquides, ils ont reconnu que ce n'est que d'une pratique opposée qu'on peut espérer quelques succès. Des observations nombreuses recueillies par eux attestent, dans ces cas, les ressources de la nature lorsqu'elle est aidée.

15.º Ils ont simplifié le traitement des maladies des os, perfectionné différens bandages; ils en ont inventés pour la fracture de la clavicule ; ils ont fait plus ; ils ont prouvé que quelquefois cette fracture pouvait guérir sans bandage. J'en ai indiqué un nouveau aussi simple qu'efficace pour la fracture du corps ou du col du fémur. Ils ont prouvé la possibilité des fractures longitudinales , et en ont fourni les preuves matérielles. On leur doit des observations importantes , des vues neuves sur les causes de la non-consolidation des fractures , sur les moyens d'y remédier. Ils ont fait connaître des espèces de luxations dont on n'avait point encore parlé ; en ont décrit le mécanisme , les signes et la thérapeutique.

16.º Quelle immense moisson d'observations n'ont-ils pas faite sur les causes, la nature et les moyens tant prophylactiques que thérapeutiques de la gangrène? sur les causes, l'essence du tétanos, et le résultat des moyens tant rationnels qu'empiriques qu'on lui a le plus souvent inutilement opposés ? Peut-on désormais écrire sur ces maladies sans connaître leurs travaux ? Ne leur doit-on pas également les plus judicieuses réflexions sur les causes des hernies chez les cavaliers, et les moyens de les rendre plus rares ? des observations aussi neuves qu'intéressantes sur le sarcocèle , sur le cirsocèle ? Ils ont imaginé , employé et fait connaître des moyens aussi faciles qu'ingénieux d'extraire les polypes dans les différentes cavités. Les tumeurs sarcomateuses dont ils ont recueilli de nombreuses observations , leur ont fourni l'occasion de faire voir jusqu'à quel point on peut être entreprenant dans leur extirpation. Enfin leurs travaux laissent—ils quelque chose à désirer sur les abcès au foie ?

17.º N'ont-ils pas fait voir, ces chirurgiens militaires qu'ils possédaient toutes les connaissances , toute la dextérité nécessaires pour pratiquer les opérations qu'exigent les maladies des yeux ? Plusieurs d'entr'eux n'opéraient—ils pas des cataractes , des fistules lacrymales , ne pratiquaient-ils pas des pupilles artificielles , etc. , comme ils auraient fait une amputation ?

18.º N'ont-ils pas donné à la gonorrhée et à la vérole une attention et une importance proportionnées à la fréquence de ces maladies ? Et ne résulte-t-il pas de leurs travaux qu'on ne voit plus , comme on voyait au commencement de la guerre , des maladies essentiellement différentes soumises à un traitement banal et uniforme ?

19.º Le nombre des galeux n'est—il pas aujourd'hui considérablement diminué par l'effet des soins plus attentifs des chirurgiens de corps ? La gale n'a-t-elle pas été soumise par eux à des moyens plus simples , plus méthodiques , plus prompts et moins dispendieux ?

20.º Enfin les chirurgiens militaires n'ont-ils pas porté le désir d'être utiles jusqu'à vouloir remplacer les parties dont les chances de la guerre avaient privé plusieurs de nos guerriers ? et ne leur ont-ils pas quelquefois ingénieusement substitué des moyens plus simples, plus utiles et plus parfaits que ceux qui étaient employés avant eux ?

21.º Si, à ce résumé bien incomplet sans doute, et bien incorrectement tracé, des progrès que la chirurgie militaire a faits pendant les guerres de la révolution, je voulais ajouter celui des travaux scientifiques de ceux qui l'ont si dignement exercée, je rappellerais que c'est à eux que l'on doit le manuel du chirurgien d'armée; la pyrothecnie chirurgicale, les réponses aux conseils de santé par M. Percy; l'instruction sur les pansemens, la clinique chirurgicale des plaies d'armes à feu, par Lombard; plusieurs traités ou mémoires sur les plaies d'armes à feu par MM. Massot, Boi, Méhée, Dufouart; d'excellentes monographies sur le tétanos par MM. Heurteloup, Laurent, Leclerc, Fournier, etc.; les mélanges de chirurgie par Saucerotte; les mémoires et campagnes de M. Larrey; les observations de M. Chapottin sur le dragonneau : un très-grand nombre de mémoires et d'observations dont l'énumération serait déplacée, et qui sont honorablement déposés dans différens recueils de médecine. Si j'ajoutais que c'est encore aux chirurgiens militaires que nous devons de connaître et de posséder dans notre langue le traité des plaies de tête de Richter, traduit par M. Morel ; la doctrine de Brounn et le traité des maladies des yeux du professeur Scarpa, traduits par M. Léveillé ; le traité sur le sang, l'inflammation, et les plaies d'armes à feu de Hunter, traduit par M. Dubar ; les traités des hernies et des anévrismes de Scarpa, par MM. Cayol et Delpech ; l'art d'accoucher de Stein, par l'auteur de cet ouvrage, j'aurais déjà contribué à faire connaître une partie de leurs travaux ; mais je n'aurais point encore dit tout ce qu'ils ont fait pour leur art et pour l'humanité.

Il me resterait encore à faire voir les chirurgiens militaires, chefs ou élèves, rivalisant de zèle, les premiers pour communiquer aux autres le fruit de leurs études et de leur expérience ; ceux-ci pour s'approprier les connaissances de leurs chefs, et se rendre capables de les imiter, de les remplacer bientôt : les premiers ouvrant des cours d'anatomie, de chirurgie, faisant des expériences, ouvrant des cadavres, cherchant dans leurs entrailles de nouveaux moyens à opposer à des maux semblables; portant un doute méthodique sur des points de doctrine consacrés par la croyance commune; exerçant sur eux une espèce de censure et de révision; les soumettant à de rigoureuses expériences, et cherchant à fixer sur leur compte l'opinion indécise ou égarée. Ils ne s'occupaient pas d'explications hypothétiques, de systêmes imaginaires : c'étaient des faits qu'ils réunissaient, des erreurs qu'ils combattaient et détruisaient, des principes importans de thérapeutique qu'ils établissaient, de grands perfectionnemens qu'ils apportaient dans la confection des bandages et appareils. C'étaient des procédés nouveaux qu'ils inventaient, des opérations hardies, crues impraticables qu'ils exécutaient avec un entier succès. Sans doute il pouvait paraître intéressant de voir tant de progrès de l'art rapprochés, réunis, comparés dans un seul ouvrage, qui pût aisément et pour ainsi dire d'un coup d'œil montrer tout ce qui a été fait, le point d'où l'on est parti, le but auquel on est parvenu, et ce qui peut rester à faire encore; qui présentât en quelque sorte une revue chirurgicale pour le quart de siècle qui vient de s'écouler.

Enfin, je les montrerais tous acquérant aux armées une habitude de voir, de juger et de faire par les nombreuses occasions qu'ils en avaient ; apportant ensuite dans leur pays ce coup-d'œil, cette sureté dans l'exécution qui inspirent et commandent la confiance. Je les ferais voir, suivant le conseil de Paré, recueillant dans leurs voyages (1) toutes les connaissances relatives à leur art pour en enrichir leur patrie. Je les montrerais sur-tout s'empressant à faire connaître aux chirurgiens étrangers leurs principes, leurs moyens curatifs, leur manière de panser, leurs procédés opératoires. Ceux-ci rendant aux chirurgiens français un juste hommage, les auront portés, les auront propagés et mis en pratique chez eux. Ainsi bientôt la saine doctrine aura fait le tour du monde. Elle l'aura fait aussi rapidement que le bruit de notre révolution, de nos

______

(1) Faisant mes voyages, je me suis toujours enquis aux chirurgiens s'ils avaient remarqué quelque chose rare en leurs pratiques, afin d'apprendre quelque chose de nouveau. *Voyage à Bayonne, page 800.*

succès et de nos désastres. Voilà encore une partie du bien que les chirurgiens militaires français étaient appelés à faire. Ils portaient chez les peuples étrangers une espèce d'indemnité aux malheurs de la guerre : encore les malheurs de la guerre sont-ils passagers, sont-ils réparables ; tandis que les résultats d'une saine doctrine, d'une pratique savante, restent, se propagent et sont incalculables.

Ainsi l'époque de la guerre la plus longue, la plus désastreuse qu'ait eu à soutenir le peuple français, est aussi une des plus brillantes de la chirurgie pratique. Tant il est vrai que les circonstances qui contribuent davantage à la destruction des hommes, sont aussi celles qui font découvrir et qui développent le plus les moyens propres à leur conservation.

FIN.

(429)

TABLE.

FIN DE LA TABLE.

9 782329 431673